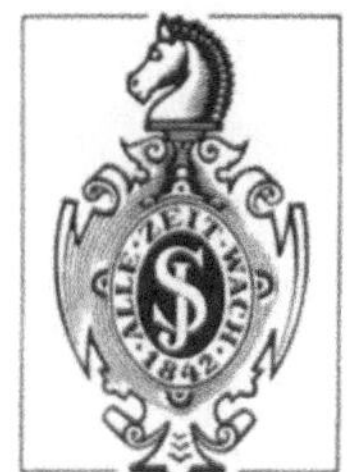

P. Meüsel · D. E. Apitzsch

Atlas der Nierenangiographie

Unter Mitarbeit von L. Laasonen, S. Tötterman
und M. Valle

Mit einem Geleitwort von W. Frommhold, Tübingen

Mit 336 Abbildungen

Springer-Verlag
Berlin Heidelberg New York 1978

Dr. Peter Meiisel
Röntgenabteilung
Städtisches Wenckebach-Krankenhaus
Wenckebachstraße 23
1000 Berlin-Tempelhof 42

Dr. Dieter Erich Apitzsch
Klinik für Radiologie und Nuklearmedizin
Klinikum Steglitz, Freie Universität Berlin
Hindenburgdamm 30
1000 Berlin 45

Dr. Leena Laasonen
IV. Medizinische Klinik
Universitäts-Zentralkrankenhaus
Helsinki, Finnland

Dr. Saara Tötterman
Chirurgische Klinik
Universitäts-Zentralkrankenhaus
Helsinki, Finnland

Dr. Matti Valle
Röntgenabteilung II
Universitäts-Zentralkrankenhaus
Helsinki, Finnland

ISBN-13: 978-3-642-66790-9   e-ISBN-13: 978-3-642-66789-3
DOI: 10.1007/978-3-642-66789-3

Geleitwort

Die Begriffe Diagnostik und Therapie umschließen das weite Feld des ärztlichen Wirkens. Für jeden Arzt, nicht nur den erfahrenen Kliniker, ist es stimulierend, in einem schwer zu deutenden Krankheitsgeschehen eine klare Diagnose stellen zu können. Sie ist noch immer Voraussetzung jeder erfolgreichen Therapie.

Hier wird ein Buch vorgelegt, das ausschließlich der Diagnostik gewidmet ist. Dieser Atlas ist ein Bildbericht nicht nur über die wichtigsten und typischen Befunde der angiographisch erkennbaren häufigen Nierenerkrankungen, sondern es sind auch seltene Krankheitsbilder berücksichtigt. Es ist vornehmlich eine Sammlung, entstanden aus einer ungewöhnlich großen Erfahrung ärztlichen Sehens und Erkennens, jedoch weit mehr als ein bloßes Nachschlagewerk mit Illustrationen. Es spiegelt in vielfältiger Weise das tagtägliche Erleben klinischer Radiologen, deren uneingeschränktes Interesse seit jeher den angiographischen Methoden gegolten hat. Bewußt wird auf die in Büchern ähnlicher Art übliche Beschreibung der Technik der Untersuchungsmethoden und ihrer Vielzahl von Modifikationen verzichtet. Sie wird bei den Benutzern des Buches vorausgesetzt.

Der Textteil des Atlas ist bewußt knapp und präzis gehalten. Jeder theoretische Ballast wurde vermieden. Er macht das Bestreben der Autoren deutlich, auch dem noch nicht erfahrenen Leser Kenntnisse zu vermitteln, ohne die angiographische Befunde nicht zu deuten sind. Man will den Benutzer des Buches beraten; will helfen, Wesentliches von Unwesentlichem zu unterscheiden. Man will ihn Sehen lehren, um durch das Sehen eine Beurteilung zu erreichen.

Gerade die unbestreitbare Wichtigkeit der Angiographie bei Erkrankungen der Niere verlangt täglich aufs Neue eine kritische Betrachtung der Befunde und insbesondere eine sinnvolle Korrelation mit den vorausgehenden nicht-invasiven Untersuchungsmethoden sowie den klinischen Ergebnissen. Es heißt heute mehr denn je abzuwägen zwischen Risiko und Gewinn. Dies gilt besonders, wenn funktionelle Momente der Diagnostik in den Vordergrund treten oder der Einsatz hochspezialisierter Verfahren erwogen wird. Diese erfordern vom Radiologen ein hohes Maß von Sachkenntnis, technischem Geschick und Erfahrung — aber auch von Geduld und menschlichem Einfühlungsvermögen. Die moderne radiologische Diagnostik kann sich nicht in der Anwendung neuer instrumenteller und apparativer Methoden erschöpfen, sondern es kann nur eine stets patientenbezogene Interpretation der Befunde unser Wissen um ein Krankheitsgeschehen erweitern und die erforderliche konservative oder operative Therapie sinnvoll beeinflussen.

Wer sich mit diesem Atlas beschäftigt, wird dies vielleicht zunächst tun aus Freude an der hohen Qualität der angiographischen Bilder; er wird aber bald erkennen, wie hier aus der Fülle der Erfahrung gesichertes Wissen vermittelt wird, ohne das eine gültige Beurteilung angiographischer Bilder bei Nierenerkrankungen nicht denkbar ist.

Tübingen, im Januar 1978   WALTER FROMMHOLD

Einleitung

Die Kontrastmitteluntersuchung der Nierengefäße ist heute an vielen Röntgenabteilungen möglich. Damit steht die renale Angiographie einem weiten Kreis von Radiologen, Urologen und Internisten in der täglichen Praxis zur Verfügung.

Es schien daher sinnvoll, die Fülle der diagnostischen Möglichkeiten in einem umfangreichen Bildmaterial darzustellen und durch einen komprimierten Text zu ergänzen. Grundlage des Atlas sind etwa 5000 Nierenangiographien, die in der Röntgenabteilung des Wenckebach-Krankenhauses für viele Berliner Kliniken und praktizierende Urologen durchgeführt wurden.

Dennoch fehlten bei dem großen Material einige typische Fälle oder Krankheitsgruppen. So waren wir dankbar, daß sich unsere finnischen Kollegen, Herr Matti Valle und Frau Saara Tötterman, für die Bearbeitung der Angiographie traumatischer Nierenerkrankungen und Frau Leena Laasonen für das Kapitel der transplantierten Niere zur Verfügung stellten. Auch den Radiologen des In- und Auslandes, die unser Material durch Fallbeispiele ergänzten, sind wir dankbar verpflichtet. Es war unsere Absicht, möglichst viele Nierenerkrankungen, sofern sie typische angiographische Kriterien aufweisen, darzustellen. Dennoch konnte unmöglich die Fülle sämtlicher Varianten auch häufiger Krankheiten erfaßt werden. Umgekehrt nehmen manche schwer deutbaren Krankheitsbilder einen größeren Raum ein, als ihrer Häufigkeit entspricht.

Für die gewissenhafte Anfertigung der Reproduktionen danken wir Herrn Dipl.-Ing. H. Kölling, Berlin. Wertvoll waren uns die graphischen Arbeiten von Frau M. Schindler, Klinikum Steglitz, Berlin. Unser besonderer Dank gilt den Ärzten und medizinisch-technischen Assistentinnen der Röntgenabteilung des Wenckebach-Krankenhauses für ihre aktive Mitarbeit. Er gilt allen Urologen, mit denen wir seit vielen Jahren zusammenarbeiten.

Nicht zuletzt sind wir dem Springer-Verlag für die großzügige Ausstattung des Buches zu Dank verpflichtet. Darüber hinaus danken wir Frau Th. Deigmöller und Herrn K. Münster, insbesondere aber Herrn Direktor E. Seidler für die gute Zusammenarbeit, die Anregungen und sachkundigen Hinweise.

Berlin, im Dezember 1977 PETER MEIISEL DIETER ERICH APITZSCH

Folgende Kolleginnen und Kollegen haben zu dem vorliegenden Atlas Bildmaterial beigesteuert:

I. Andersson, Malmö, Schweden
D. Bachmann, Detmold, Bundesrepublik Deutschland
A.E. Barrilero, Madrid, Spanien
J.J. Bookstein, San Diego, California, U.S.A.
H. Braband, Berlin, Bundesrepublik Deutschland
L. Ekelund, Lund, Schweden
W. Frommhold, Tübingen, Bundesrepublik Deutschland
R. Günther, Mainz, Bundesrepublik Deutschland
M. Haertel, Bern, Schweiz
C. Harel, Montreal, Quebec, Canada
H. Heidrich, Berlin, Bundesrepublik Deutschland
J. Hoevels, Lund, Schweden
P.B. Kavaney, St. Cloud, Minnesota, U.S.A.
H.-J. von Lengerke, Berlin, Bundesrepublik Deutschland
R.C. Loomis, Eugene, Oregon, U.S.A.
H.-J. Maurer, Heidelberg, Bundesrepublik Deutschland
M. Meves, Wiesbaden, Bundesrepublik Deutschland
A. Ochsenschläger, Mannheim, Bundesrepublik Deutschland
R. Sörensen, Berlin, Bundesrepublik Deutschland
O.-H. Wegener, Berlin, Bundesrepublik Deutschland
F.W. Wright, Oxford, England

Inhalt

1. Das normale Nierenangiogramm

P. Meiisel

1.1. Die Nierenarterie und ihre Äste

1.1.1. Die A. renalis und ihre Aufzweigungen

Die Nieren werden in 75% von nur je einer Arterie versorgt, die ihren aortalen Ursprung in fast 95% in Höhe der Deckplatte von L_1 und der Grundplatte von L_2 haben. Der Abgang der rechten Nierenarterie liegt gewöhnlich etwas höher als links; dies führt bei der tieferen Lage der rechten Niere zu einem kaudalwärts geneigten Verlauf. Die linke Arterie ist kürzer als die rechte und erreicht die Niere fast horizontal. Beide Arterien ziehen zu den Nierenlogen in dorsaler Richtung. In 25% werden die Nieren mehrfach versorgt. Eine zusätzliche Arterie findet sich am häufigsten am unteren Pol; zwei oder drei Arterien werden noch gelegentlich gesehen, mehr Gefäße stellen Raritäten dar. Ihre Ursprünge reichen von der A. iliaca communis bis zum Abgang der A. renalis. Zwischen Aorta und Nierenhilus teilt sich die Arteria renalis gewöhnlich in einen ventralen und einen kaliberschwächeren dorsalen Ast. Der Ramus ventralis ernährt die ventrale Nierenhälfte einschließlich ihres unteren Poles dorsal.

Der dorsale Hauptast verläuft hinter dem Nierenbecken und nimmt dort eine charakteristische vertikale Richtung parallel zur dorsalen Hiluskante. Entsprechend seiner geringeren Weite versorgt er dorsale Nierenanteile ausschließlich des unteren Pols. — In der antero-posterioren Ansicht erreichen lediglich die Aufzweigungen des ventralen Astes die laterale Nierenkontur.

Im Hilusgebiet erfolgt bei beiden Nierenarterienhauptästen die Aufzweigung in die Segmentarterien. Die Einteilung in 5 Nierensegmente (GRAVES, 1954) — Spitzensegment, oberes, mittleres, unteres und hinteres Segment — hat lediglich orientierenden Charakter. Die große Zahl von Variationen der Segmentversorgung durchbricht diese Gliederung so häufig, daß eine Nutzanwendung problematisch wird.

Als *akzessorische Nierenarterien* werden diejenigen bezeichnet, die selbständig aus der Aorta oder aus der A. iliaca externa hervorgehen (Schema 1.1). *Aberrierende Gefäße* gelangen zur Niere nicht über den Nierenhilus, sondern penetieren einen der Pole. Dabei kann es sich um akzessorische aberrierende Nierenarterien oder um lange Äste der A. renalis handeln. Als *Polarterien* werden Gefäße bezeichnet, die einen Nierenpol insgesamt, also dorsal und ventral, versorgen.

1.1.2. Die Parenchymversorgung

Die aus den Hauptästen hervorgehenden Segmentarterien ziehen im Hilus zu dem Columnae renales (BERTINI), um hier zwischen den Pyramiden unter Versorgung der Markkegel

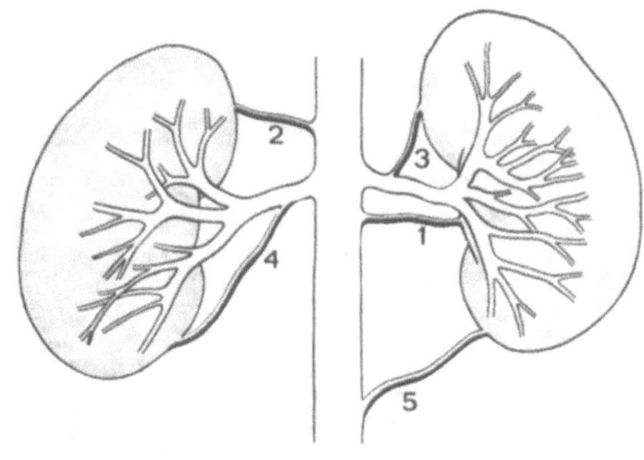

Schema 1.1. Variationen der A. renalis (aus: VOGLER, 1974) (1) Akzessorische Nierenarterie aus der Aorta. (2) akzessorische aberrante Nierenarterie (obere Polarterie) aus der Aorta. (3) aberrante Nierenarterie (obere Polarterie) aus der A. renalis. (4) aberrante Nierenarterie (untere Polarterie) aus der A. renalis. (5) akzessorische aberrante Nierenarterie (untere Polarterie) aus der Aorta

und des Nierenbeckens aufzusteigen: Aa. interlobares. Diese verlaufen bis zur Mark-Rinden-Grenze, wo sie annähernd rechtwinklig umbiegen und an der Pyramidenbasis als Aa. arcuatae weiterziehen (Schema 1.2). Aus ihnen entspringen die senkrecht zur Nierenoberfläche gelegenen Aa. interlobulares, die die gesamte Rindensubstanz durchsetzen (Aa. corticales radiatae). Jeder Interlobulararterie entspringen 20–30 Vasa afferentia, an denen die Glomerula hängen. Aus den Gefäßschlingen der Glomerula gehen die Vasa efferentia in das kortikale Kapillarnetz über, welches in die Venae interlobulares einmündet. Einzelne Aa. interlobulares können ohne Abgabe von Vasa afferentia das Rindengebiet kapillarisieren und über Kapselvenen drainiert werden.

Die einzelnen Gefäßelemente der Rinde, d.h. die den Aa. interlobulares nachgeschalteten Arterien, entziehen sich wegen der Einzelquerschnitte von 100–150 µm dem angiographischen Nachweis; sie sind jedoch wegen ihrer großen Zahl und dichten Anordnung in der Rinde als Gesamtgebiet in der Parenchymphase deutlich gegenüber dem Mark abgesetzt und damit indirekt beurteilbar.

Die Bedeutung der Gefäßanatomie und ihrer Variationen geht aus der Tatsache hervor, daß es keine Anastomosen mit nennenswerten Volumina unter den Nierenarterienzweigen gibt. Sie sind sämtlich als Endarterien aufzufassen (vgl. Abb. 3.16). Ihre Unterbrechung bedeutet einen Untergang des betroffenen Parenchyms.

In diesem Zusammenhang sei auf die sog. „Ebene der natürlichen Teilbarkeit" hingewiesen (HYRTL, 1870): Sie gilt als gefäßarme Zone 1–1,5 cm dorsal der Mittellinie. Ihr soll die Versorgungsgrenze des ventralen und dorsalen Nierenarterienastes entsprechen und eine blutarme Nephrotomie bei Schnittführung in dieser Linie ermöglichen. Dies ist sicher nicht allgemein zutreffend, wie angiographische Studien in zwei Ebenen belegen konnten (HEGEDÜS, 1972). Auch die Segmentaufteilungen von GRAVES und BOIJSEN haben in diesem Sinne nur orientierenden Charakter und lassen sich nicht auf den Einzelfall anwenden.

1.1.3. Die extrarenalen Äste der Nierenarterie

Der perirenale Raum wird über Äste aus der Aorta und der Nierenarterie versorgt (Schema 1.3). Normalerweise stellen sich nicht alle perirenalen Gefäße vollständig dar. Unter pathologischen Bedingungen, wie Entzündungen

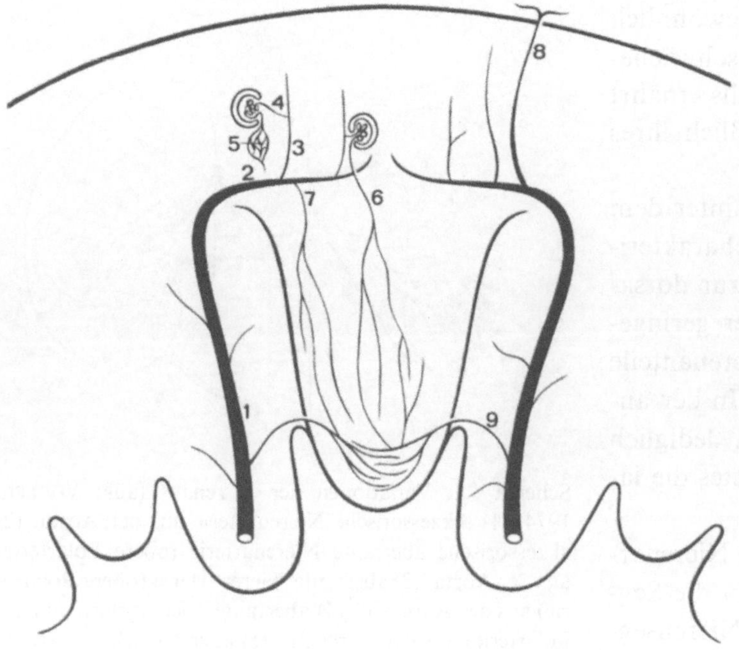

Schema 1.2. Gefäßaufbau der Nieren (nach ZOLLINGER, 1968; MENG, 1973; ELKIN, 1975) (1) A. interlobaris. (2) A. arcuata. (3) A. interlobularis. (4) Vas afferens. (5) Rindenkapillarnetz. (6) Arteriolae rectae spuriae. (7) Arteriolae rectae verae. (8) A. perforans. (9) Spiralarterie

des perirenalen Raumes, gut- und bösartigen Raumforderungen im Kapselbereich und bei Nierenarterienstenosen, können sie deutlich hervortreten und diagnostische Bedeutung erlangen.

Drei Gefäßgruppen lassen sich unterscheiden: adrenale, kapsuläre und ureterale (sowie gonadale), oder, einfacher: kraniale, laterale und kaudale Äste (Schema 1.3).

→ Die A. suprarenalis inferior ist ein häufiger oberer extrarenaler Ast der Nierenarterie; gelegentlich entspringen auch die mittlere und/oder kraniale Nebennierenarterie sowie die A. phrenica inferior aus der Nierenarterie.

→ Die A. capsularis superior ist gewöhnlich ein Ast der A. suprarenalis inferior, seltener der Aorta oder der A. phrenica inferior. Sie versorgt den kranialen Anteil der Nierenkapsel und anastomosiert mit den übrigen Kapselarterien.

Beide Hauptzweige der Nierenarterie geben über hilusnahe Äste Kapselgefäße ab. Unter vielen Variationen sind die häufigsten die A. perforans (→A. capsularis media) aus dem Ramus ventralis und die A. recurrens zur hilusnahen Kapselversorgung aus dem Ramus dorsalis.

Die untere Kapselarterie hat verschiedene Ursprünge: A. renalis, A. spermatica (ovarica), Aa. lumbales. Sie kann mit der A. recurrens, der A. ureteralis sowie der mittleren Kapselarterie anastomosieren.

→ Die Arterien des Nierenbeckens und des Harnleiters entstammen dem vorderen oder hinteren Ast der Nierenarterie.

Die anastomosierenden Kapselgefäße und der peripelvische Arterienplexus bilden die „arcade exorénale" nach SCHMERBER (1896).

1.2. Die Nierenvenen

Ein oberflächliches Venensystem sammelt das Blut der Rinde nach peripher über die Vv. corticales superficiales unter der fibrösen Kapsel als Vv. stellatae (Verheyni) und führt es in die Vv. arcuatae. — Ein tiefes System drainiert die Rinde zentralwärts über die Vv. interlobulares direkt in die Vv. arcuatae. Diese stellen, an den Pyramidenbasen entlangziehend, zwischen den Vv. interlobares bogenförmige Anastomosen her. Die Vv. interlobares verlaufen wie die gleichnamigen Arterien durch die Columnae renales in den Sinus renalis und anastomosieren hier ausgiebig unter ringför-

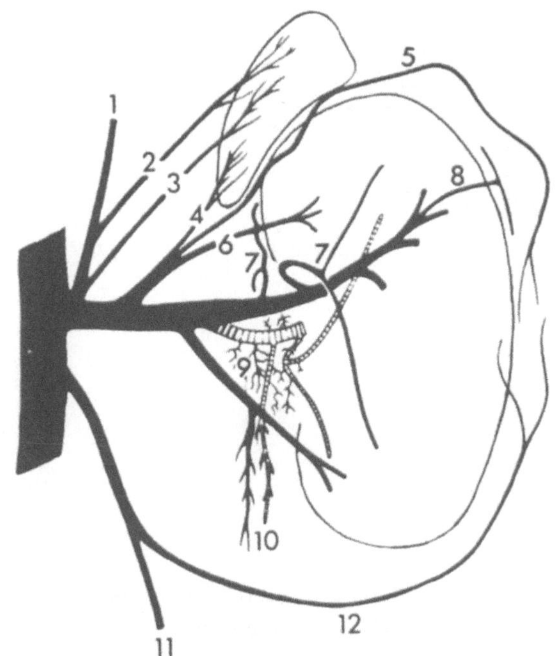

Schema 1.3. Extrarenale Äste der Arteria renalis. (1) A. phrenica inferior. (2), (3), (4) Nebennierenarterien. (5) A. capsularis superior. (6) Ast zum oberen Pol (R. superior pyr. IV). (7), (8) A. capsularis media. A. recurrens (7) und perforans (8). (9) Nierenbeckenarterien. (10) Ventrale und dorsale Ureterarterie. (11) A. spermatica interna. (12) A. capsularis inferior. (5), (12) bilden die „arcade exorénale" (nach BOIJSEN, 1959)

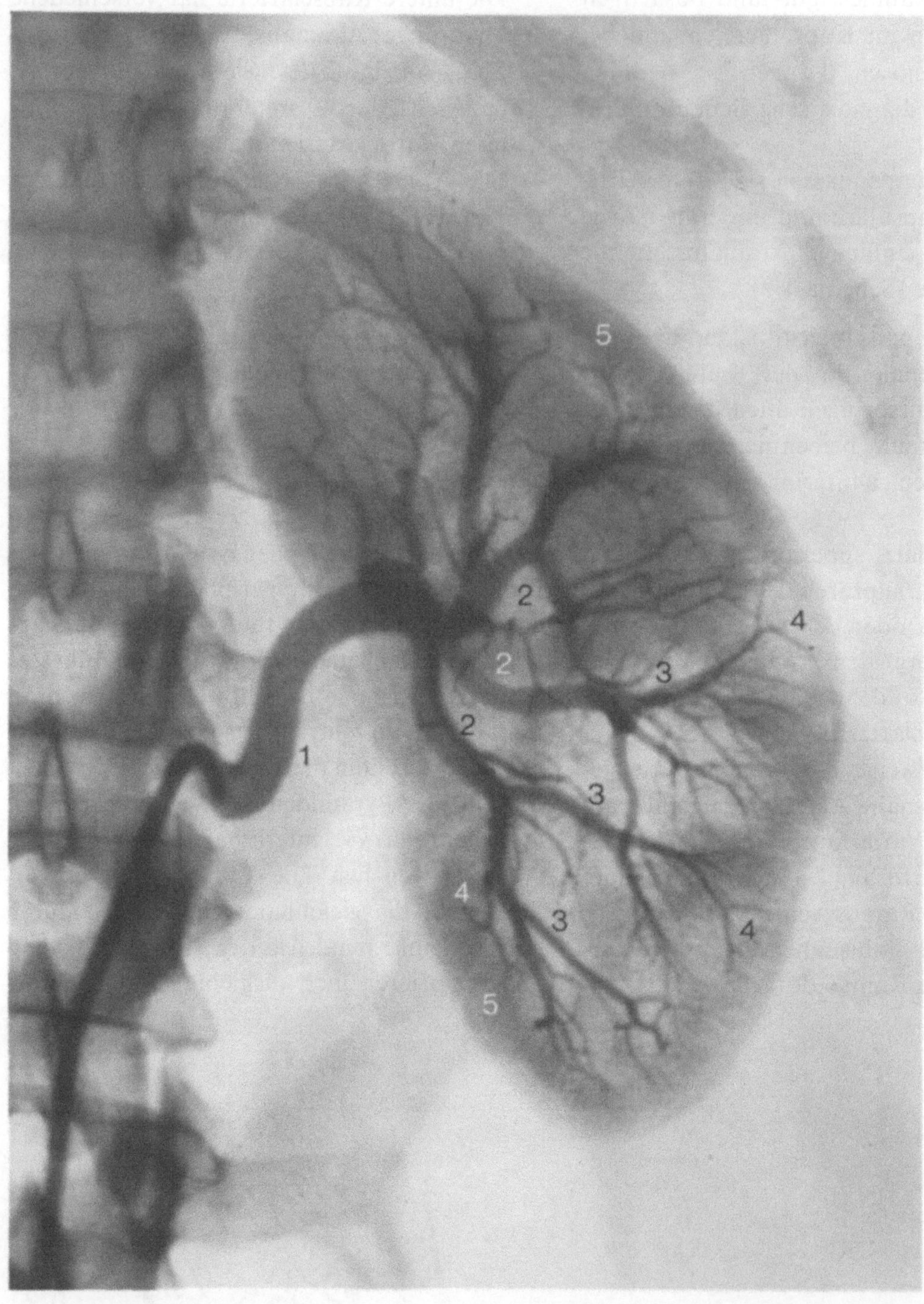

Abb. 1.1. Normale selektive Nierenangiographie. Arterielle Phase. (1) A. renalis. (2) Aa. segmentales. (3) Aa. interlobares. (4) Aa. arcuatae. (5) Aa. interlobulares

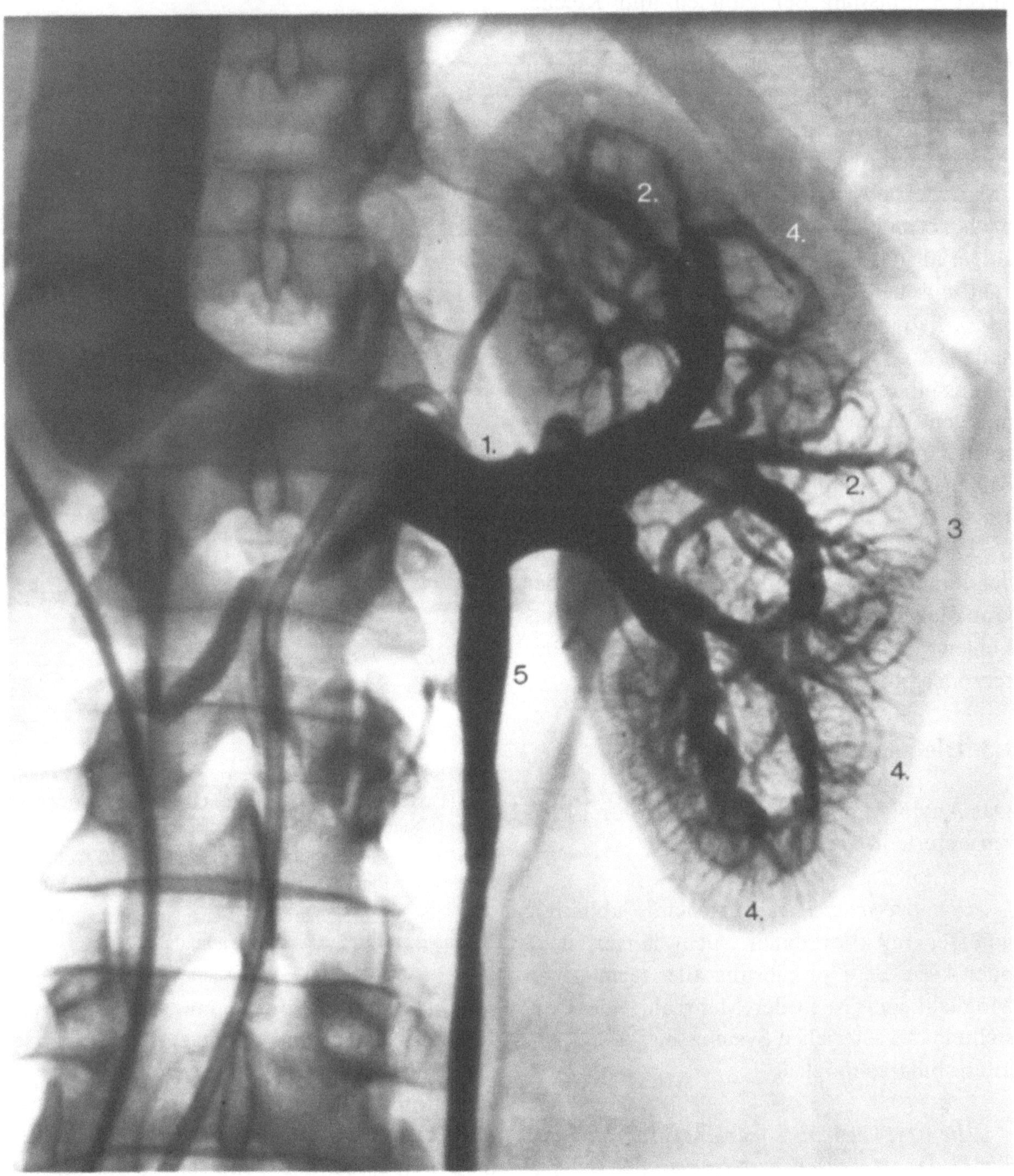

Abb. 1.2. Retrogrades Pharmakophlebogramm. (1) Vena renalis. (2) Venae interlobares. (3) Arkaden der Venae arcuatae. (4) Venae interlobulares. (5) Vena gonadalis

miger Umfassung der Papillen und Kelche.
Es bilden sich kräftige Abflußvenen, die sich
teils vor, teils hinter dem Nierenbecken zur
Vena renalis vereinigen. Dieser Zusammen-
fluß erfolgt näher am Hilus als die Aufzweigung bei den Arterien. Die Nierenvene verläuft
links, wie die Arterie, horizontal, rechts schräg
nach kranial. Das linke Gefäß ist nicht nur
länger als das rechte, sondern zeigt auch mehr
anatomische Varianten (vergleiche auch Kapitel 3). Es hat Verbindungen zur linken V. gonadalis und der Nebennierenvene. Darüber
hinaus gibt es klinisch wichtige Verbindungen
mit den Venen der Milz und des Pankreas
sowie zum V. hemiazygos-System über Lum-
balvenen: Renolumbale Anastomose (LÉJARS,
1888).

Bei vielen Darstellungen des Venensystems
der linken Niere kommt es zur Füllung der
Gonadalvene. Dies wird erklärt durch das
Fehlen von Venenklappen, entweder angeboren oder postthrombotisch.

1.3. Die angiographischen Phasen

Das Angiogramm der Niere wird in drei Phasen unterteilt.

Die arterielle Phase erscheint, abhängig
von der Injektionsdauer, nicht länger als 3
oder 4 sec. Bei Optimierung aller technischen
Möglichkeiten ist in der Mehrzahl eine Darstellung des arteriellen Systems bis zu den Aa.
interlobulares möglich.

*Die Parenchym- oder nephrographische
Phase* dauert zwischen der 6. und 8. sec p.i.
und läßt den internen Nierenaufbau erkennen.
So ist die Substantia medullaris entsprechend
der Anzahl und Form der Pyramiden in Form
von dreieckigen Aufhellungszonen abgrenzbar
gegenüber der stärker angefärbten Substantia
corticalis und den wabenförmig sich zwischen
den Pyramiden erstreckenden Columnae renales. Die Anfärbung in der Parenchymphase
wird im Beginn durch Kontrastmittel in den
Nierenkapillaren, später im Ausscheidungssy-
stem erreicht (OLSSON, 1961).

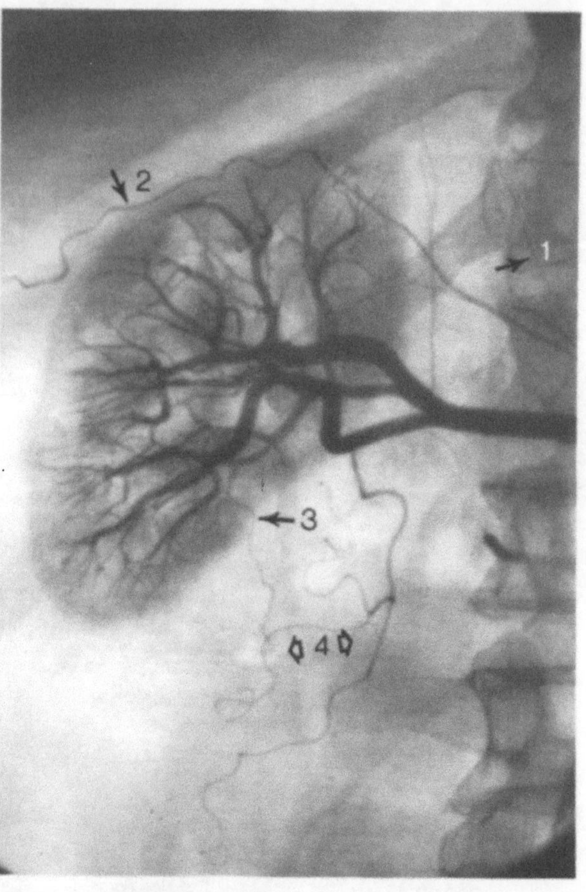

Abb. 1.3. Normales Nierenarteriogramm (Patient 73 Jahre
alt). (1) Nebennierenarterien. (2) Obere Kapselarterie. (3)
und (4) Nierenbecken- und Harnleiterarterien

Abb. 1.4. Parenchymphase. (1) Corticalis. (2) Columnae ▷
renales. (3) Pyramiden. (4) V. cava, beginnende Füllung

Abb. 1.5. Venöse Phase. (1) Venen im Nierenhilus. (2)
V. renalis. (3) Reflux in die V. gonadalis

Die venöse Phase beginnt, abhängig von
Injektionsdauer und -menge, nach 8–12 sec
und hält bis zu 18–20 sec nach Beginn der
Injektion an. Die großen Venenstämme sind
über mehrere Zentimeter abgrenzbar. Regel-
mäßig stellt sich die Vena renalis dar und gestattet eine Aussage über Anomalien und Ver-
legungen.

Eine detaillierte Abbildung der Nierenvenen ist durch die selektive retrograde Pharmakoangiographie möglich. Aufgrund der Dünn-
wandigkeit der Venen und wegen ihres niedri-
gen Innendrucks sind sie leichter komprimier-
bar als die Arterien: hierauf beruht die Aussa-
gekraft der Phlebographie bei Prozessen, die
die arterielle Strombahn noch nicht beein-
trächtigen.

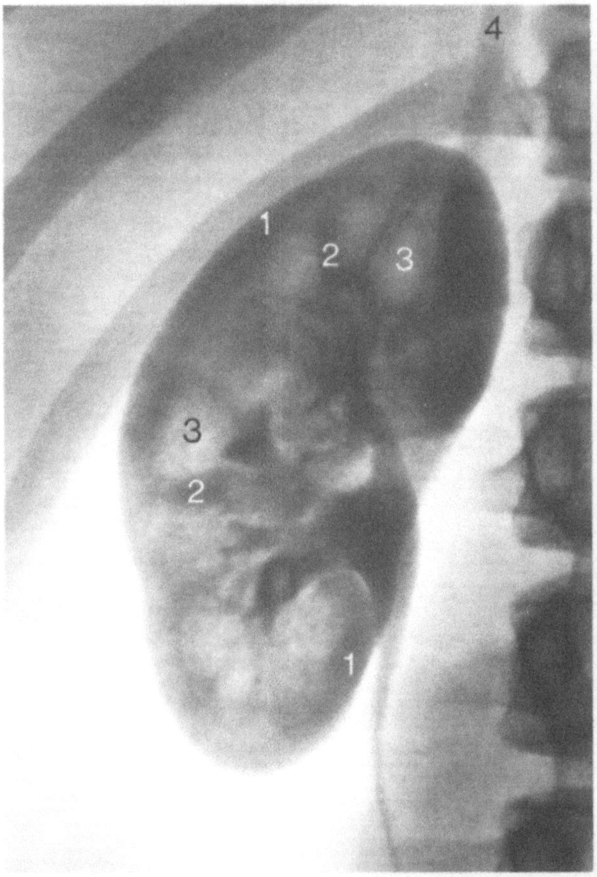

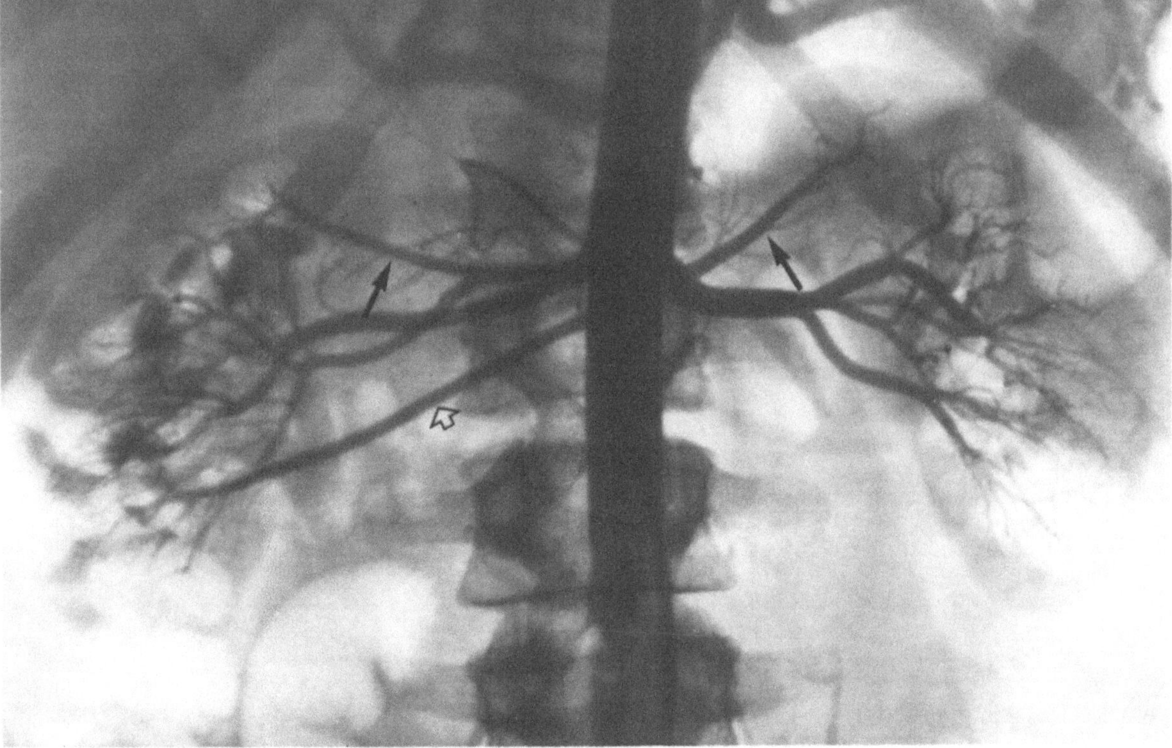

Abb. 1.6. Aortographie: Nierengefäßvarianten. (1) Aberrante Nierenarterie aus der A. renalis. Obere Polarterie (Pfeile).
(2) Akzessorische (in den Hilus eintretende) Nierenarterie (breiter Pfeil)

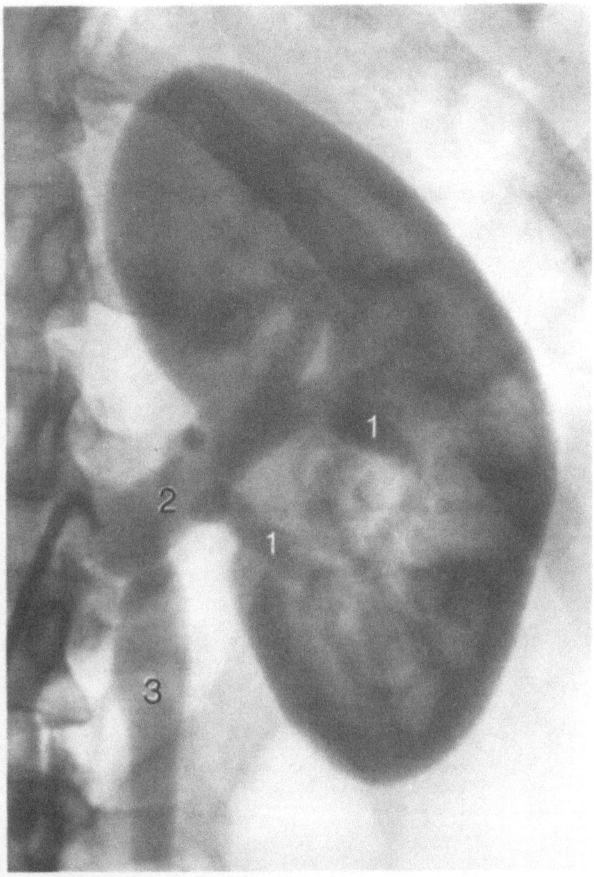

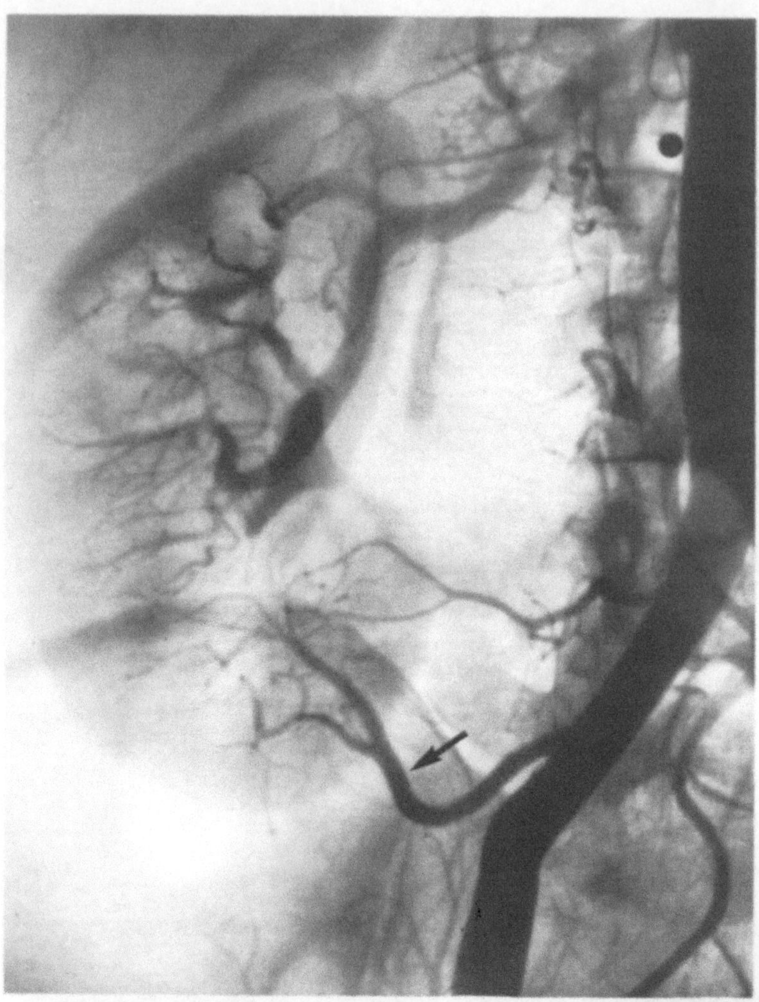

Abb. 1.7. Aortographie: Akzessorisch aberrante Nierenarterie aus der A. iliaca communis (Pfeil). Rotationsanomalie der Niere

Abb. 1.8. a u. b. Akzessorische Nierenarterie. Unregelmäßige Begrenzung der Versorgungsgebiete (Pfeile) ▽

a/b

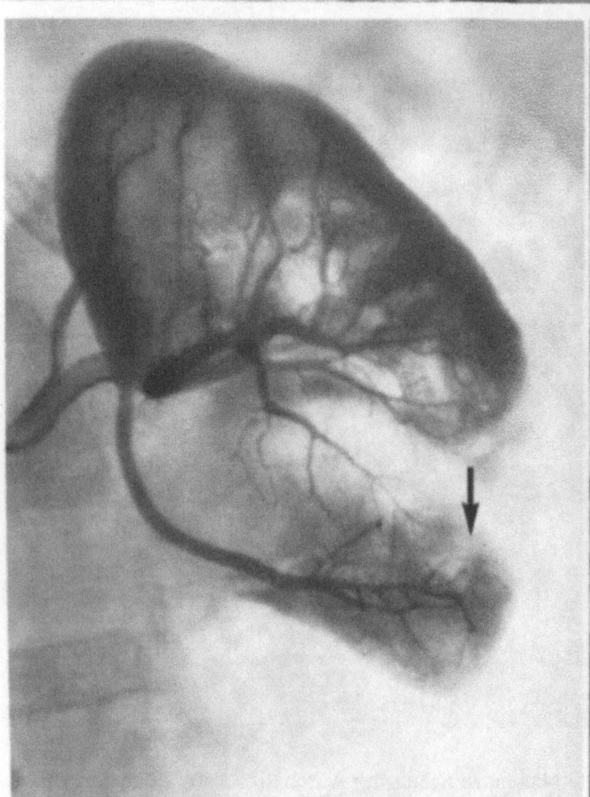

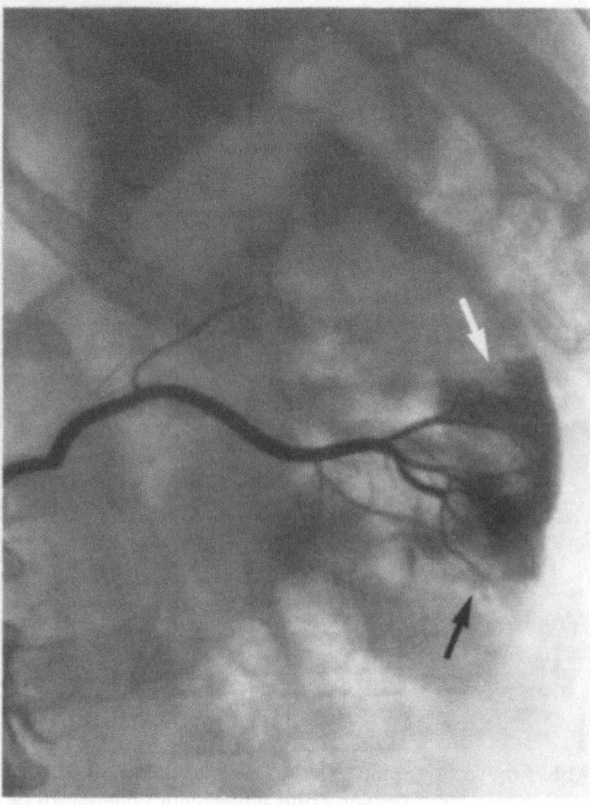

2. Entwicklungsgeschichte der Nieren

D.E. APITZSCH

Eine kurze Rekapitulation der Organogenese der Nieren und ihrer Gefäße soll das Verständnis einiger Variationen und Mißbildungen erleichtern und zugleich den Rahmen abstecken, in dem sie zu erwarten und zu suchen sind.

2.1. Entwicklung von Parenchym, Nierenbecken und Ureter

Die funktionsfähige reife Niere steht als paariges Organ am Ende einer Entwicklungskette dreier Generationen von Harnorganen, der Vorniere, Urniere und Nachniere: Pronephros, Mesonephros und Metanephros. Diese entstehen sämtlich aus den beiderseitigen Ursegmentstielen (Nephroblastomen), d.h., aus Abschnitten des mittleren Keimblattes (Mesoderm), die zwischen den achsennah gelegenen Ursegmenten und dem lateralen, unsegmentierten Mesoderm gelegen sind.

Die segmental im Zervikothorakalabschnitt des Keimlings angelegten *Vornieren* bilden sich beim Menschen sehr schnell zurück. Lediglich ein in der Längsachse verlaufender Gang, der Wolffsche Gang, bleibt bestehen und wird von der Urniere übernommen. Distal mündet er in die Kloake.

Das Gewebe der vereinigten, nicht-segmentalen Ursegmentstiele des 1. Brust- bis 3. Lendensegmentes bezeichnet man als *Mesonephros, Urniere* (Schema 2.1). Aus ihm differenzieren sich die Urnierenkanälchen, die Anschluß an den Wolffschen Gang gewinnen, der nun Urnierengang heißt. Die Gesamtheit der Kanälchen, die Urniere, wölbt sich zusammen mit der Gonade als ein großes Organ in die Leibeshöhle vor. Von der Urniere bleiben die

Anhangsgebilde der Gonaden übrig, die Para- und Epigenitalis (Nebenhoden beim Mann); der Wolffsche Gang entwickelt sich beim Manne zum Ductus deferens, bei der Frau wird er zurückgebildet.

Die bleibende Niere, *Nachniere, Metanephros,* geht aus dem metanephrogenen Gewebe des 3.–5. Lendensegmentes einerseits und der Ureterknospe andererseits hervor. Diese sproßt als Anlage des sekundären, definitiven Harnleiters (Ureter) aus dem Endabschnitt des Wolffschen Ganges dem metanephrogenen Gewebe entgegen (Schema 2.1), dessen Differenzierung sie induziert.

Aus der Ureterknospe entwickeln sich 6 Hauptzweige: je eine kraniale und kaudale Polröhre sowie je zwei ventrale und dorsale Zentralröhren (späteres Nierenbecken). Von ihnen wachsen die Sammelröhrchen aus, die sich an der Spitze jeweils dichotomisch teilen.

Den 6 Zentralröhren entsprechen 6 Wachstumskappen des metanephrogenen Keimgewebes, die Renculi. Unter ständiger Zellvermehrung wird jede sich neu bildende Gangknospe mit einer Keimkappe umgeben. In dieser differenzieren sich sog. Nierenbläschen, denen wiederum Kanälchen entsprossen; das distale Ende der Nierenkanälchen gewinnt Anschluß an ein Sammelröhrchen, so daß exkretorisches System und ableitender Apparat zu einer funktionellen Einheit verbunden sind. Die Nahtstelle beider Systeme liegt also im eigentlichen Parenchym der bleibenden Niere, nicht am Übergang Nierenbecken-Papillen!

An seinem proximalen Ende bildet der tubuläre Apparat durch Einfaltung eine doppelwandige Höhle, die Bowmansche Kapsel, in die sich die Kapillarschlingen des Vas afferens einstülpen. Bowmansche Kapsel und Gefäß-

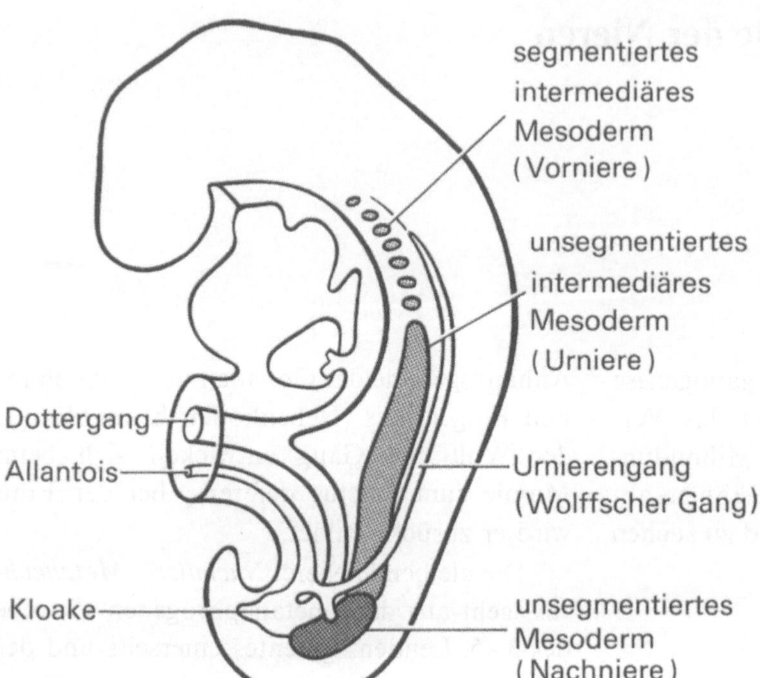

Schema 2.1. Nierenanlagen eines jungen menschlichen Keimlings

schlingen (= Malpighisches Körperchen) bilden zusammen mit dem tubulären Apparat die Funktionseinheit des Nephrons. Durch Bildung immer neuer Nephrongenerationen wird das Blastem bis spätestens kurz nach der Geburt aufgebraucht, so daß eine Regeneration nicht mehr erfolgen kann. Durch Verschmelzung der Wachstumskappen verstreicht auch in der Regel die Renkulierung der fetalen Niere.

Der „Aufstieg" oder die „Wanderung" der Niere nach kranial wird einerseits erklärt durch das relativ raschere Wachstum der unteren Körperhälfte, zum anderen durch eine aktive Rolle der nach kranial auswachsenden Ureterknospe. In der Phase des Aszensus drehen sich die Nieren um ihre Längsachse nach medial (Schema 2.2) unter Medialverlagerung von Nierenbecken und Hilusgefäßen.

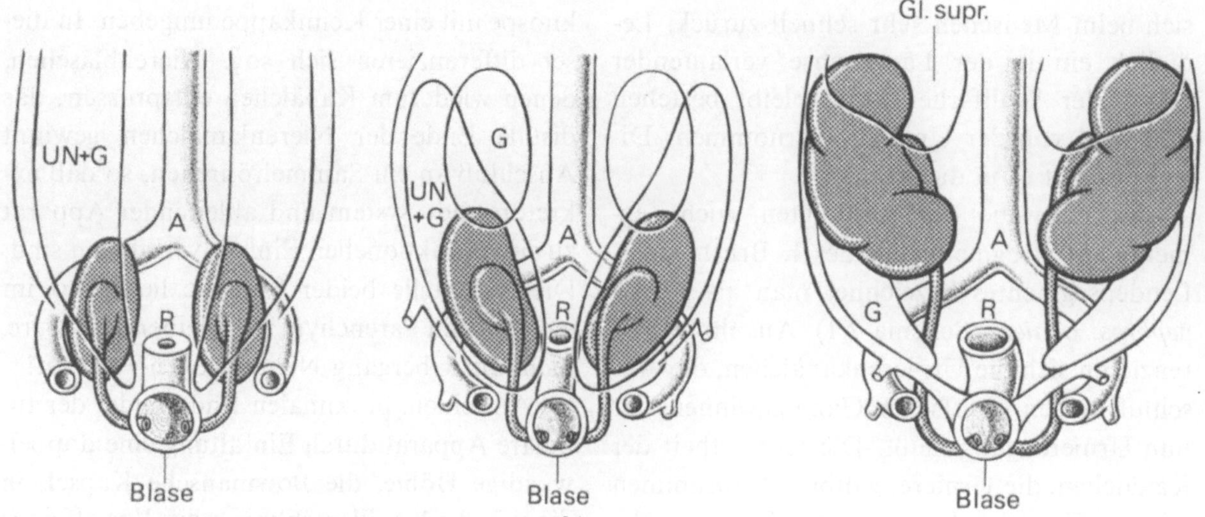

Schema 2.2. Wanderung und Rotation der Nieren (aus Emmett/Witten: Urology)

Störungen des Aszensus und der Rotation führen zu verschiedenen Lageanomalien, wobei ein mangelhafter Aszensus nahezu definitionsgemäß mit einer Rotationsanomalie verknüpft sein wird, umgekehrt eine normale Lage der Niere jedoch keine Rotationsanomalie ausschließt.

Die urographisch nicht differenzierbare laterale Drehung und die Überdrehung (Schema 2.3) unterscheiden sich lediglich durch den Gefäßverlauf vor oder hinter dem Organ.

2.2. Gefäßentwicklung

Von der Aorta ausgehende Äste versorgen als Rete arteriosum urogenitale die Urnieren, Gonaden und Nachnieren (Schema 2.4). Beim Aufsteigen der Nachnieren werden die meisten Gefäße zurückgebildet, andere jeweils zur Versorgung von der bleibenden Niere übernommen. Von den mesonephridischen Gefäßen persistieren lediglich die Aa. phrenicae inferiores, suprarenales mediae und gonadales. Bei normaler Position der Niere kann häufig mehr als eine A. renalis vorhanden sein, den komplexen Werdegang der Gefäßversorgung widerspiegelnd. Echte akzessorische Gefäße in dem Sinne einer zusätzlichen Blutzufuhr kommen bei der Niere nicht vor; stets ist ein Gefäß ausschließlich für ein bestimmtes Parenchymgebiet allein zuständig (Endarterien!).

In der frühen Embryonalzeit stellt das Blut des meso- und metanephridischen Gewebes den größten Volumenanteil in der unteren Körperhälfte. Dementsprechend ist die Entwicklung der Vena cava inferior eng mit derjenigen der Nieren und ihrer Venen verknüpft:

Zwei beidseitige longitudinale Venenzüge, Vv. supra-, sub- und postcardinales, sind die ersten Venen des Keimlings; sie sind untereinander mehrfach anastomosiert (Schema 2.5). Unter Umformung und Rückbildung werden bestimmte Anteile des rechten Systems zur Vena cava inferior entwickelt, linksseitig geht der Venenstrang zugrunde. Die Nierenvene rechts entsteht aus einem Seitenast der V. subcardinalis, die linke geht aus der Queranastomose der Subkardinalvenen hervor. Aus der Asymmetrie der Entwicklung erklärt sich einmal die Mündung der linken Gonadenvene in die linke Nierenvene (rechts: V. cava inferior), zum anderen die Häufigkeit venöser Verlaufsanomalien, speziell der linken Seite, die Entstehung bzw. Persistenz einer retroaortalen Verlaufsvariante („aortorenal venous collar") sowie das Zustandekommen eines retrokavalen Ureters, der rechtsseitig gelegen ist (vgl. Kapitel 3).

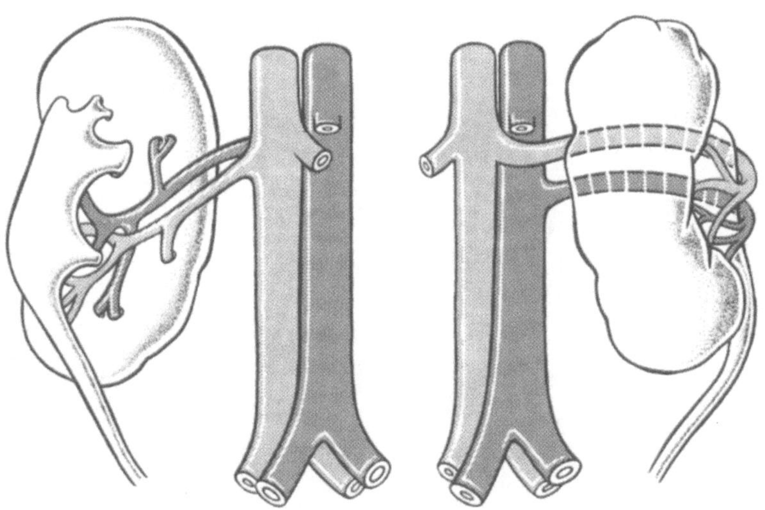

Schema 2.3. Fehlrotationen (aus EMMETT/WITTEN: Urology). Laterale Drehung und Überdrehung

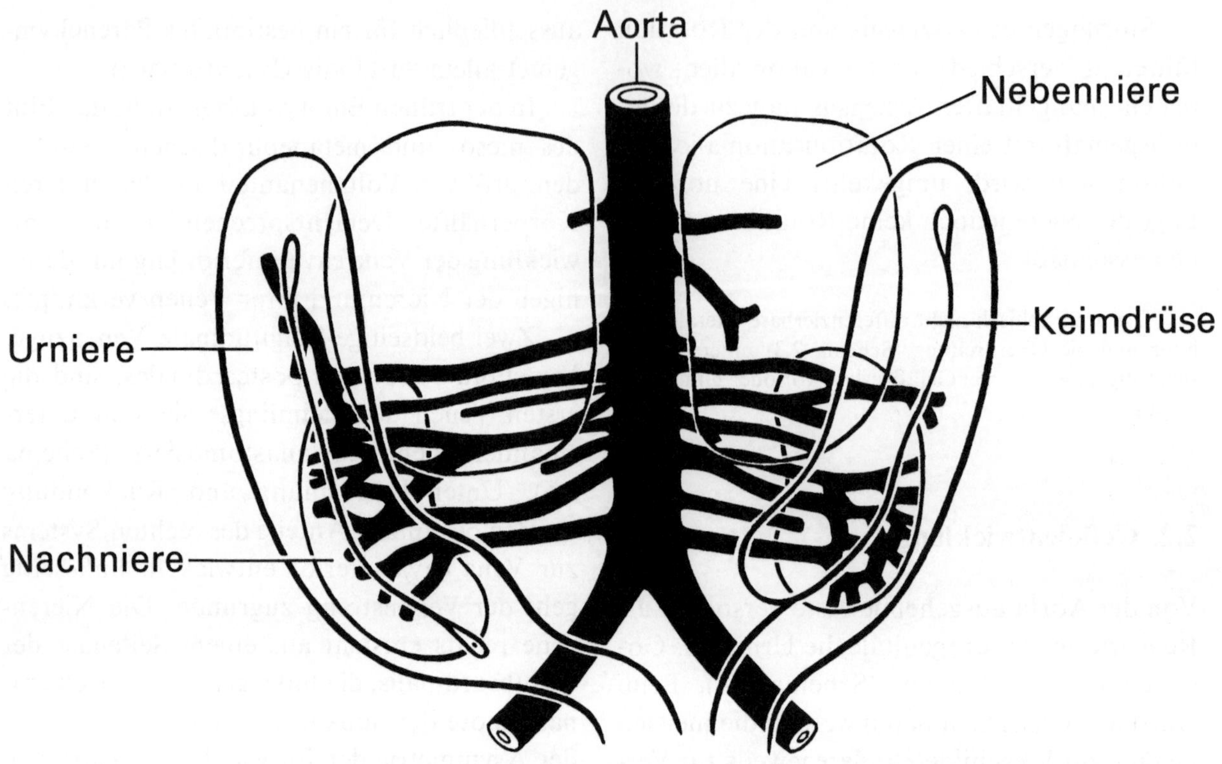

Schema 2.4. Nierenarterienentwicklung (in Anlehnung an FELIX, 1911)

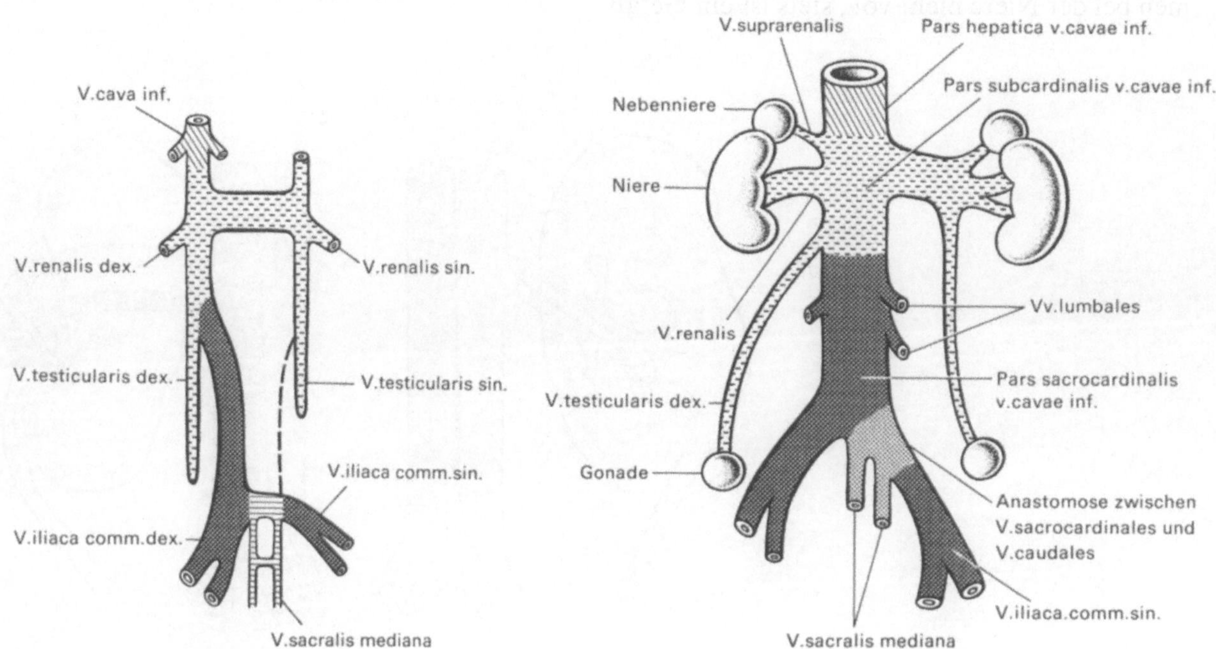

Schema 2.5. Entwicklung der V. cava caudalis und der Nierenvenen (in Anlehnung an GRUENWALD, 1938)

3. Mißbildungen und Variationen

D.E. Apitzsch

Die Einteilung der Entwicklungsstörungen der Nieren kann vorgenommen werden nach morphologischen Gesichtspunkten, wie sie sich vom klinischen Befund her anbieten, oder nach der zugrunde liegenden embryologischen Theorie, welche sich an das vorangegangene Kapitel anschließt:

Entwicklungs-störung des Metanephros	Vollständig Unvollständig Defektbildung	Agenesie Aplasie Hypoplasie Dysplasie
Veränderungen des tubulo-glomerulären Apparates	Fehlende Vereinigung Trennung Obstruktion	Solitärzyste Multiple Zysten Multilokuläre Zyste Polyzystische Niere
Störungen des Wachstums der Ureterknospe und der Blut-gefäße	Aszension Rotation	Einfache Ektopie Gekreuzte Dystopie Malrotation Aberrierende Gefäße
Trennungs-störung des metanephrogenen Blastems	Partial Vollständig	Hufeisenniere Unilaterale Ver-schmelzungsniere Beckenniere (Fusion)

(Farman, 1968)

Für praktisch-klinische Zwecke ist die Einteilung in Anomalien der Zahl, Größe, Form und Lage der Nieren sowie in Gefäßvarianten und Störungen der Parenchymentwicklung am zweckmäßigsten. Letztere, nämlich die zystischen Erkrankungen, werden in Kapitel 6 behandelt. Die Grenzen zwischen den einzelnen Gruppen sind meist unscharf wegen der häufigen Kombinationsformen.

Anomalien des Urogenitaltraktes sind sehr verbreitet: Nach Schätzungen von Campbell (1963) werden 35–40% der Gesamtbevölkerung mit irgendeiner urogenitalen Entwicklungsstörung geboren, davon etwa die Hälfte mit Veränderungen des oberen Harntraktes. Bei der zuvor geschilderten komplexen Genese des Urogenitalsystems ist dies verständlich. Die Mehrzahl der Anomalien sind mehr im Sinne einer Variation aufzufassen als im Sinne einer Mißbildung mit Krankheitswert, doch sind sie gegenüber Krankheiten anfälliger als ein normal entwickeltes System.

Der Angiographie kommt gegenüber den nicht-invasiven Verfahren in der Diagnose dieser Störungen eine Rolle zu, die sich unbedingt hinsichtlich Nutzen und Risiko am individuellen Fall ausrichten muß. Häufig findet man Entwicklungsanomalien zufällig im Rahmen einer anderen Fragestellung, die angiographisch geklärt werden soll.

3.1. Anomalien der Zahl und Größe

Freie überzählige Nieren als Plusvarianten sind selten. Das Kriterium eines eigenen Parenchym- oder Kapselmantels ist zur Unterscheidung von Doppel- oder Langnieren als unvollständiger Form wichtig. Entwicklungsgeschichtlich werden überzählige Nieren (bis zu 5 sind beschrieben worden) durch eine vorzeitige Spaltung der Ureterknospe und Induktion zweier Nierenanlagen erklärt.

Agenesie (Abb. 3.1) beinhaltet völliges Fehlen jeglicher Nierenstruktur; nur die einseitige Agenesie ist auf die Dauer mit dem Leben vereinbar. (Einziger angiographisch diagnostizierter Fall einer bilateralen Agenesie: Olsson und Wholey, 1964.)

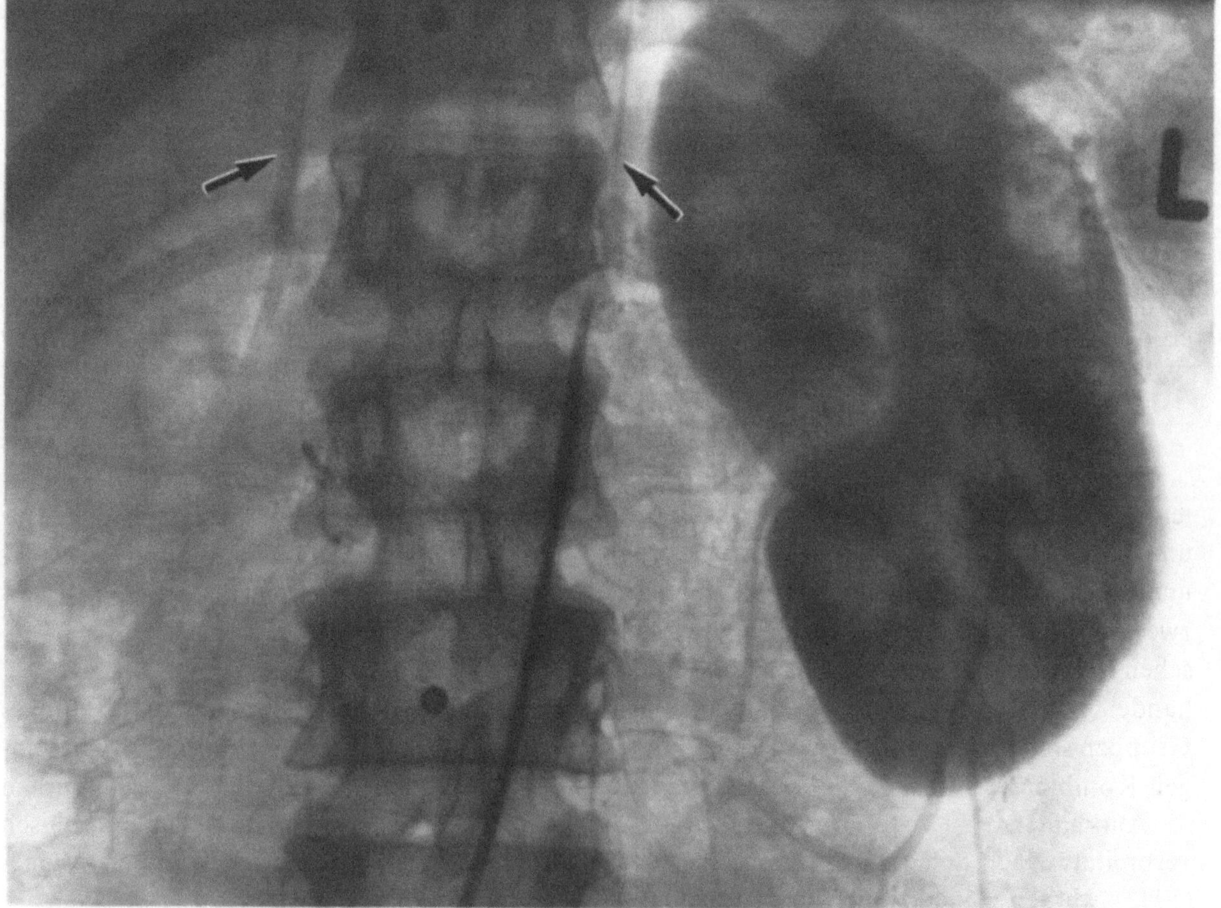

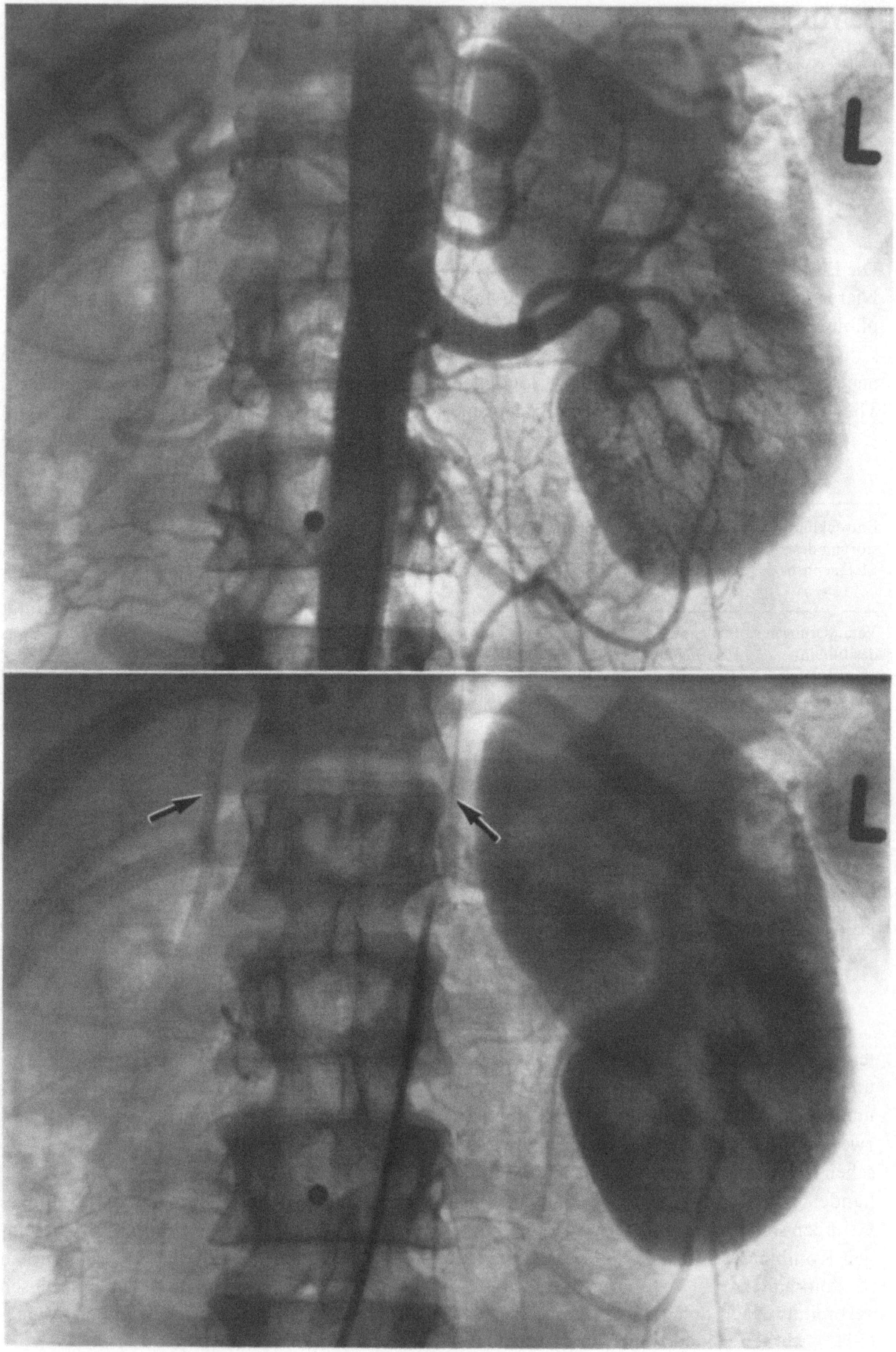

3.1a
b

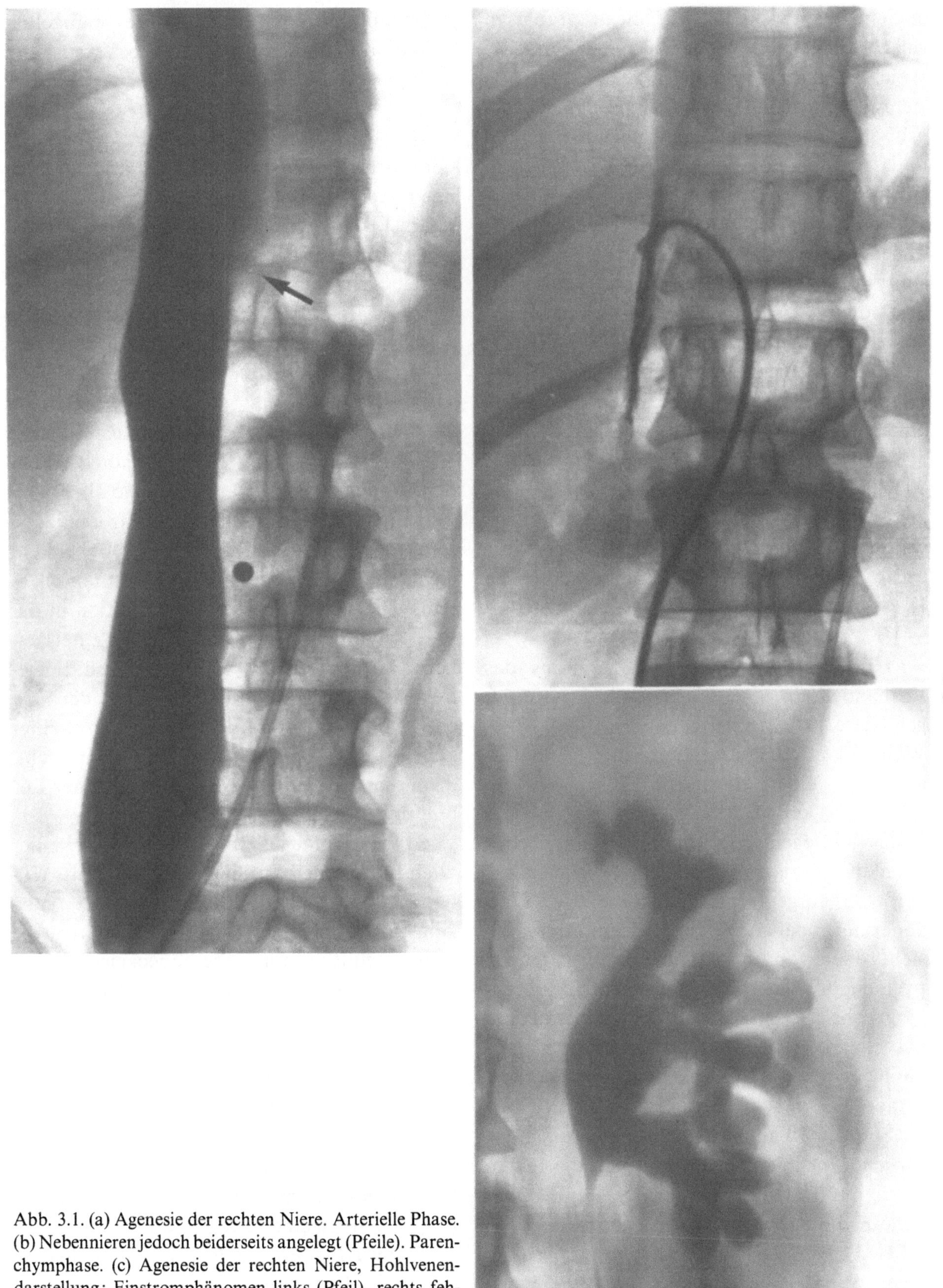

Abb. 3.1. (a) Agenesie der rechten Niere. Arterielle Phase.
(b) Nebennieren jedoch beiderseits angelegt (Pfeile). Parenchymphase. (c) Agenesie der rechten Niere, Hohlvenen-
darstellung: Einstromphänomen links (Pfeil), rechts feh-
lend. (d) Nebennierenphlebogramm rechts (vgl. Abb. 3.1 b).
(e) Hypertrophierte Einzelniere mit vermehrter Zahl der
Kelche, die wahrscheinlich anlagebedingt groß sind (Urogramm, Schichtbild)

Aplasie ist definiert als fetal angelegte, jedoch nicht entwickelte Niere, die urographisch gelegentlich als kleiner, nierenähnlicher Weichteilschatten imponiert. Seltene zystische Veränderungen mit Verkalkung ließen den Begriff der „Knollenniere" entstehen (congenital unilateral multicystic kidney, Blastemzyste) (Abb. 6.13). Angiographisch kann die Unterscheidung zur Agenesie schwerfallen: Die rudimentären Gefäße der aplastischen Niere sind in der Übersichtsaortographie schwer auffindbar — gelegentlich sind sie bei sekundärer Verödung gar nicht vorhanden. Hier ist der Versuch einer selektiven retrograden Phlebographie oft wertvoll, die das rudimentäre Organ aufdeckt (Abb. 3.2).

Die gleichseitige Nebenniere ist in über 90% bei Aplasie und Agenesie der Niere angelegt, wie dies entwicklungsgeschichtlich zu erwarten ist (Abb. 3.1). Die kontralaterale Niere weist in der Regel eine kompensatorische Hyperplasie auf.

Hypoplasie beinhaltet als Terminus das Vorhandensein einer kleinen, funktionsfähigen Niere, meist einseitig, nur selten beidseitig. Während im typischen Fall eine „Miniaturausgabe" einer normalen Niere vorliegt (Abb. 3.3), kann in den meisten Fällen nicht sicher zwischen angeboren oder erworben klein differenziert werden, zumal die Möglichkeit von aufgepfropften entzündlichen Veränderungen bei angeboren kleinem Organ besteht oder von im Kindesalter erworbenen pyelonephritischen Schrumpfnieren. Die angiographische Aussage muß sich daher oft mit der Diagnose einer kleinen Niere begnügen, kann jedoch exakte Angaben über den Zustand des Parenchyms machen.

Sinngemäß muß diese Einschränkung auch für jene Formen gelten, bei denen die Hypoplasie nur Teile des Parenchyms betrifft (partielle Hypoplasie), bis hin zur umschriebenen lokalen Hypoplasie eines *aglomerulären Segmentes*: hier kann ebenfalls die Abgrenzung zu entzündlich-narbigen Veränderungen schwierig sein, zumal auch die Kelchveränderungen in beiden Richtungen interpretierbar

sind. Im Gegensatz zur pyelonephritischen Schrumpfung treten hier keine geschlängelten Gefäße auf, sondern es fehlt die Versorgung kleiner Segmente (Abb. 3.4).

Hyperplastische Nieren, d.h., gegenüber der Norm vergrößerte, normale Organe, können angeboren auftreten, sind jedoch fast ausnahmslos als erworbene, kompensatorische Hypertrophie zu werten. Angeborene Einzelnieren besitzen meist eine größere Anzahl von Kelchen als üblich; häufig sind diese größer als normal wegen des größeren zu fassenden Volumens (Abb. 3.1e).

Fetale Lobulation oder *Renkulierung* der Nieren sind bis zum 5.–6. Lebensjahr vorhanden; finden sie sich später, sind sie als Formvarianten ohne klinische Relevanz aufzufassen. Ihre Bedeutung liegt in der Möglichkeit, einen pathologischen Prozeß vorzutäuschen. Am sichersten ist die fetale Lobulation in der Parenchymphase des Angiogramms zu erkennen: Harmonische Vorwölbungen und Einziehungen der Nierenkontur, wobei von der Furche zwischen zwei Renkuli jeweils ein dichter angefärbter Strang auf das Parenchym zieht, die intensiv dargestellte Rindenzone einer Lobulation markierend (Abb. 3.5).

Hypertrophie oder Verdoppelung eines Nierensegmentes in einer frühen Entwicklungsphase können zu einer besonders starken, tumorähnlichen Ausprägung führen, die Verdrängungen am Nierenbecken-Kelchsystem hervorrufen und unter der Bezeichnung *Pseudotumor* oder *lobärer Dysmorphismus* bekannt sind. Die Angiographie läßt aufgrund der normalen Gefäßverteilung die Diagnose stellen und die Nephrektomie vermeiden (Differentialdiagnose der Pseudotumoren s. Kapitel 5). In zweifelhaften Fällen ist die Pharmakoangiographie mit Vasokonstriktoren angezeigt, eventuell eine retrograde Phlebographie.

Unter *Hilus*- oder *Pollippen* werden diejenigen Parenchymbezirke der Niere verstanden, die sich von kranial und kaudal bzw. von ventral und dorsal auf den Hilus umfalten; sind sie stärker ausgebildet, können sie einen Verdrän-

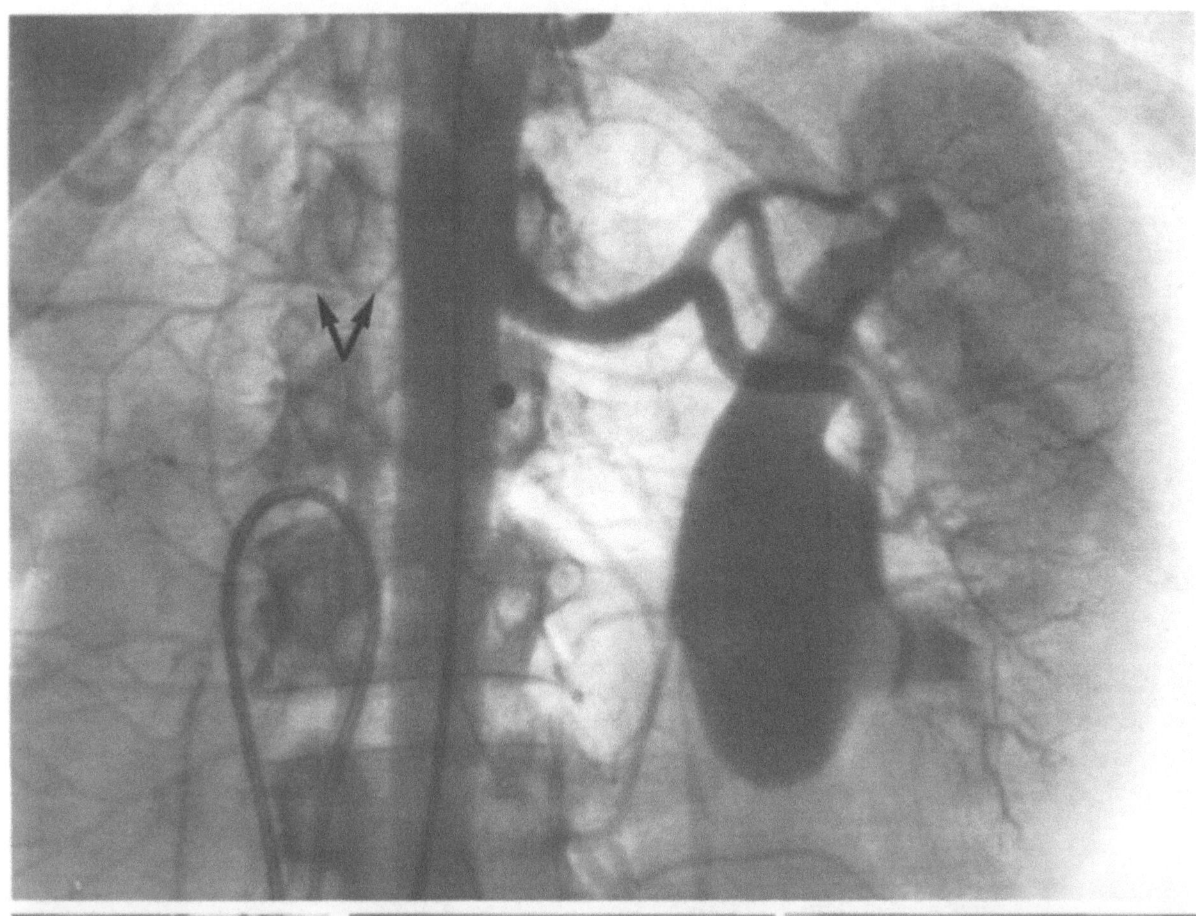

Abb. 3.2. (a) Aplasie der rechten Niere. Rudimentäre A. renalis rechts (Pfeil). Kompensatorische Hypertrophie der linken Niere, extrarenales Nierenbecken. (b) Phlebographie des rudimentären Organs: keine Organstrukturen (inverse Katheterführung)

Abb. 3.3a u. b. Hypoplasie der rechten Niere, persistierende Renkulierung. (a) Arterielle Phase. Schmale A. renalis im Abgang aus der Aorta. (b) Kaudaler Pol durch zu weite Katheterlage gering überspritzt

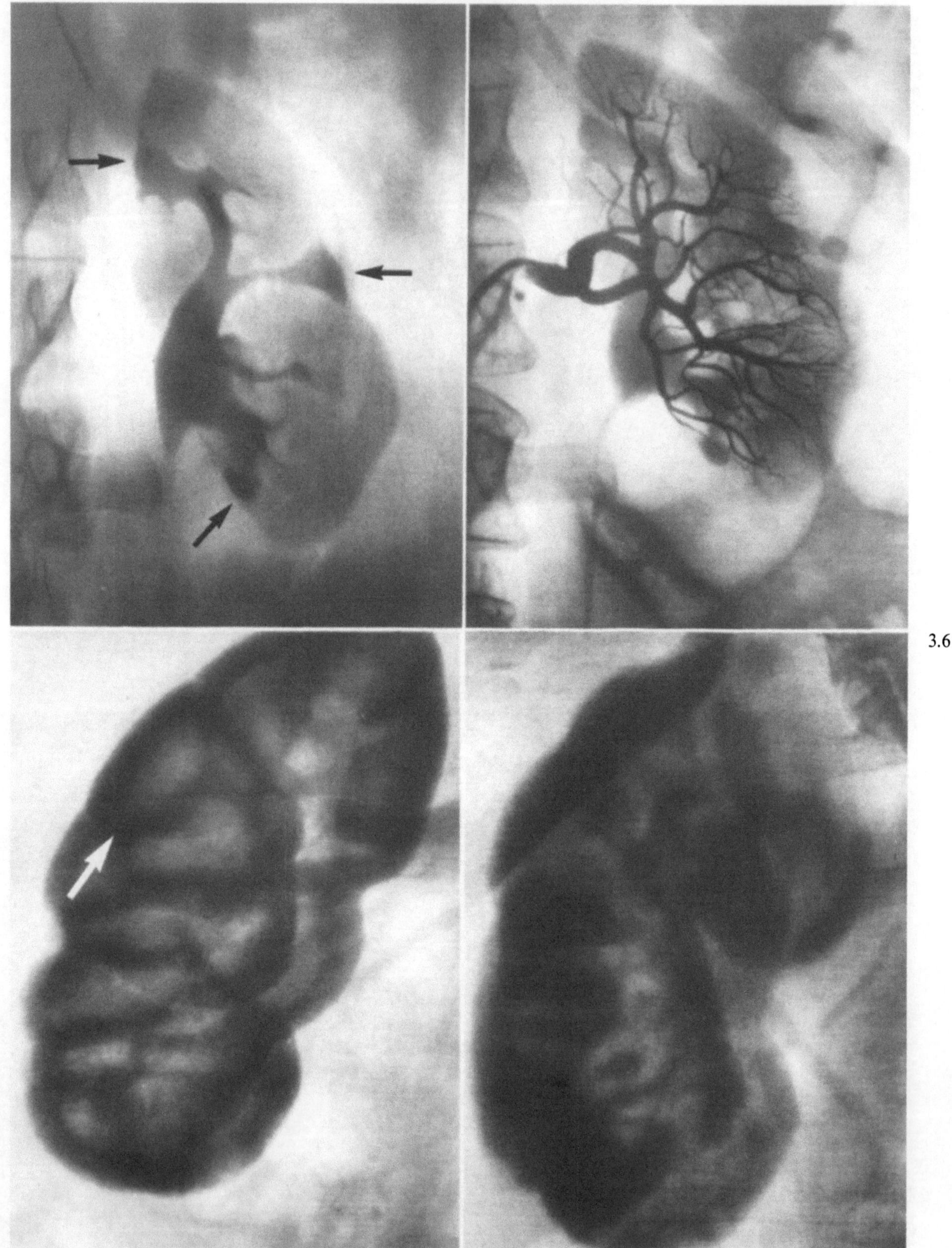

3.4a/b
3.5   3.6

Abb. 3.4. (a) Aglomeruläre Segmente. Kelche stoßen an die Organkontur (Pfeile). Übrige Kelche normal, keine Entzündungszeichen! Urogramm. (b) Fehlende Gefäßversorgung der aglomerulären Segmente, besonders deutlich kranial
Abb. 3.5. Fetale Lobulation (Renkulierung). Pfeil markiert orthograd getroffene Rinde. Zwei Nierenvenen
Abb. 3.6. Obere Pollippe der rechten Niere. Parenchymphase

gungseffekt am Hohlsystem hervorrufen und dadurch gelegentlich Indikation zur Angiographie sein (Abb. 3.6).

Eine weitere nicht krankhafte Formvariante stellt die *Kamelhöckerniere* dar (splenomegale Buckelung, dromedary or humped kidney), ein Begriff, der 1962 von HARROW und SLOANE geprägt wurde. FRIMAN-DAHLS Ansicht, diese Ausbuchtung der linken Nierenkontur sei durch die von kraniolateral die Niere imprimierende Milz hervorgerufen, wird von den meisten Autoren geteilt. In einigen Fällen mag sie auch unabhängig von einer Milzimpression vorkommen. Eine Vergrößerung der Milz scheint nicht obligat zu sein. Die Differentialdiagnose zu einer lateral gelegenen Zyste oder zu einem Tumor ist durch die Gefäßdarstellung leicht zu klären (Abb. 3.7). Gelegentlich wird eine solche Nierenform durch eine fetale Lobulation hervorgerufen. Im Urogramm ist die laterale Ausziehung eines Kelches der mittleren Kelchgruppe typisch (Abb. 3.7a).

3.2. Lageanomalien

Rotationsfehler der Niere stellen keine Indikation zur Angiographie dar; sie treten nahezu immer bei Ektopien auf, wie aus der Entwicklungsgeschichte erwartet werden muß (Schema 2.2).

Ektopien, Lageanomalien, gelten als angeboren, wenn die Gefäßversorgung aus kaudalen Aortenabschnitten stammt, entsprechend den früheren mesonephridischen Arterien (Schema 2.4); der Begriff der *Ptosis* oder Wanderniere gilt für jene erworbenen Formen, bei denen die Niere zwar kaudalwärts „gewandert" ist, die A. renalis jedoch eine regelrechte Abgangshöhe aus der Aorta aufweist. Außerdem sind bei ptotischen Nieren nur selten Rotationsfehler anzutreffen — bei den angeboren ektopen meistens —, und die Länge des Ureters entspricht der zuvor innegehabten Lage. Wie bei den Aplasien befinden sich auch bei den Ektopien die zugehörigen Nebennieren in normaler Position (Abb. 3.8). Je nach Höhe der meist einseitigen Ektopie unterscheidet man lumbale, iliosakrale und sakrale bzw. pelvine Lageanomalien, wobei es fließende Übergänge zwischen ihnen gibt (Abb. 3.9, 3.10, 3.11). Als ausgesprochene Rarität bei diesen sonst nicht seltenen Veränderungen sind die kranialen oder thorakalen Ektopien aufzufassen, bei denen eine oder beide Nieren teilweise oder ganz im Thorax gelegen sind; ein offenes Foramen lumbocostale (BOCHDALEK) ist hierfür notwendige Voraussetzung (Abb. 3.12). Ähnliche Raritäten stellen lumbale und skrotale Hernien dar, bei denen die Niere Bruchsackinhalt ist.

Ist eine Niere auf die Gegenseite verlagert, spricht man von *gekreuzter Dystopie*. Die beiden Nieren können, häufiger, miteinander verschmolzen sein oder, seltener, isoliert auf einer Seite liegen: gekreuzte Dystopie mit und ohne Fusion (Abb. 3.14). Am seltensten ist die gekreuzt dystop liegende Einzelniere. Gekreuzte Nieren können sämtliche möglichen zusätzlichen Rotations-, Form- und Lageanomalien aufweisen (Schema 3.1).

Die bekannteste Lageanomalie unter Fusion der Organe stellt die *Hufeisenniere* dar, bei der beide Nierenanlagen in einem frühen Stadium verschmolzen sind. Die auftretenden Befunde sind aus der Entwicklungsgeschichte ableitbar: Infolge der Verschmelzung, meist im kaudalen Abschnitt, ist die normale kraniomediale Achsenkonvergenz der Organe durch eine kaudomediale ersetzt; zum anderen kann bei Polfixierung keine vollständige Rotation zustande kommen: Hili und Nierenbekken weisen nach ventral. Obwohl die kranialen Pole eine normale Höhe einnehmen können, liegen die fusionierten Anteile immer kaudal des Abganges der A. mesenterica inferior aus der Aorta, da diese eine weitere Aszension verhindert (Abb. 3.13). Entsprechend der kaudalen Dystopie werden untere Aortenäste, evtl. die Iliakalarterien oder die A. sacralis mediana, zur Versorgung der Hufeisenniere herangezogen — jedenfalls ist die multiple arterielle Versorgung die Regel. Daher stellt die Sichtbarmachung der Gefäßtopographie bei

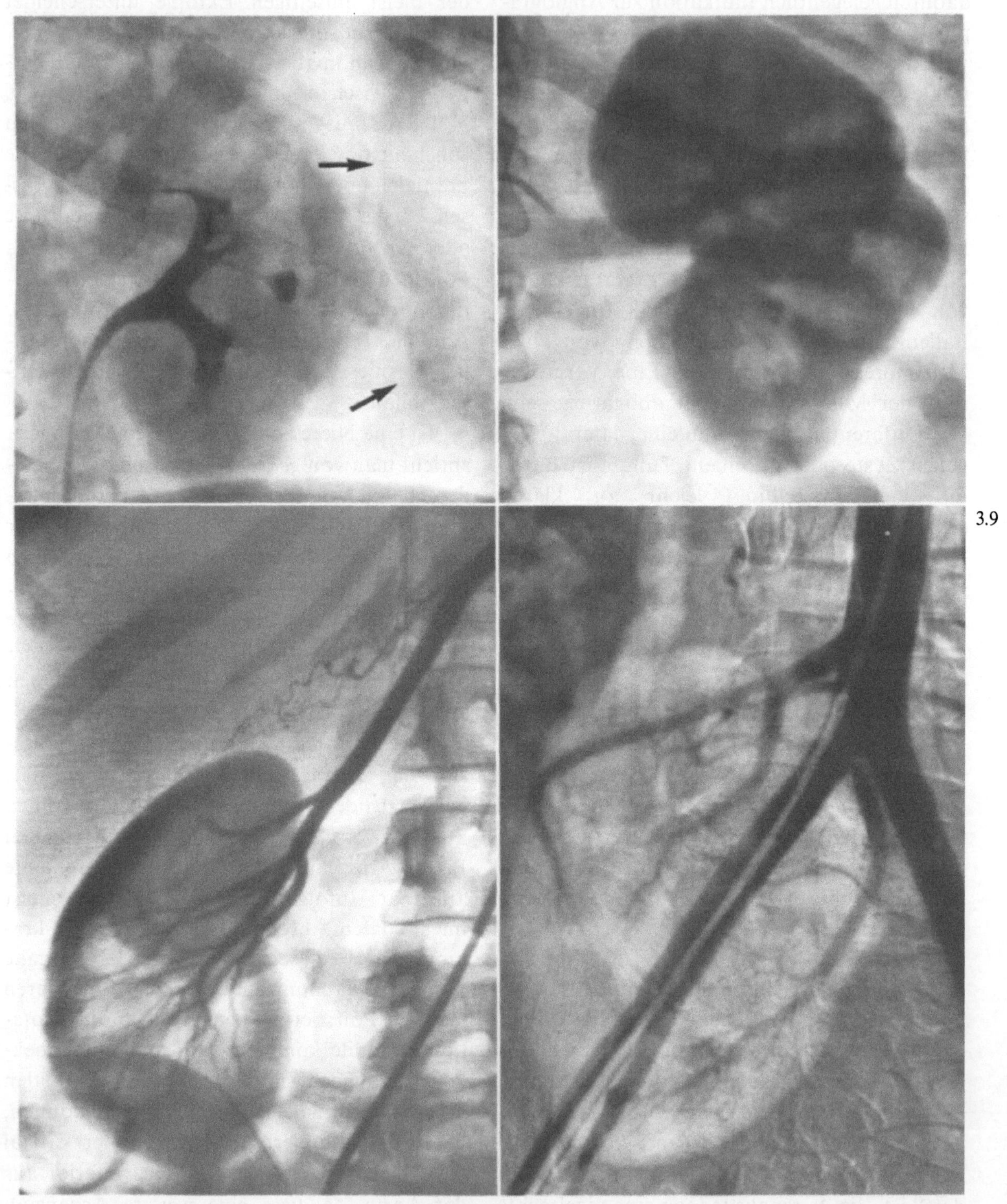

3.7a/b
3.8

3.9

Abb. 3.7. (a) Kamelhöckerniere. Urogramm: Laterale Ausziehung eines mittleren Kelches. Splenomegalie (Pfeile). (b) Zugehöriges Angiogramm (Parenchymphase). Fetale Lobulation

Abb. 3.8. Ptose der rechten Niere. Gestreckte A. renalis. Nebenniere an normaler Stelle!

Abb. 3.9. Lumbosakrale, malrotierte Ektopie. Subtraktionsbild von arterieller und venöser Phase (Prof. Dr. D. BACHMANN, Städt. Krankenhaus Detmold)

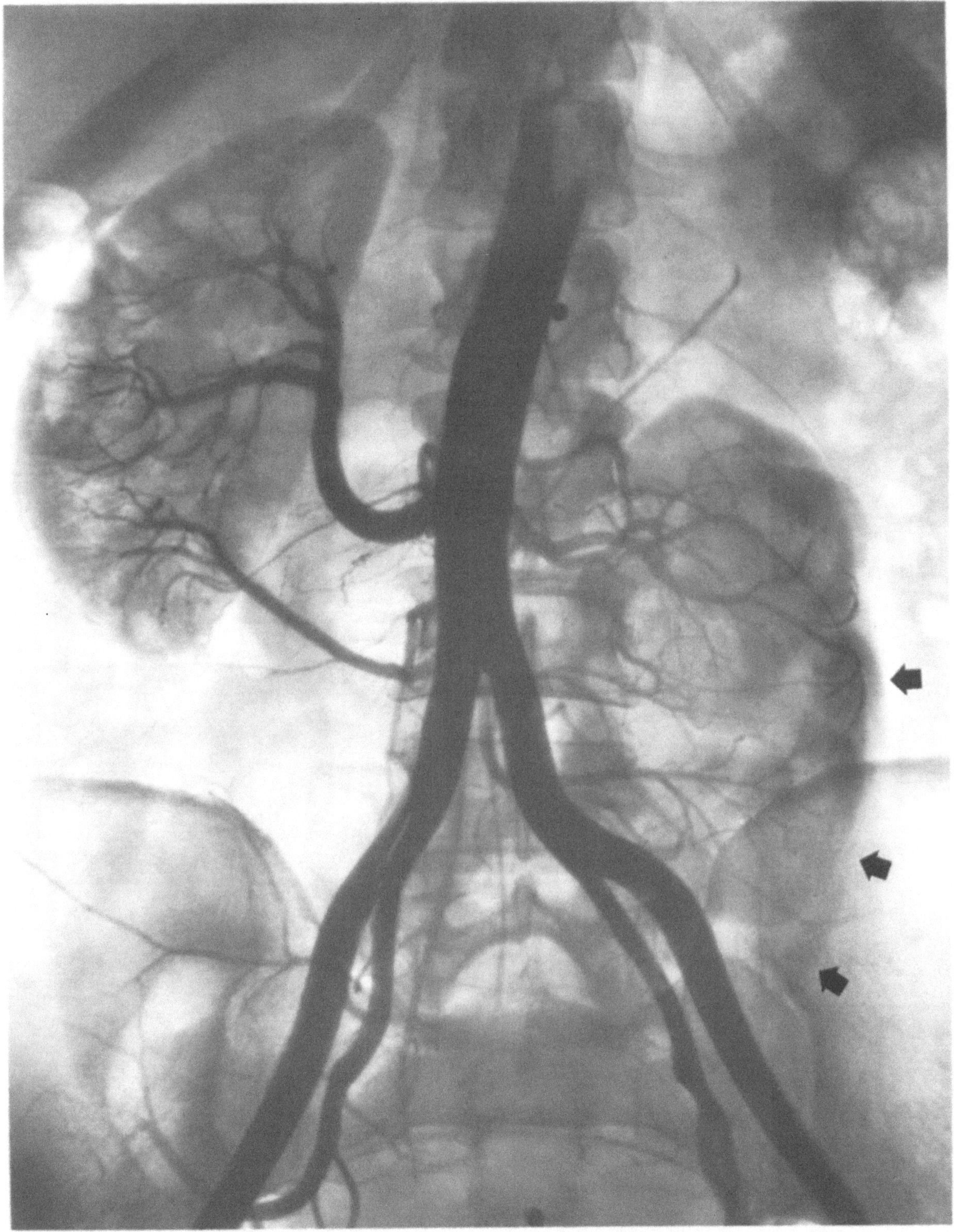

Abb. 3.10. Beidseitige lumbale Ektopie. Links Überdrehung (oder inverse Rotation?). Mehrfachversorgung beidseits. Linker Ureter durch Pfeile markiert

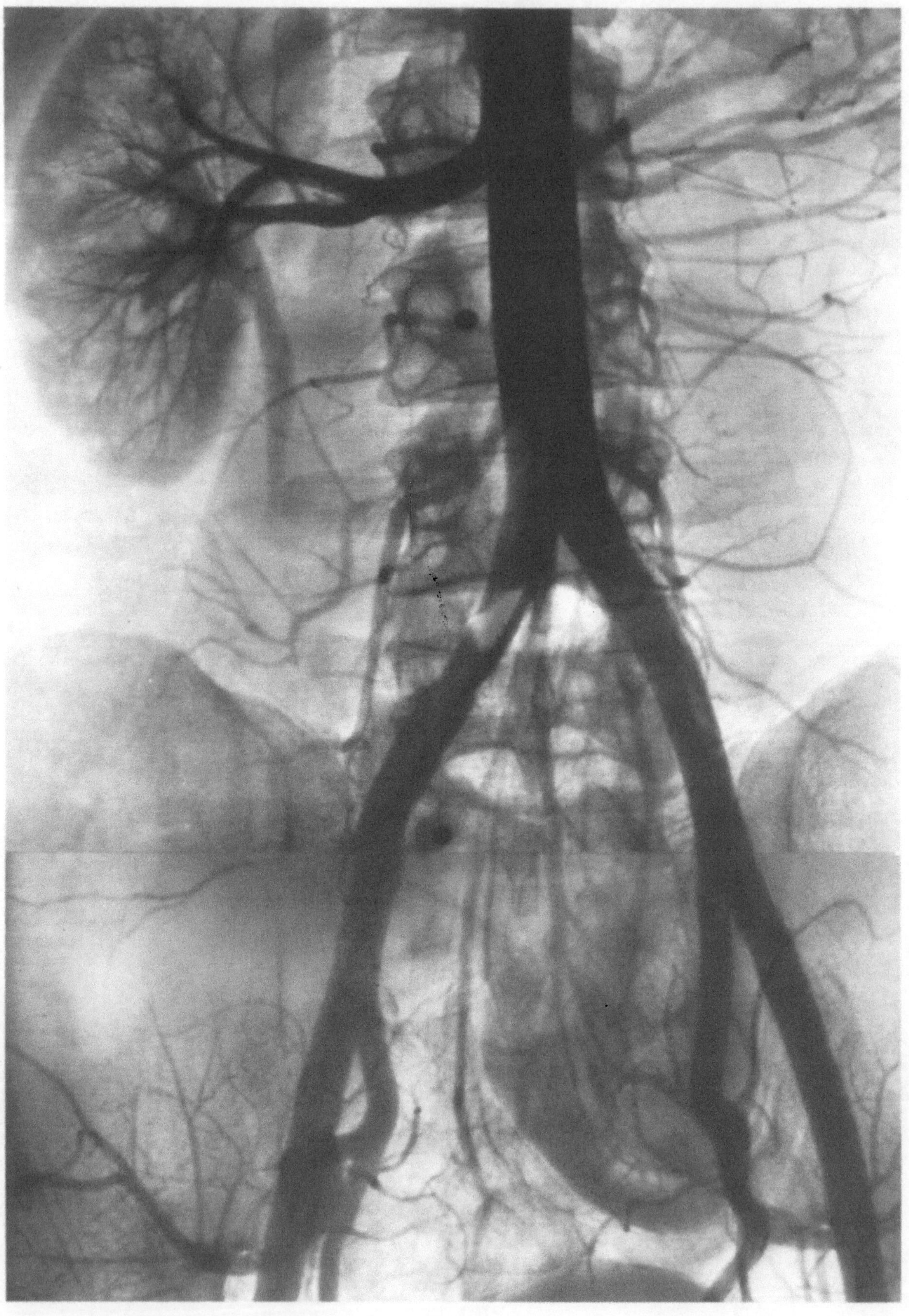

Abb. 3.11. Sakrale Ektopie. Aortographie in 2 Etagen erforderlich! (Fotomontage). Arterielle Versorgung der Becken-
niere aus der tief aortal abgehenden A. renalis

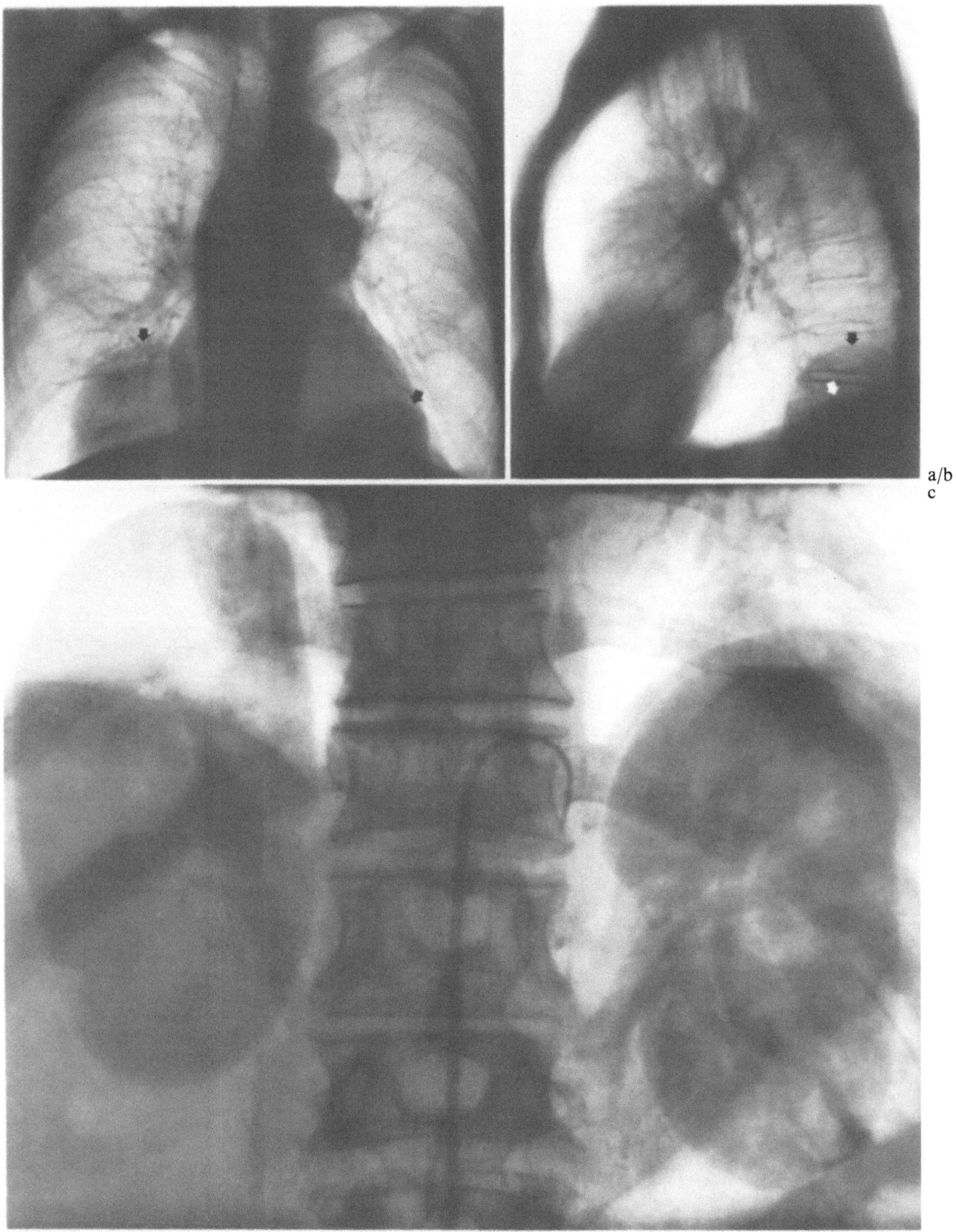

Abb. 3.12a–c. Partiell intrathorakal gelegene Nieren bei offenem Foramen lumbocostale Bochdalek (Pfeile). (a u. b): Thorax p.-a. und seitlich. (c) Parenchymphase der Übersichtsaortographie. Venen münden an normaler Stelle in die V. cava, arterielle Abgangshöhen aus der Aorta (nicht abgebildet) ebenfalls normal (Dr. J. Hoevels, Röntgendiagnostisches Zentralinstitut, Universität Lund, Schweden)

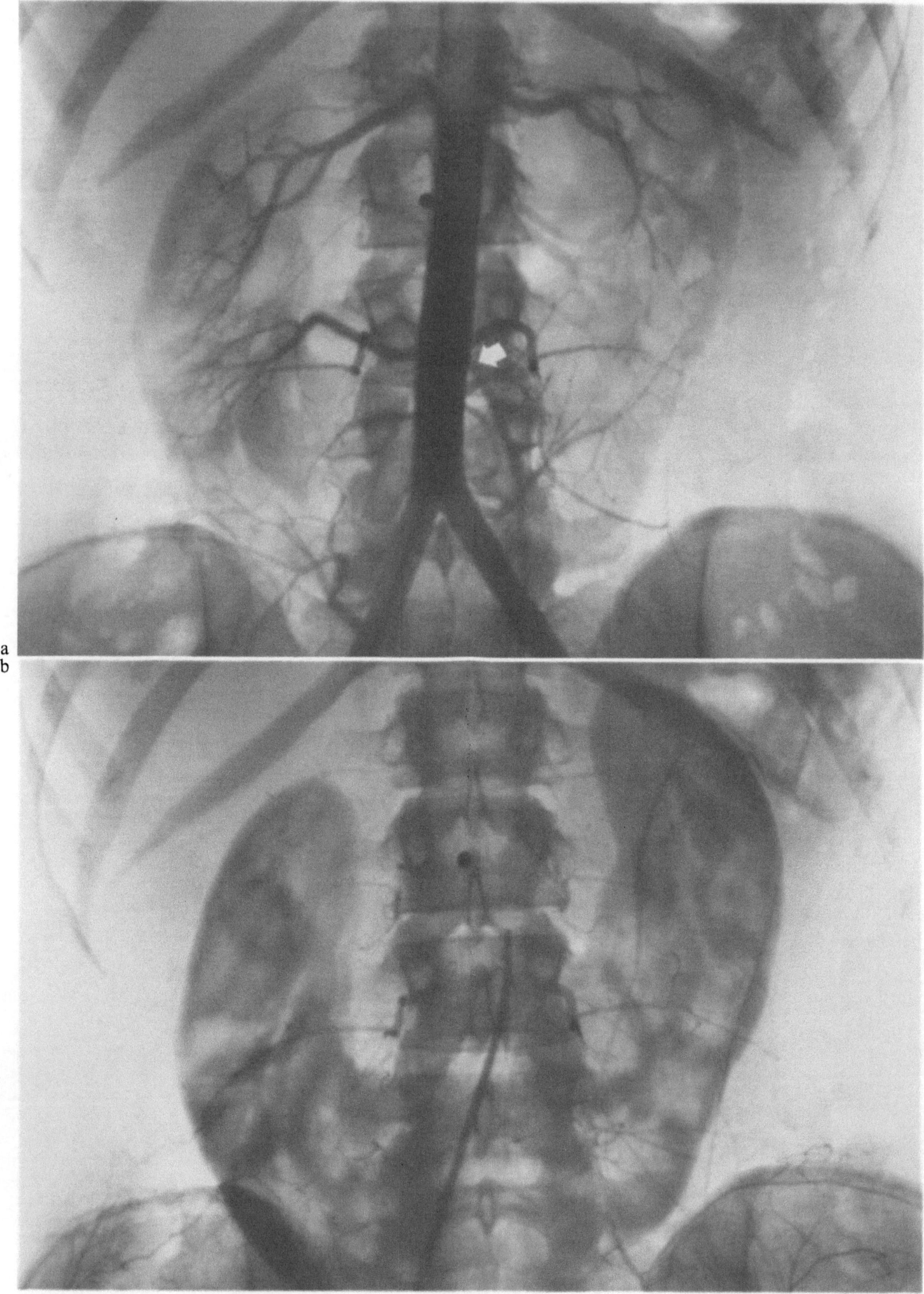

Abb. 3.13a u. b. Hufeisenniere, arterielle und Parenchymphase. Pfeil markiert A. mesenterica inferior. Parenchymbrücke der Hufeisenniere bleibt kaudal von ihr

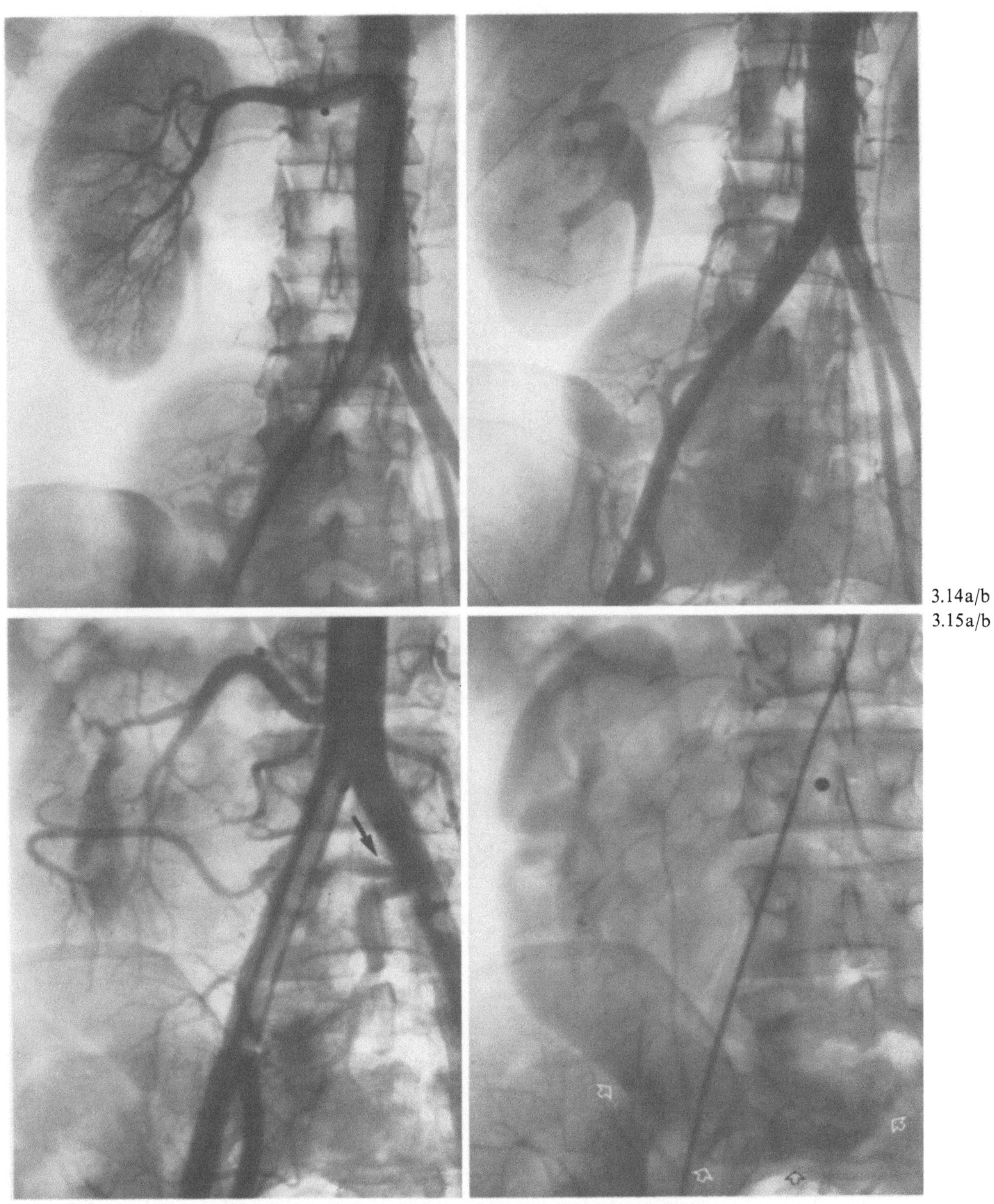

3.14a/b
3.15a/b

Abb. 3.14a u. b. Gekreuzte, nicht fusionierte Ektopie. Laterale Rotation der gekreuzten Niere. Gefäßversorgung aus der rechten A. iliaca communis (Dr. J. Hoevels, Röntgendiagnostisches Zentralinstitut, Universität Lund, Schweden).

Abb. 3.15a u. b. Unilaterale rechtsseitige Verschmelzungsniere, sog. L-Form. (a) Arterielle Phase. (b) Parenchymphase. Laterale Rotation der oberen, Querlage der unteren Niere, die aus der linken A. iliaca communis versorgt wird (Pfeil). Hohe Aortenteilung

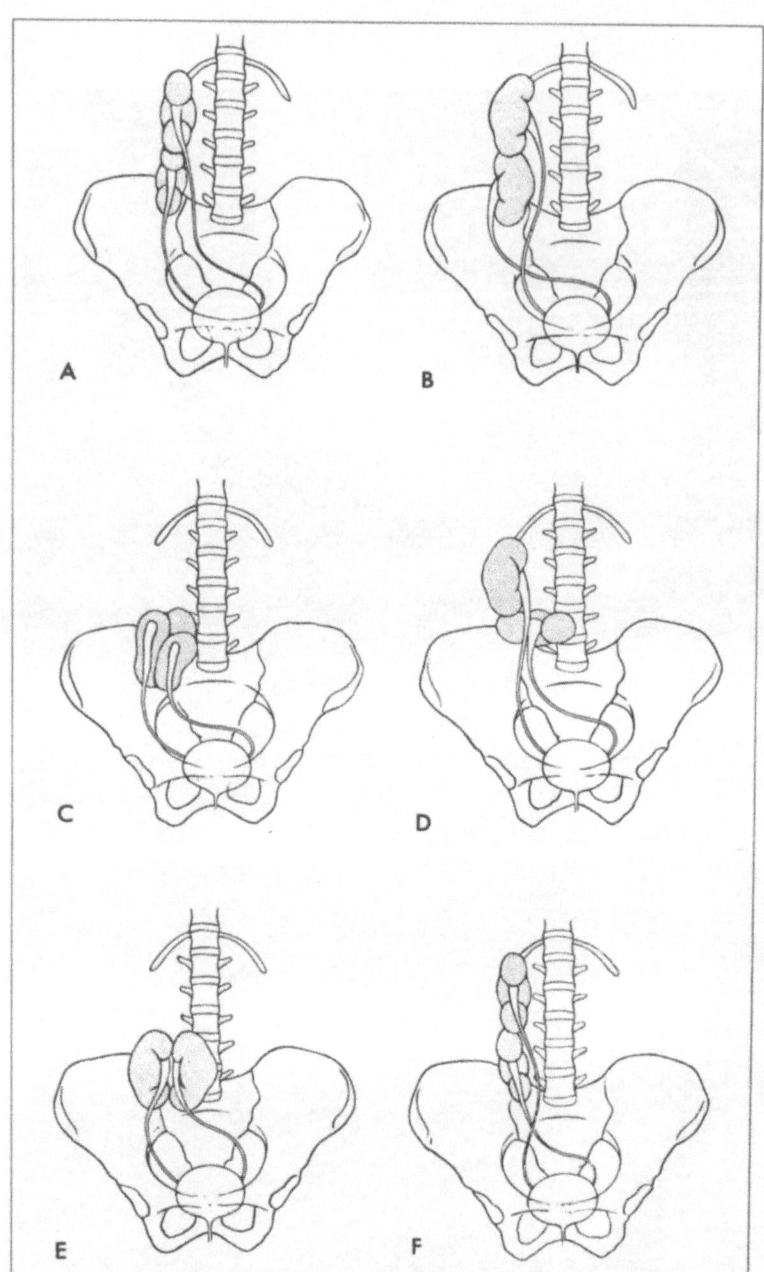

Schema 3.1. Gekreuzte Ektopien mit Fusion. (A) Rechtsseitige Verschmelzungsniere, superiore Ektopie. (B) S-Form. (C) Kuchen- oder Klumpenniere. (D) L-Form. (E) Scheibenniere. (F) Rechtsseitige Verschmelzungsniere, inferiore Ektopie (nach Abeshouse und Bhisitkul, 1959)

geplanter Operation die Hauptindikation zur Angiographie dar. Ebenso wichtig ist die Abklärung zusätzlicher Erkrankungen, wie z.B. die vermehrt auftretende Hydronephrose eines Teils der Hufeisenniere oder ein unabhängig von der Anomalie vorkommender Tumor (Abb. 8.61). (Bis 1968 wurden 70 Tumoren bei Hufeisennieren beschrieben: Blackard und Mellinger.)

Die Differenzierung zwischen parenchymatöser und fibröser Brückenbildung zwischen den Nieren ist angiographisch leicht möglich, sollte aber allein keine Indikation zur Gefäßuntersuchung sein, da hier die Szintigraphie Gleiches leisten kann.

Den Hufeisennieren als bilateral symmetrischer Verschmelzungsform stehen die asymmetrischen unilateralen Fusionen gegenüber, die im vorigen Abschnitt skizziert wurden. Am häufigsten ist die sog. „S-Form" vertreten. Sehr viel seltener sieht man die „L-Form" der asymmetrischen einseitigen Verschmelzung

(Abb. 3.15). Die ausgeprägteste Variante stellt die sog. „Kuchen-", „Scheiben-" oder „Schildniere" dar, bei der beide Anlagen zu einem meist bizarren Organklumpen verschmolzen sind; die mediale präsakrale Lage ist üblicher als eine Lateralisation. Hier ist die Indikation zur Angiographie etwas weiter zu fassen, um bei der ungewöhnlichen Form von Parenchym und Hohlsystem eine klare Aussage über die Funktion zu erhalten und Neubildungen ausschließen zu können, außerdem wird diese Anomalie klinisch fast immer mit einem Beckentumor verwechselt.

3.3. Arterielle Gefäßanomalien

Ausgehend von den mannigfachen Umbauten des Rete arteriosum urogenitale (Schema 2.4) mit seinen multiplen Arterien stellen sich die Variationen der bleibenden Gefäßversorgung meist als multiple persistierende Arterien dar (vgl. auch Kapitel 1). Folgt man einer Vorstellung von FELIX (1911), so klettert die bleibende Niere an den mesonephridischen Gefäßen „wie an einer Leiter empor" bis zu ihrer definitiven Höhe. Gefäßvariationen stellen demzufolge übriggebliebene „Sprossen" dieser entwicklungsgeschichtlichen „Leiter" dar.

In ca. 26% sind multiple Nierenarterien anzutreffen; eine doppelte A. renalis in 24–25%, drei Nierenarterien in 1–2% (Abb. 3.16), und vier in 0,1% (BOIJSEN, 1959). Sehr selten sind extraaortale Ursprünge: bislang beschriebene waren überzählige Versorgungen aus der A. coeliaca, mesenterica inferior, iliaca communis, sacralis mediana, lumbalis, hepatica dextra und colica dextra.

Ist schon die Variation der Gefäßversorgung normaler Nieren häufig, so wird sie bei den Mißbildungen zur Regel: Hufeisen- und andere Verschmelzungsnieren sowie die ektopen Organe haben multiple, atypisch abgehende und verlaufende Arterien.

3.4. Venöse Gefäßanomalien

Venenanomalien als überzählige Varianten sind rechtsseitig häufiger (16% : 3%), links hingegen ist der Verlauf des Blutabflusses vielfach atypisch: außer der normalen, ventral der Aorta ziehenden Verlaufsform ist in 12% mit einer retroaortalen V. renalis zu rechnen (ORTMANN, 1968). Entwicklungsgeschichtlich handelt es sich um die Persistenz des dorsalen Anteils eines venösen Ringes um die Aorta, welcher in 98% obliteriert (vgl. auch Schema 2.5). In wenigen Fällen bleiben beide venösen Schenkel erhalten, und es resultiert ein zirkumaortaler Venenring (circumaortal venous collar); dabei drainiert die präaortale Vene die Nebenniere, Gonade und die V. phrenica inferior, während der retroaortale Teil Anschluß an die V. lumbalis ascendens und die V. hemiazygos gewinnt. Typisch für das retroaortale Gefäß ist sein schräg nach kaudal auf die Hohlvene zu gerichteter Verlauf. Die V. cava wird stets in einem tieferen Abschnitt als üblich erreicht (Abb. 3.17 und 3.19). Klinische Bedeutung hat diese Variante für operative Eingriffe wie Nephrektomie, Transplantation, Aorten- und Kavachirurgie sowie portorenale Anastomosen, aber auch für die selektive Venenblutbestimmung und ihre Fragestellungen.

Unabhängig von diesen Varianten wird links in 35% eine Anastomose zwischen V. renalis und V. lumbalis ascendens gefunden, die renolumbale Anastomose (LÉJARS, 1888), rechts dagegen nur sehr selten (Abb. 3.19).

Eine entwicklungsgeschichtlich vergleichbare Anomalie findet sich auf der rechten Seite bei Störungen der Hohlvenenbildung: die präureterale V. cava inferior, klinisch bekannter als „retrokavaler Ureter". Diese Anomalie findet sich deshalb rechts, da bei der Hohlvenenentstehung das linksseitige System obliteriert; entwickelt sich die Kava aus Venensegmenten, die primär vor dem Ureter gelegen sind, so muß dieser retrokaval verlaufen. Gelegentlich wird hierdurch eine Hydronephrosenbildung begünstigt (Abb. 3.20). Raritäten sind der linksseitige retrokavale Ureter bei Situs inversus totalis, und, bei kurzstreckig zweigeteilter Hohlvene, ein retrokaval in dieser Lücke verlaufender Harnleiter (Abb. 3.21). Diese Anomalie läßt sich leicht und eindeutig durch die untere Kavographie erfassen unter gleichzeitiger Harnleitermarkierung durch Ureterenkatheter.

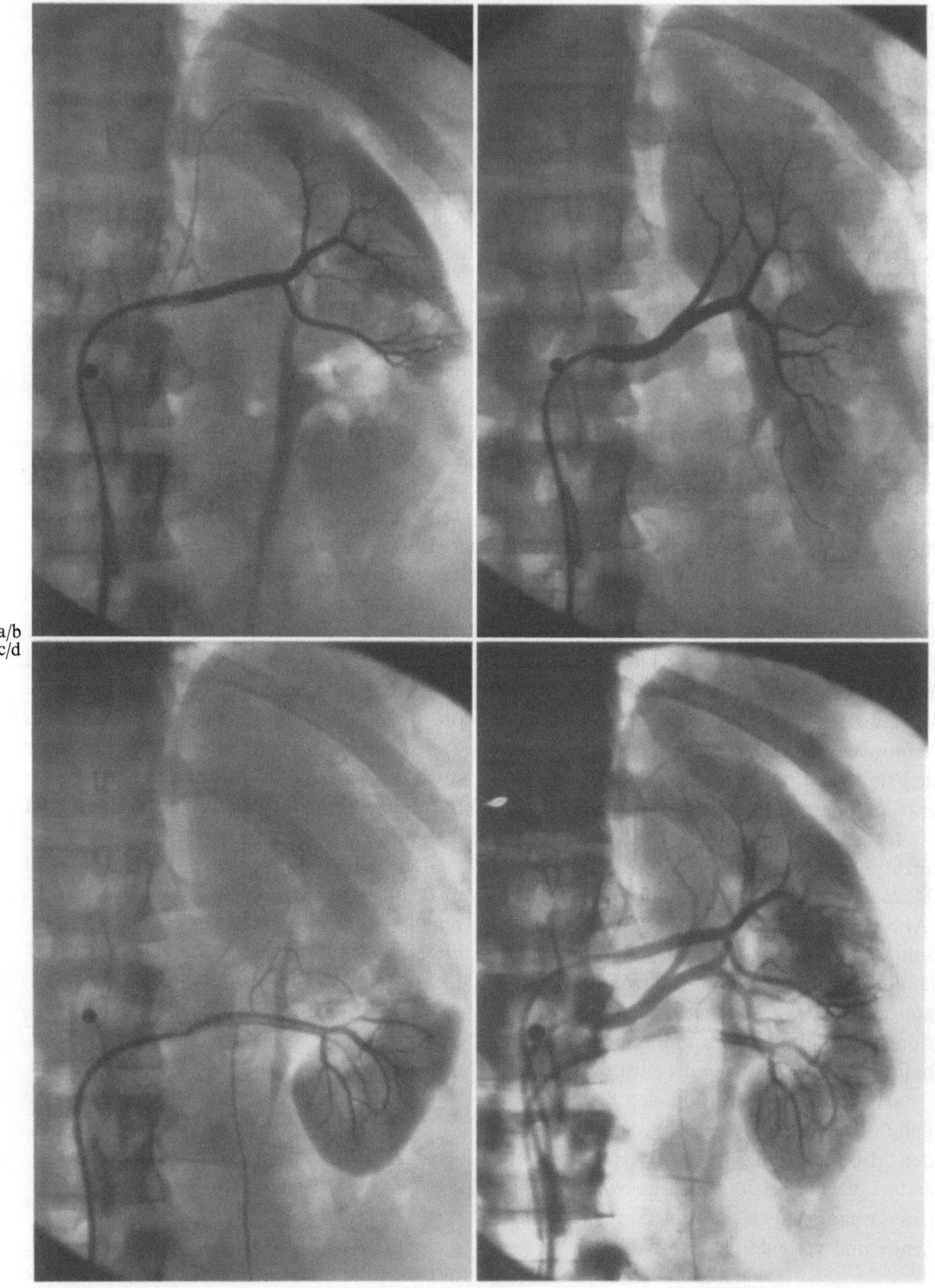

Abb. 3.16a–d. 3fache Versorgung der linken Niere. (a, b, c) Selektive Darstellungen. (d) Photomontage aus (a), (b) und (c), die überschneidungsfreie Zusammensetzung des Nierenparenchyms aus 3 Anteilen dokumentierend (Endarterien!)

Abb. 3.17. Retroaortale Vene
links. V. cava inferior durch
Pfeile markiert

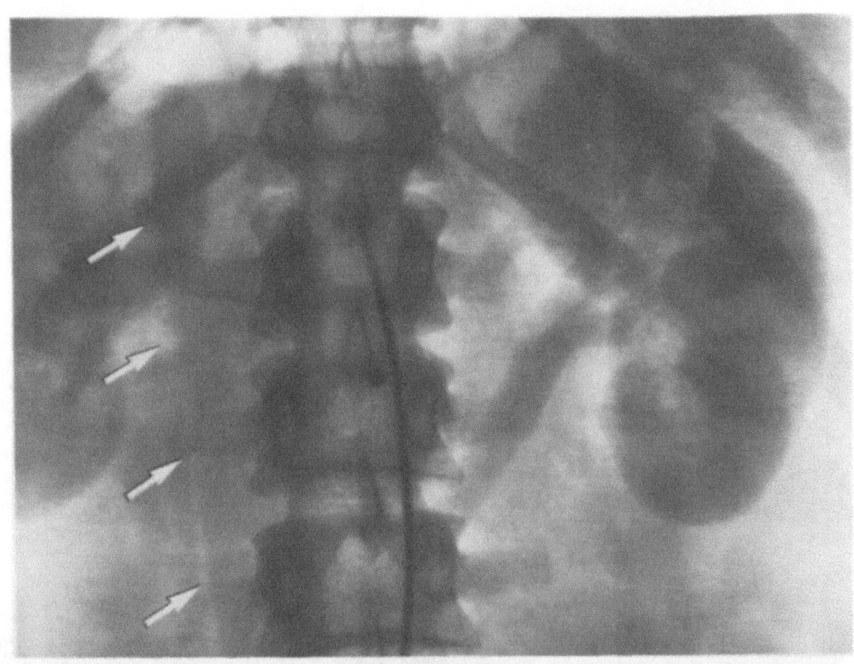

3.18

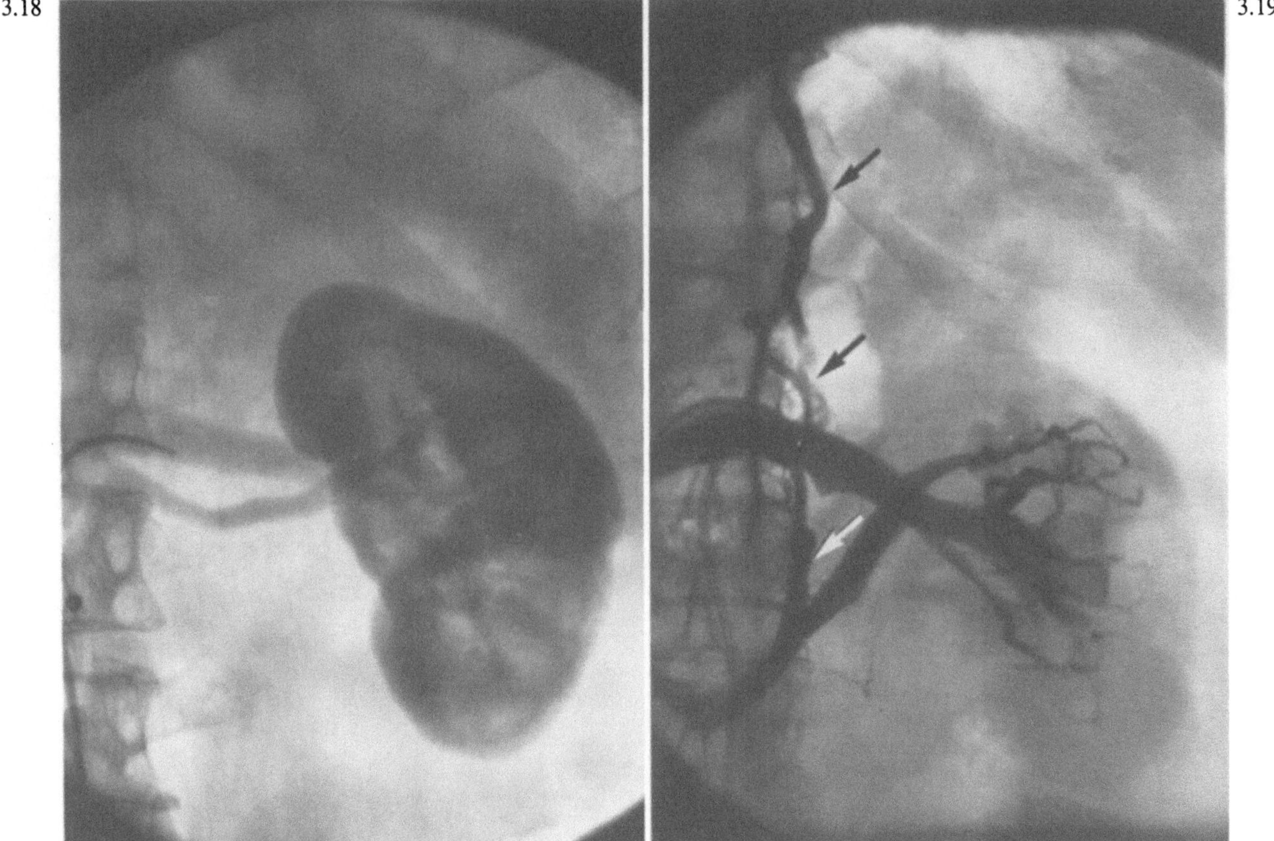

3.19

Abb. 3.18. Doppelte Nierenvene links

Abb. 3.19. Zirkumaortaler Venenring. Untere, retro-aortale Vene mit renolumbaler Anastomose zur V. hemiazygos
(Pfeile)

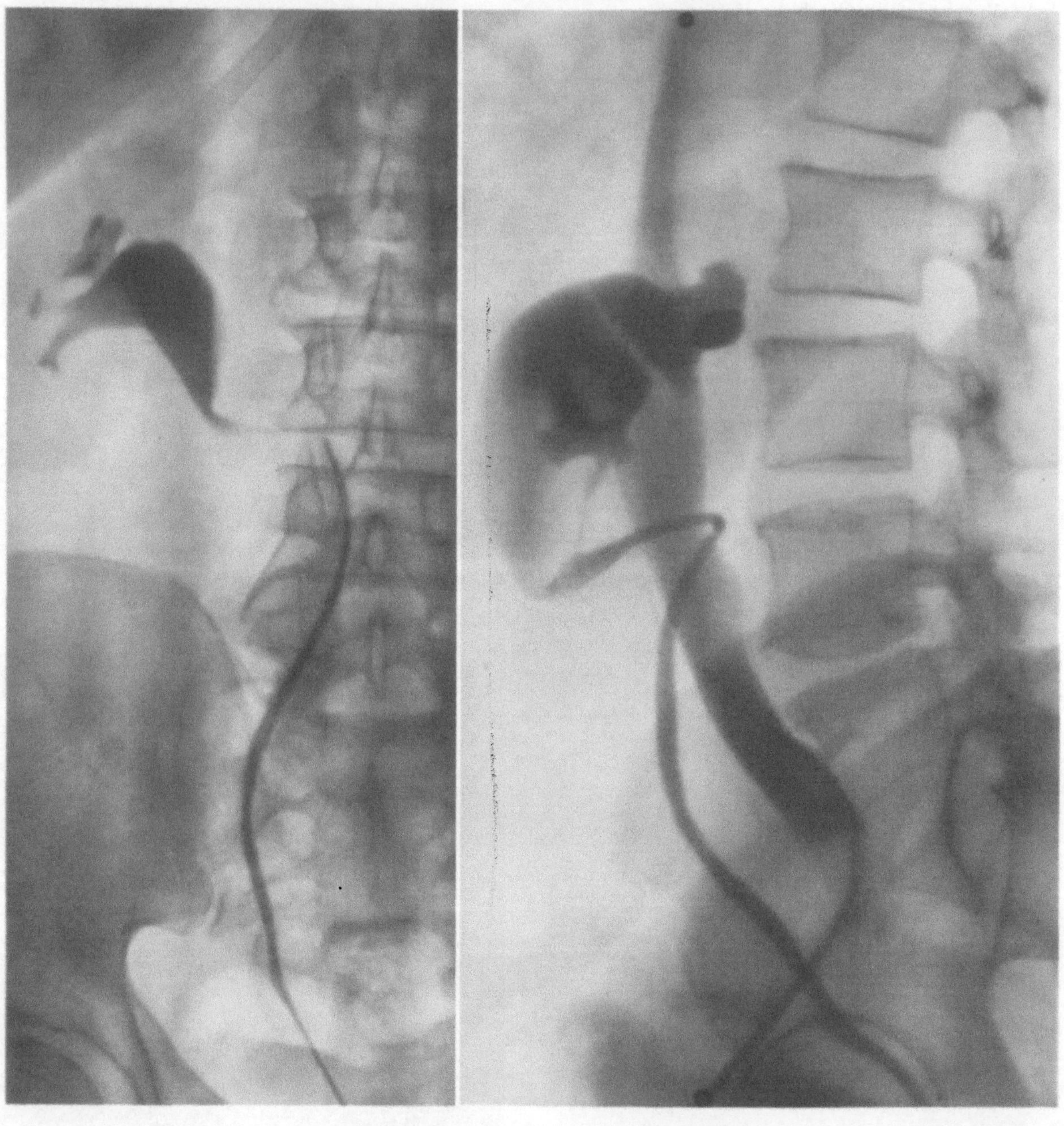

a/b

Abb. 3.20a u. b. Retrokavaler Ureter rechts (präureterale V. cava inferior). (a) Retrogrades Pyelogramm: Ureter medial der Bogenwurzel von L_4 verlaufend. (b) Kombiniertes retrogrades Pyelogramm und Kavogramm, seitliche Aufnahme: Ureter dorsal der Hohlvene. Mäßige Hydronephrose (aus APITZSCH und LUKOSCH, 1973)

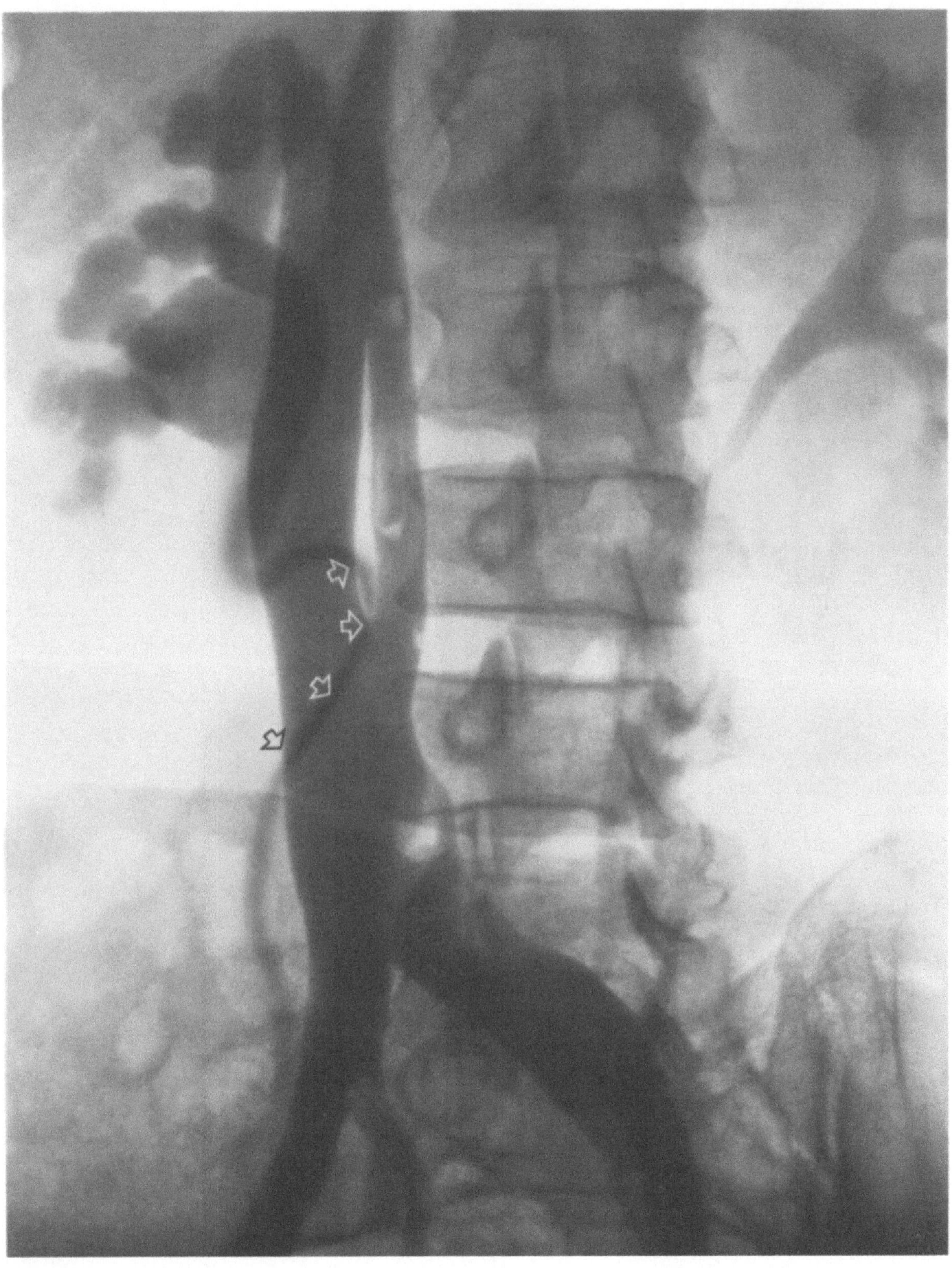

Abb. 3.21. Retrokavaler Ureter, zwischen einer geteilten V. cava inferior verlaufend (persistierender ventraler und dorsaler Venenstamm) (aus GÜNTHER, GEORGI und KURT, 1974)

4. Gefäßerkrankungen der Niere

D.E. Apitzsch

Im Rahmen dieses Kapitels werden die Veränderungen der A. renalis und der Segmentäste erläutert; die diffusen Erkrankungen der Parenchymgefäße finden bei den Parenchymerkrankungen Erwähnung (Kapitel 5).

4.1. Nierenarterienstenose und renovaskulärer Hochdruck

5% aller Hochdruckformen beim Erwachsenen werden durch renovaskuläre Erkrankungen hervorgerufen, am weitaus häufigsten durch Nierenarterienstenosen der verschiedensten Ätiologien. Da nicht jede Einengung des Gefäßlumens der A. renalis den Renin-Angiotensin-Mechanismus in Gang setzt und somit einen Hochdruck auslöst, ist eine Unterscheidung in Nierengefäßerkrankungen und renovaskuläre Hypertonie notwendig. Eine beweisende präoperative Einordnung in Hypertonie-erzeugende Stenosen und solche ohne Hochdruckfolge ist nicht möglich, doch gibt die Angiographie hier die verläßlichsten Aussagen, zumal, wenn sie mit einer seitengetrennten Reninbestimmung aus dem Nierenvenenblut verbunden ist.

Die hämodynamische Signifikanz einer Nierenarterienstenose (Druckgradient 40 mm Hg und mehr) wird belegt durch

1. Lumeneinengung bis auf 1,5 mm und weniger (sog. Millimeterstenose),
2. Darstellung von Kollateralgefäßen, die die Niere distal der Stenose versorgen.

Unabhängig von diesen signifikanten Merkmalen werden je nach Schweregrad folgende Veränderungen im Angiogramm zu finden sein, die zu den erstgenannten additiven Charakter haben:

3. Poststenotische Dilatation, bis zum Aspekt eines fusiformen Aneurysmas. Sie wird verursacht durch den „jet" und die Turbulenzen jenseits einer Stenose (Abb. 4.3).
4. Verlangsamung des Flusses in der eingeengten Arterie im Vergleich zur normalen Seite.
5. Verminderung des nephrographischen Effektes. Nierenverkleinerung um 2 cm und mehr gegenüber der gesunden Seite, in fortgeschrittenen Fällen vaskuläre Schrumpfniere (Abb. 4.2).

Kollateralen zur Versorgung einer minderdurchbluteten Niere entwickeln sich in Form von drei unterschiedlichen Systemen: über adrenale und Kapselgefäße, über Lumbalarterien und über Periureteralgefäße (Schema 4.1). Davon entfallen weniger als ein Viertel auf die letzteren, wobei es in ca. 50% zu einer Gefäßimpression des Ureters durch die erweiterten und geschlängelten Arterien kommt. Das charakteristische Bild eines „ureter notching" im Ausscheidungsurogramm wird demzufolge nur selten zu sehen sein —; Yune und Klatte (1976) konnten es unter 40 signifikanten Stenosen nur 3mal finden! (Abb. 4.8). Lumbale und periureterale Kollateralen werden häufiger in der Übersichtsaortographie der Spätphase sichtbar; adrenale Kollateralen sind am besten bei der selektiven Nierendarstellung nachweisbar, sofern sie proximal der Stenose der A. renalis abgehen (Abb. 4.6).

Bei hämodynamisch signifikanten Stenosen von Segmentarterien sind gelegentlich *intrarenale Kollateralen* nachweisbar, obwohl die Nierenarterien als funktionelle Endarterien gelten. Sie laufen über perforierende Kapselarterien, Kelcharterien und die Vasa recta in den Pyramiden (vgl. Schema 1.2). Mesenteriale Kollateralen sind ebenfalls möglich, so wie umgekehrt die Äste der Nieren-

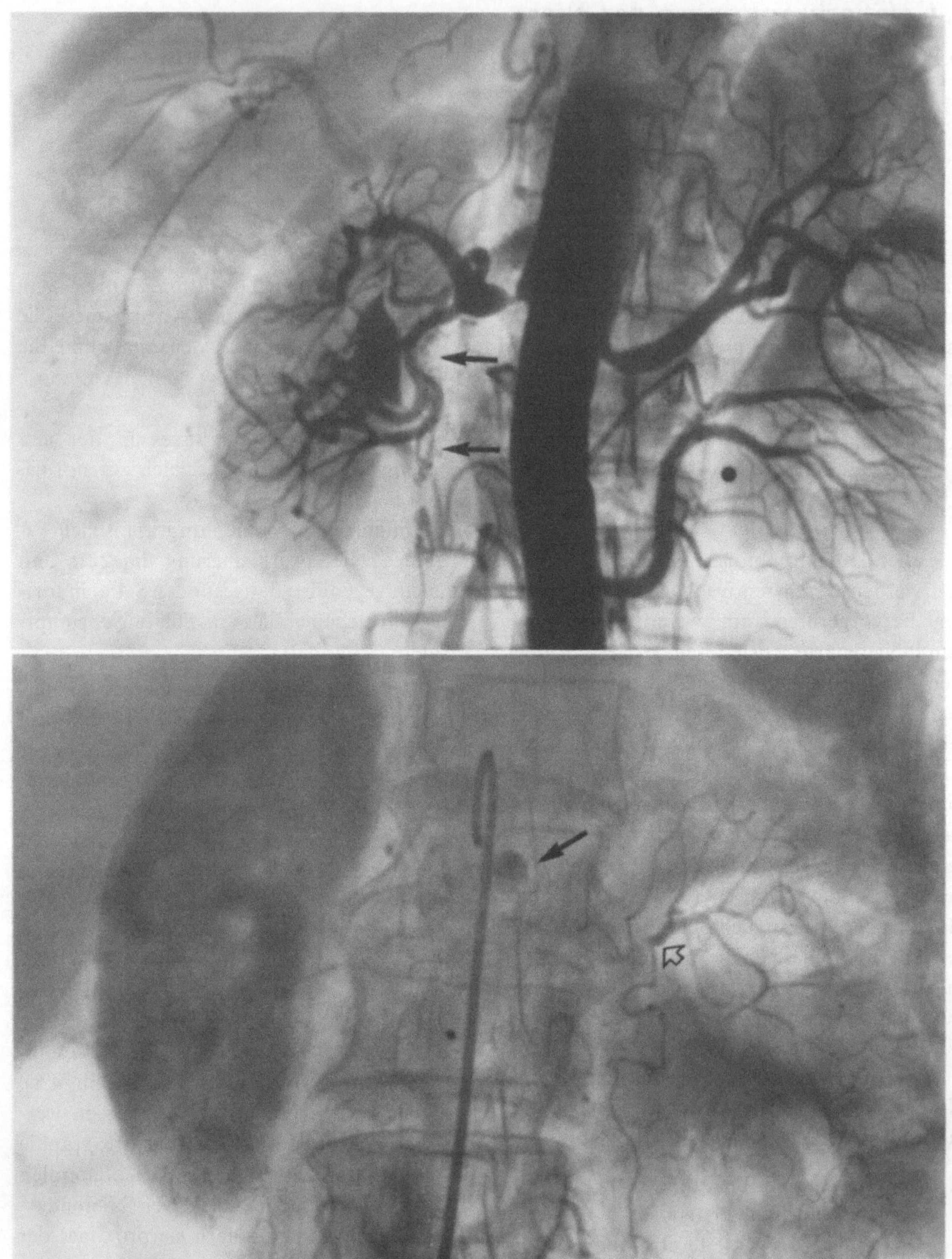

Abb. 4.1. Nierenarterienstenose beiderseits, rechts signifikant (Millimeterstenose, ureterale Kollateralen [Pfeile]). Arteriosklerose der Aorta abdominalis

Abb. 4.2. Arteriosklerotischer Verschluß der linken Nierenarterie (langer Pfeil: Stumpf des Gefäßes). Über ureterale Kollateralen (breiter Pfeil) Anfärbung spärlicher Gefäße einer vaskulären Schrumpfniere. Klinisch Hochdruck

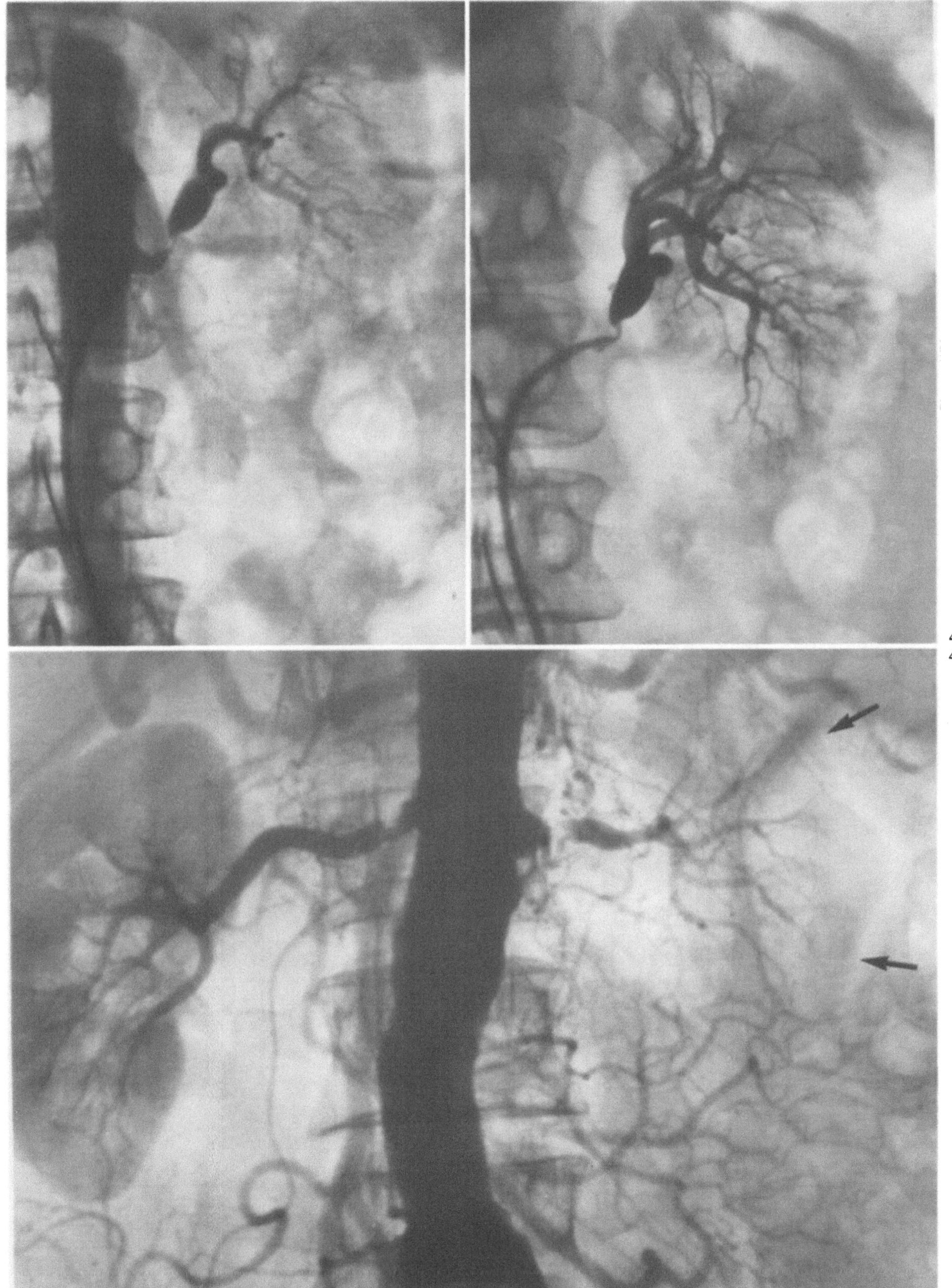

4.3 a/b
4.4

Abb. 4.3a u. b. Signifikante arteriosklerotische Nierenarterienstenose links mit poststenotischer Dilatation. (a) Übersichtsaortographie. (b) Selektive Darstellung: Millimeterstenose

Abb. 4.4. Beidseitige arteriosklerotische Nierenarterienstenose. Rechts 50–80%, links hämodynamisch signifikant (lumbale Kollateralen). Vaskuläre Schrumpfniere (Pfeile) Brückenkollaterale links arterien als Kollateralen bei mesenterialen Durchblutungsstörungen herangezogen werden können: „renosplanchnic steal" analog dem „subclavian steal".

Eine gewisse Bedeutung für die Signifikanz einer Stenose ist dem fehlenden antegraden Fluß in Ästen distal der Einengung der Arteria renalis zuzuordnen: Bei hämodynamisch wirksamer Stenose zeigen diese Arterien einen nierenwärtsgerichteten Fluß, da sie als Kollateralen fungieren, und füllen sich bei der selektiven Injektion der A. renalis nicht mit Kontrastmittel. Bei Anwendung von Vasokonstriktoren kehrt sich die Flußrichtung um, und die Kollateralen werden nun sichtbar (BOOKSTEIN und ERNST, 1973) (Abb. 4.9). Früheste Kollateralenentstehung beim Menschen wurden 8 Std nach einem unbeabsichtigten Verschluß nachgewiesen (vgl. hierzu Abb. 9.7b).

Sehr seltene Ursachen einer Hypertonie sind iuxtaglomeruläre reninproduzierende Tumoren (primärer Reninismus) und Kapselhämatome der Niere (PAGE).

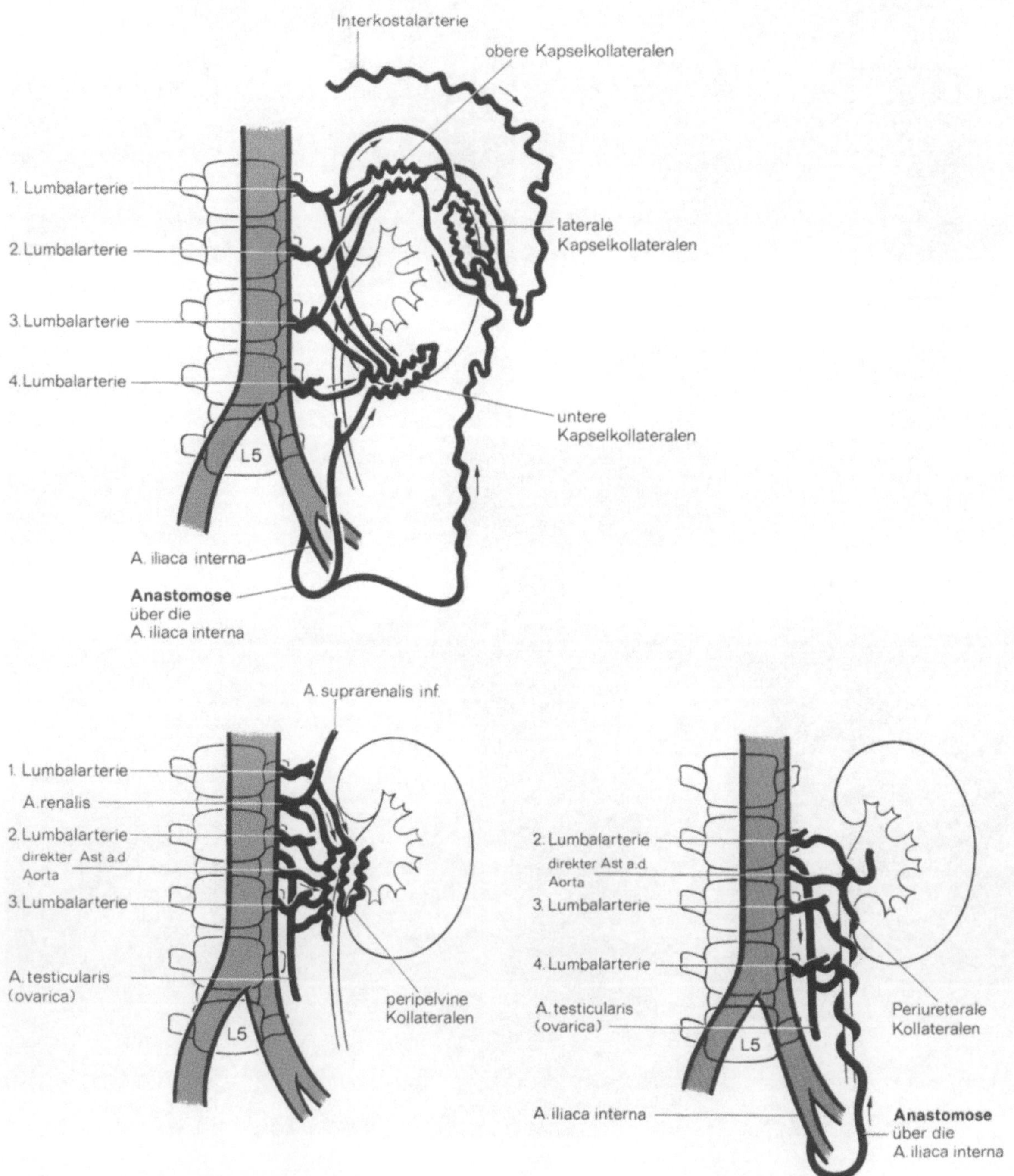

Schema 4.1. Kollateralen der A. renalis. (A) Die Kapselkollateralen. (B) Die peripelvinen Kollateralen. (C) Die periureteralen Kollateralen (nach ABRAMS and CORNELL, 1965)

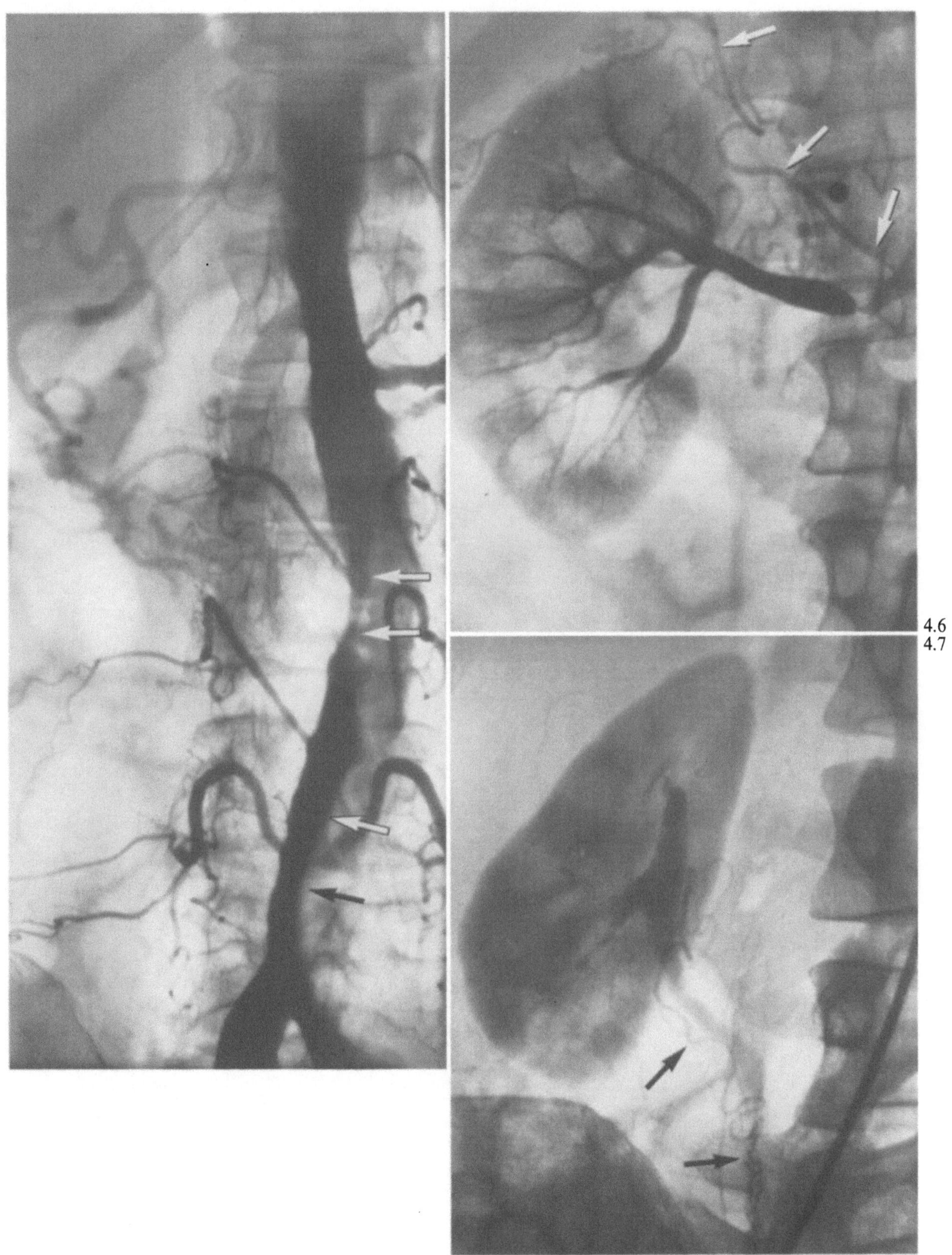

4.5

4.6
4.7

Abb. 4.5. Nierenarterienverschluß rechts bei ausgedehnter Arteriosklerose und Thrombose der Aorta abdominalis (Pfeile) (durch Sektion bestätigt)

Abb. 4.6. Kapselkollateralen (Pfeile) proximal einer signifikanten Nierenarterienstenose aus der A. renalis abgehend

Abb. 4.7. Ureterale Kollateralen (Pfeile) bei Nierenarterienstenose. Urographisches Bild des „ureter notching"

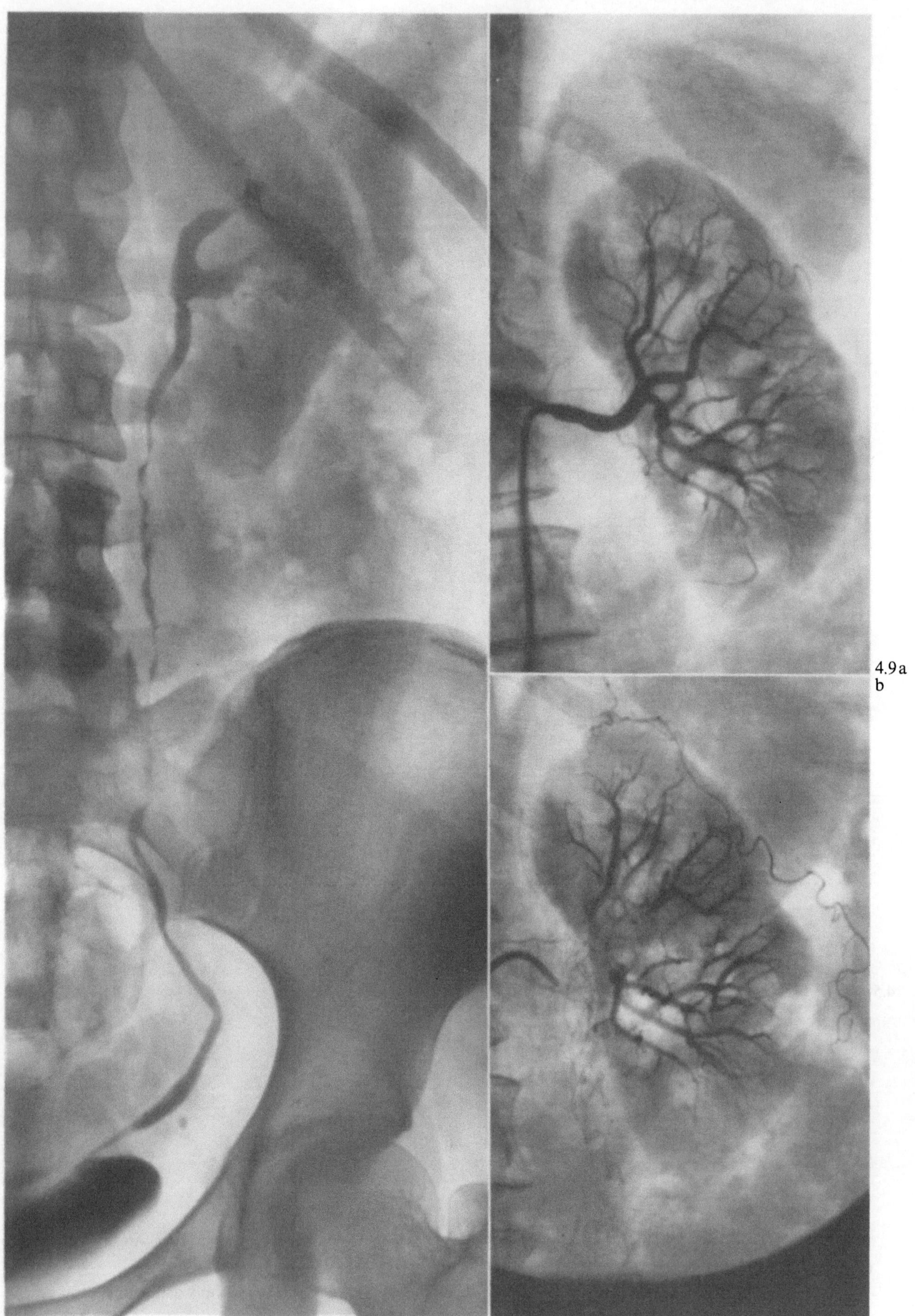

4.8

4.9a
b

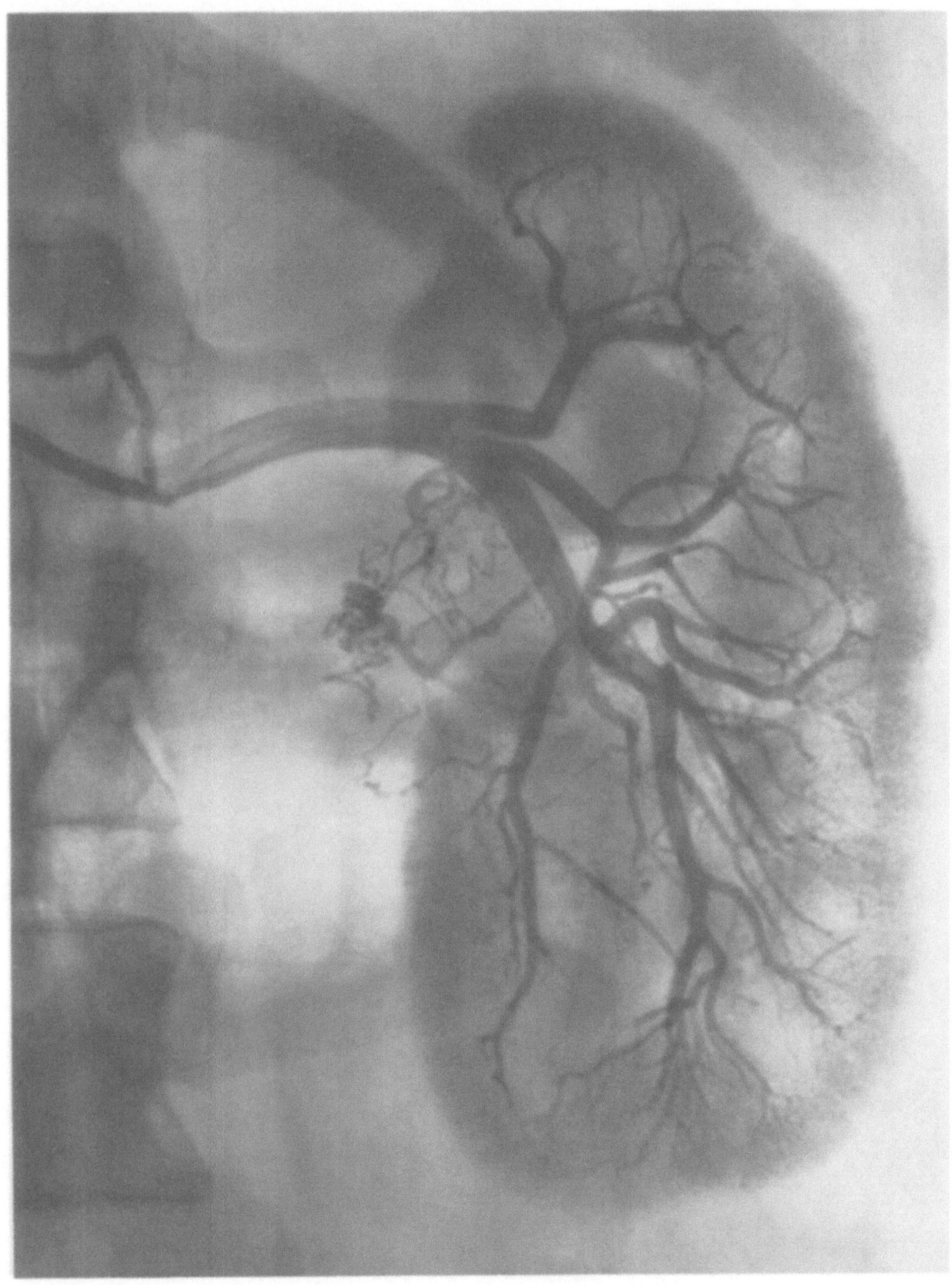

4.10

◁ Abb. 4.8. Typisches Bild uretaler Gefäßimpressionen („ureter notching") bei Nierenarterienstenose links

◁ Abb. 4.9a u. b. Pharmakoangiographische Manipulation des Kollateralflusses bei signifikanter Nierenarterienstenose. (a) „Normales" Angiogramm: Stenose umschließt Katheterspitze. (b) Nach Adrenalingabe: Deutliche Darstellung uretaler Kollateralen und der Kapselarterien. Beide Aufnahmen zum gleichen Zeitpunkt p.i.

Abb. 4.10. Intrarenale (reno-renale) Kollateralen nach Verschluß des dorsalen Astes während Pyelolithotomie. (aus ANDERSSON, 1976)

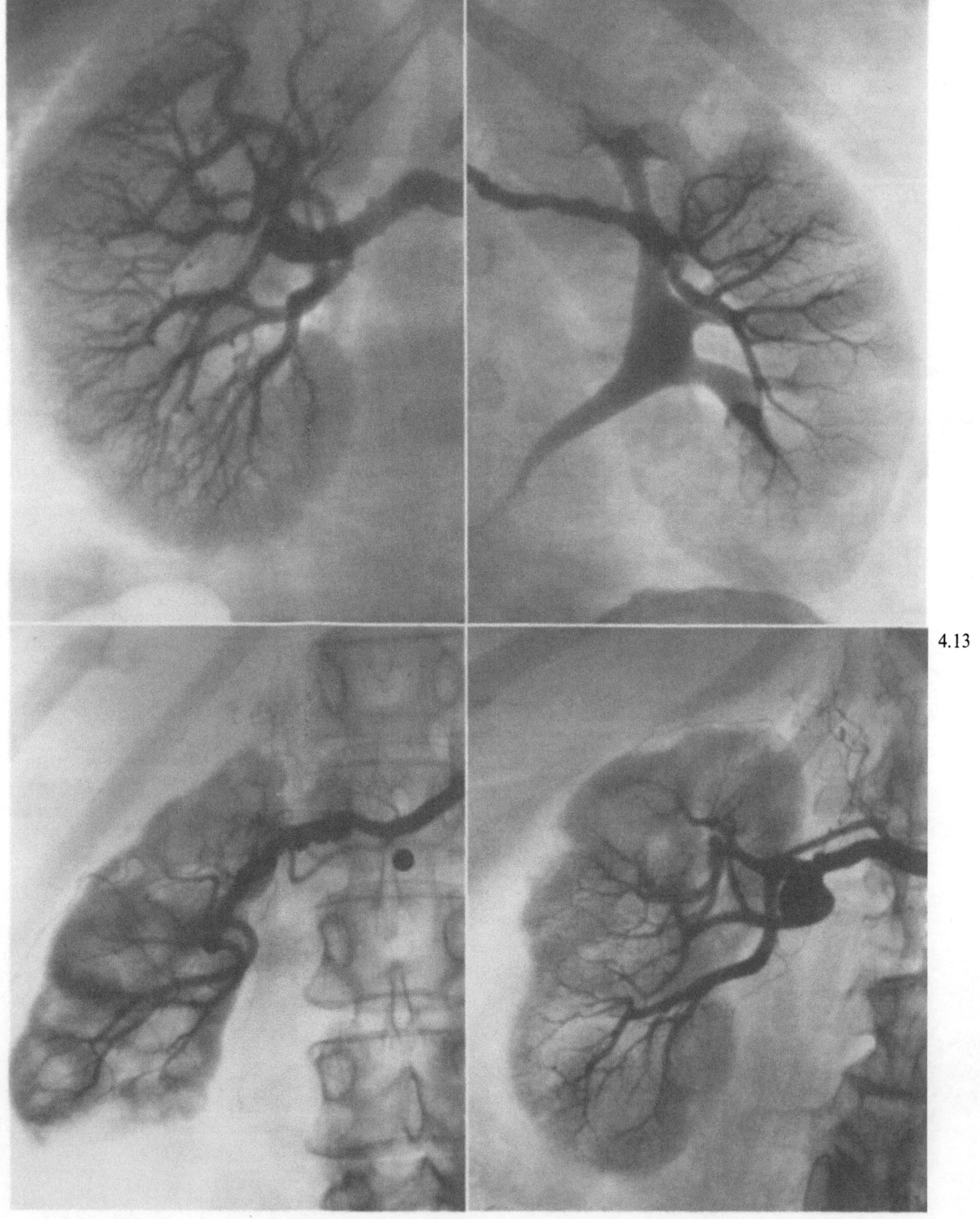

Abb. 4.11a u. b. Fibromuskuläre Dysplasie der A. renalis rechts (a) und der oberen Nierenarterie bei Doppelversorgung links (b)

Abb. 4.12. Fibromuskuläre Dysplasie der rechten A. renalis, typische „Perlenkette". Renkulierung der Niere, kaudale Polarterie

Abb. 4.13. Fibromuskuläre Dysplasie und fusiformes Aneurysma der A. renalis

Übliche Angaben der Stenosegerade: unter 50%, 50–80%, über 80%, Verschluß, wobei die Arterienweite vor der Stenose, falls dort nicht befallen, bzw. nach der poststenotischen Dilatation als Referenz zur Messung dient. Eine sichere prognostische Aussage hinsichtlich eines zu erwartenden Operationserfolges bei signifikanter Stenose kommt der Angiographie nicht zu, da sie keine Auskunft gibt über eine Fixierung des Hochdrucks. Das gleiche trifft für die seitengetrennte Reninbestimmung im Venenblut zu, die als komplementäre Untersuchung zur Angiographie zu werten ist.

Ordnet man die Krankheiten der Arteria renalis nach Häufigkeitsmerkmalen, so ergibt sich folgende Einteilung:

Arteriosklerose
Fibromuskuläre Dysplasie
Aneurysmen
Arteriovenöse Fisteln
Embolien und traumatische Gefäßschäden
Seltene Erkrankungen

4.2. Arteriosklerose

Die Arteriosklerose stellt mit 63% den Hauptanteil der Erkrankungen der großen Nierengefäße dar; bei über 45jährigen ist sie noch häufiger. Ihre Kennzeichen im Angiogramm sind folgende:

1. Konturunregelmäßigkeiten der Gefäße, meist zackig oder plaqueartig.
2. Exzentrische Lumeneinengungen.
3. Befall der A. renalis im proximalen Drittel, evtl. ausgehend von Aortenveränderungen.
4. Begleitveränderungen der Aorta abdominalis und ihrer Äste.
5. Verkalkungen.

4.3. Fibromuskuläre Dysplasie (FMD)

Diese Krankheit betrifft überwiegend Patienten unter 45 Jahren, dabei Frauen und Männer im Verhältnis 4:1. In 34% ist die rechte Nierenarterie befallen, in 6% die linke, in 60% beide Gefäße.

Ätiologisch werden bei der FMD seit ihrer Erstbeschreibung 1938 durch LEADBETTER und BURKLAND unterschiedliche Faktoren diskutiert: Konstitutionelle, immunologische, hormonale und mechanische (Nephroptose). Eine tierexperimentelle Erzeugung gelang bisher nicht.

Pathologisch-anatomisch sind drei Gruppen unterscheidbar nach der überwiegenden Beteiligung einer der drei Gefäßschichten (Schema 4.2). Dabei ist die Mediahyperplasie, die fibromuskuläre Dysplasie im eigentlichen Sinne, die bei weitem häufigste Form.

Während Intimafibrose und periarterielle Fibrose konzentrische, glatte Stenosen im mittleren Drittel der Nierenarterie verursachen (Abb. 7.5), hat die FMD distinkte angiographische Zeichen:

1. Perlschnurartige Aufweitungen des Arterienlumens, wobei der „Perlendurchmesser" größer ist als das zu erwartende Arterienlumen.
2. Zwischen den aneurysmatisch degenerierten Abschnitten Bänder mit erhöhter Transparenz (vermehrt Kollagen).

Beide Zeichen führen zu dem pathognomonischen Bild der „Perlschnur", „aufgereihten Autoreifen" oder „Serviettenringe" (Abb. 4.11–4.13).

3. Befall der Nierenarterie im mittleren und distalen Drittel, seltener der größeren Äste oder von akzessorischen Gefäßen.
4. Selten poststenotische Dilatation und Kollateralgefäße.

Die hämodynamische Wirksamkeit bei fibromuskulären Veränderungen der Nierenarterie ergibt sich dadurch, daß mehrere hintereinander geschaltete Stenosen über Millimeterweite sich in der Art eines Stauchungseffektes summieren, so daß über die Gesamtstrecke der Druckgradient größer sein kann als bei einer einzelnen Millimeterstenose. Die Kriterien der Millimeterstenose und der Kollateralen treffen daher bei der FMD nicht zu, um einen renovaskulären Hochdruck anzunehmen. Dieser ist jedoch in der überwiegenden Mehrzahl der Patienten vorhanden; die Prognose der operativen Korrektur ist zudem deutlich besser als bei anderen Stenoseformen, so daß die Indikation zur Angiographie als auch zum operativen Vorgehen hier weiter gefaßt werden kann als bei Stenosen anderer Ätiologie.

vorwiegender Befall	Typ
Intima	Intimafibrose
Media	Fibromuskuläre Dysplasie
Adventitia und Umgebung	Periarterielle Fibrose

Schema 4.2. Klassifikation der drei Typen fibröser und fibromuskulärer Stenosen der Nierenarterie (nach HUNT, HARRISON, KINCAID, BERNATZ und DAVIS, 1962)

4.4. Nierenarterienaneurysmen

Abgesehen von der Unterscheidung in echte und falsche Aneurysmen — abhängig vom Vorhandensein oder Fehlen von Wandbestandteilen des Gefäßes — klassifiziert man die Aneurysmen in sackförmige, spindelförmige (fusiforme), dissezierende Formen der Hauptarterien und in intraparenchymal gelegene mit unterschiedlicher Ätiologie.

Sackförmige Aneurysmen sind unter den seltenen Aneurysmen die häufigsten. Meist auf arteriosklerotischer Basis entstehend, sind sie im höheren Lebensalter anzutreffen. Sie befinden sich an der Teilungsstelle der Arteria renalis in den dorsalen und ventralen Ast, analog zu den abdominellen Aortenaneurysmen, die fast ausschließlich im Bifurkationsbereich entstehen und dadurch nur selten den Nierenarterienabgang einbeziehen. Die Hälfte weist Verkalkungen der schalenförmigen thrombotischen Auflagerungen innerhalb des Lumens auf. Angiographisch können die Aneurysmen entsprechend ihrer Lumenweite dargestellt werden; bei Thrombosierung ist gelegentlich nur noch ein kleiner „Stiel" zu erkennen. Das Kontrastmittel persistiert im Aneurysma entsprechend einer fehlenden vis a tergo meist über die arterielle Phase hinaus.

Klinische Bedeutung haben die Aneurysmen durch ihre Komplikationsmöglichkeiten: Ruptur, a.-v.-Fistelbildung bei Venenarrosion, appositionelle Thrombose mit Niereninfarkt, renovaskulärer Hochdruck durch Kompression oder Thrombose des Arterienlumens.

Spindelförmige (fusiforme) Aneurysmen stellen die poststenotische Aufweitung hinter einer fokalen Stenose dar, meist bei FMD jüngerer Patienten (Preßstrahl- oder Düsenaneurysma). Hier bestehen Komplikationen und damit klinische Bedeutung in Durchblutungsstörung der Niere, Thrombo-Embolien und Hochdruckentwicklung (Abb. 4.13, 4.25 und 4.26).

Dissezierende Aneurysmen verursachen im Gegensatz zu den oben genannten schon zum Zeitpunkt ihrer Entstehung klinische Symptome: Der Riß in der Intima mit Bildung einer via falsa zwischen den Gefäßschichten wird als plötzlicher Schmerz angegeben. Komplikationen wie Nierenarterienverschluß und Thrombose mit Infarktfolge können hinzukommen. Gelegentlich erstreckt sich eine Aortendissekation auf die proximale Nierenarterie. Bei falscher Katheterlage können Dissekationen eine selektive Nierenangiographie komplizieren (Abb. 4.17).

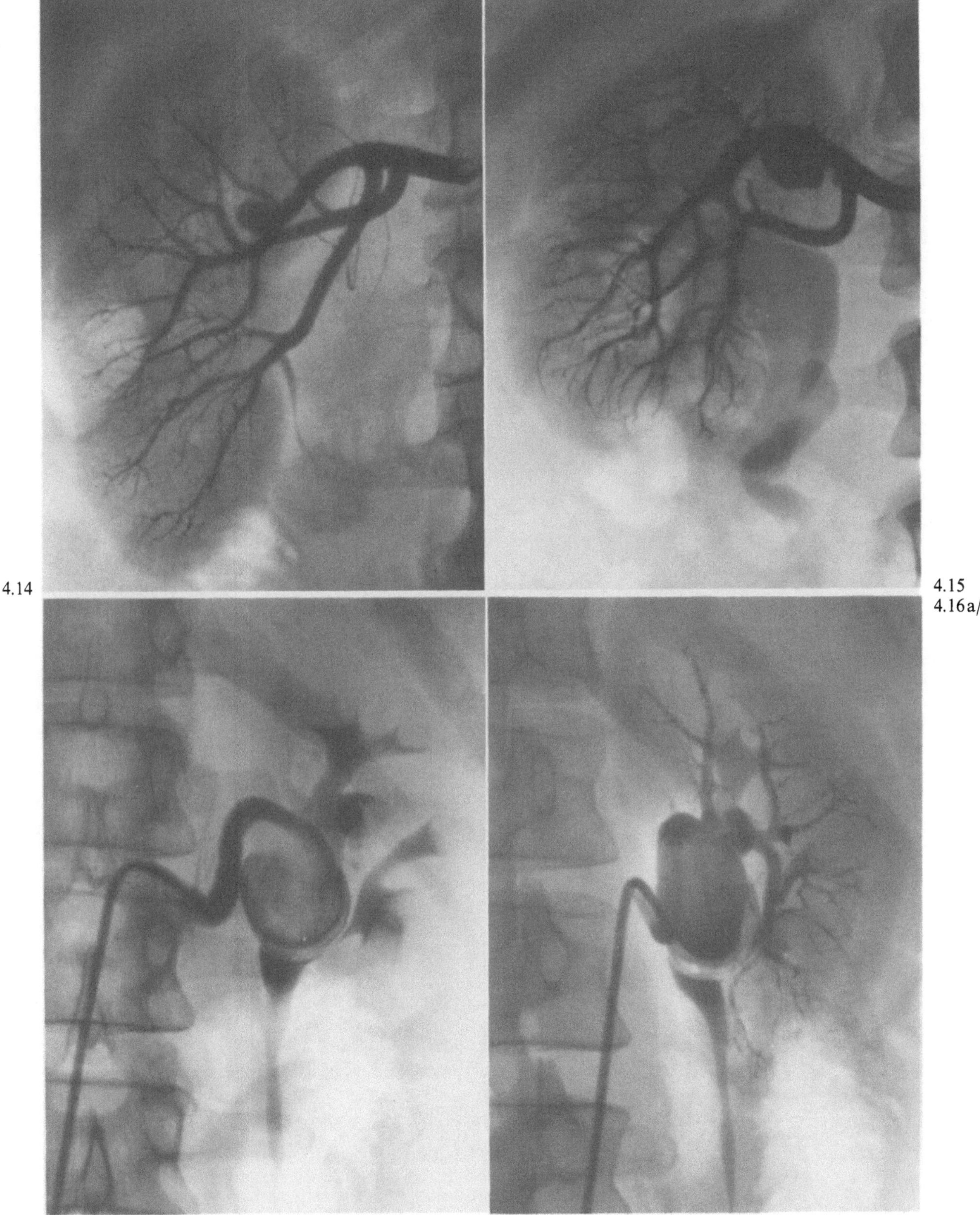

4.14

4.15
4.16a/b

Abb. 4.14. Kleines Aneurysma einer Segmentarterie

Abb. 4.15. Größeres Aneurysma des ventralen Astes der A. renalis

Abb. 4.16a u. b. Großes verkalktes Aneurysma mit schalenartigen Thromben der Wand. (a) Früharterielles Bild.
(b) Spätarterielles Bild, I. schräger Durchmesser (Dr. J. Hoevels: Zentrales Roentgeninstitut, Universität Lund,
Schweden)

4.17a/b
4.18a/b

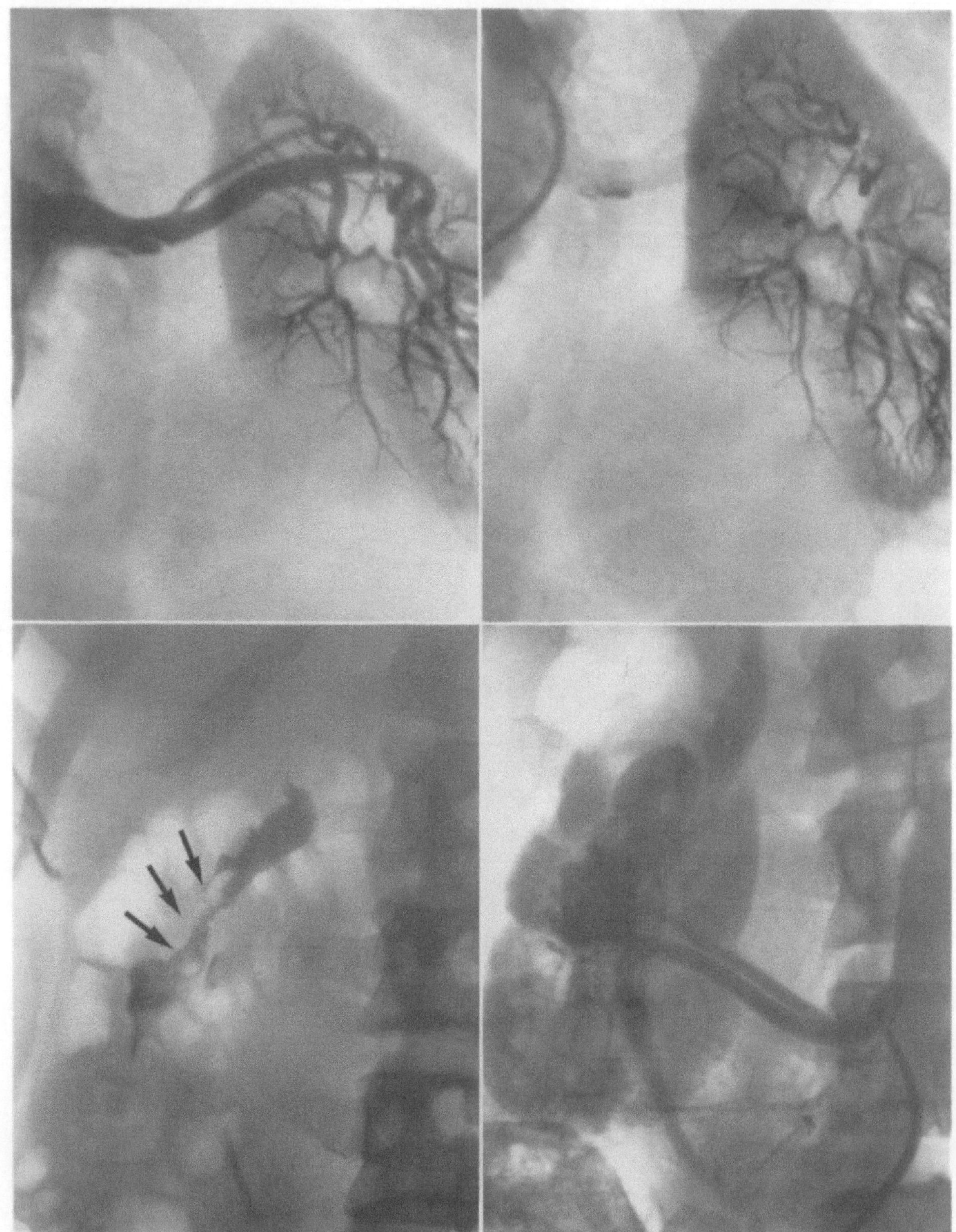

Abb. 4.17a u. b. Dissekation unter der Nierenarteriographie. (a) Unterminierte Wand als Aufhellung im Kontrastmittel erkennbar. (b) Stagnation des Kontrastmittels zwischen den abgehobenen Wandschichten. Katheter in A. mes. sup. umgeschlagen! Nebenbefund: Zyste am kaudalen Pol

Abb. 4.18a u. b. Arteriovenöses Angiom (Angioma racemosum seu cirsoideum). (a) Urogramm. Pflastersteinartige Vorwölbungen in das Hohlsystem (Pfeile). Niere lumbalektop gelegen und malrotiert. (b) Übersichtsaortographie. Frühe Vene (Pfeil) des rankenartigen Gefäßkonvolutes (aus Ochsenschläger und Böttger, 1973)

Beweisend ist ein Kontrastmittelextravasat über das Arterienlumen hinaus, in paralleler Anordnung zu ihm und durch die nichtkontrastierte Wandschicht von ihm getrennt.

Intrarenale Aneurysmen, d.h. solche der kleinen und kleinsten arteriellen Äste, können traumatische, iatrogene, entzündliche (Periarteriitis nodosa u.a., siehe dort) oder tumoröse Ursache haben (Angiomyolipome, hypernephroide Karzinome), oder als angeborene vaskuläre Mißbildungen auftreten.

4.5. Arteriovenöse Fisteln

Angeborene und erworbene Verbindungen zwischen arteriellem und venösem Schenkel werden unterschieden. Unter den mannigfachen Ursachen der erworbenen Formen seien angeführt:

→ Perforation eines arteriellen Aneurysmas in eine Vene (arteriovenöses Aneurysma).
→ Trauma und iatrogene Ursachen, hier am häufigsten nach perkutaner Nadelbiopsie (Abb. 4.19, 9.4 und 10.8) und postoperativ (Abb. 4.20).
→ Entzündliche Nierenerkrankungen.
→ Bösartige Nierentumoren (Abb. 8.26, 8.29, 8.32–8.33).

Angeborene Veränderungen lassen keine Entstehungsursache erkennen; sie werden entweder als Mißbildungen (arteriovenöse Malformation) oder als gutartige Neubildungen aufgefaßt (arteriovenöses Angiom, Angioma racemosum seu cirsoideum, Rankenangiom, Abb. 8.4).

Angiographisches Hauptmerkmal ist die „frühe Vene" wegen des raschen Kontrastmittelübertrittes in das Niederdrucksystem. Bei größeren Shuntbildungen erweitert sich die Vene druckbedingt aneurysmenartig; zusätzlich sind in den distal gelegenen Nierenabschnitten Zeichen der Ischämie bis zur Atrophie zu erkennen. Damit ist die Möglichkeit zur Entstehung eines renovaskulären Hochdrucks gegeben (vgl. auch Kapitel 8.1).

4.6. Nierenarterienembolie und Niereninfarkt

Thromboembolische Verschlüsse der A. renalis und ihrer Äste führen zur totalen oder teilweisen Unterbrechung der Zirkulation und damit zum Infarkt. Die Ursachen in der Reihenfolge ihrer Häufigkeit:

Mitralklappenfehler, Zustand nach Myokardinfarkt, Aortenaneurysma und venöse Thrombosen mit paradoxer Embolisation durch ein offenes Foramen ovale. Herzchirurgische Eingriffe, künstliche Herzklappen sowie — selten — die Katheterangiographie der Niere selbst können Anlaß zu thromboembolischen Komplikationen sein. Eine autochthone Thrombose der Aorta mit appositioneller Beteiligung der Nierenarterie ist eine Seltenheit (Abb. 4.5), ebenso eine Selbstamputation durch Tumorverschluß der A. renalis (Abb. 8.12).

Die Übersichtsaortographie bei embolischem Ereignis läßt zunächst die Frage beantworten, welche viszeralen Arterien betroffen sind, ob Beidseitigkeit bei Nierenbeteiligung vorliegt, und ob eine selektive Katheterisierung möglich ist. Diese weist den Thrombus als Kontrastmittelaussparung im Lumen aus, ohne Füllung der dahintergeschalteten Gefäße, und zeigt eine fleckige Parenchymanfärbung in der akuten Phase, später den keilförmigen Parenchymausfall des Niereninfarktes sowie die fehlende Venendarstellung im betroffenen Segment (Abb. 4.21–4.24). Zur Frage der Ausdehnung und der Wahl des therapeutischen Vorgehens ist die Arteriographie unerläßlich.

4.7. Seltene Erkrankungen der Arteria renalis

Hierher gehören folgende Veränderungen:

Angeboren: Im Rahmen einer Röteln-Embryopathie: Aorten- und Nierenarterienveränderungen (Koarktation und Stenose). Im Rahmen einer Phakomatose (Neurofi-

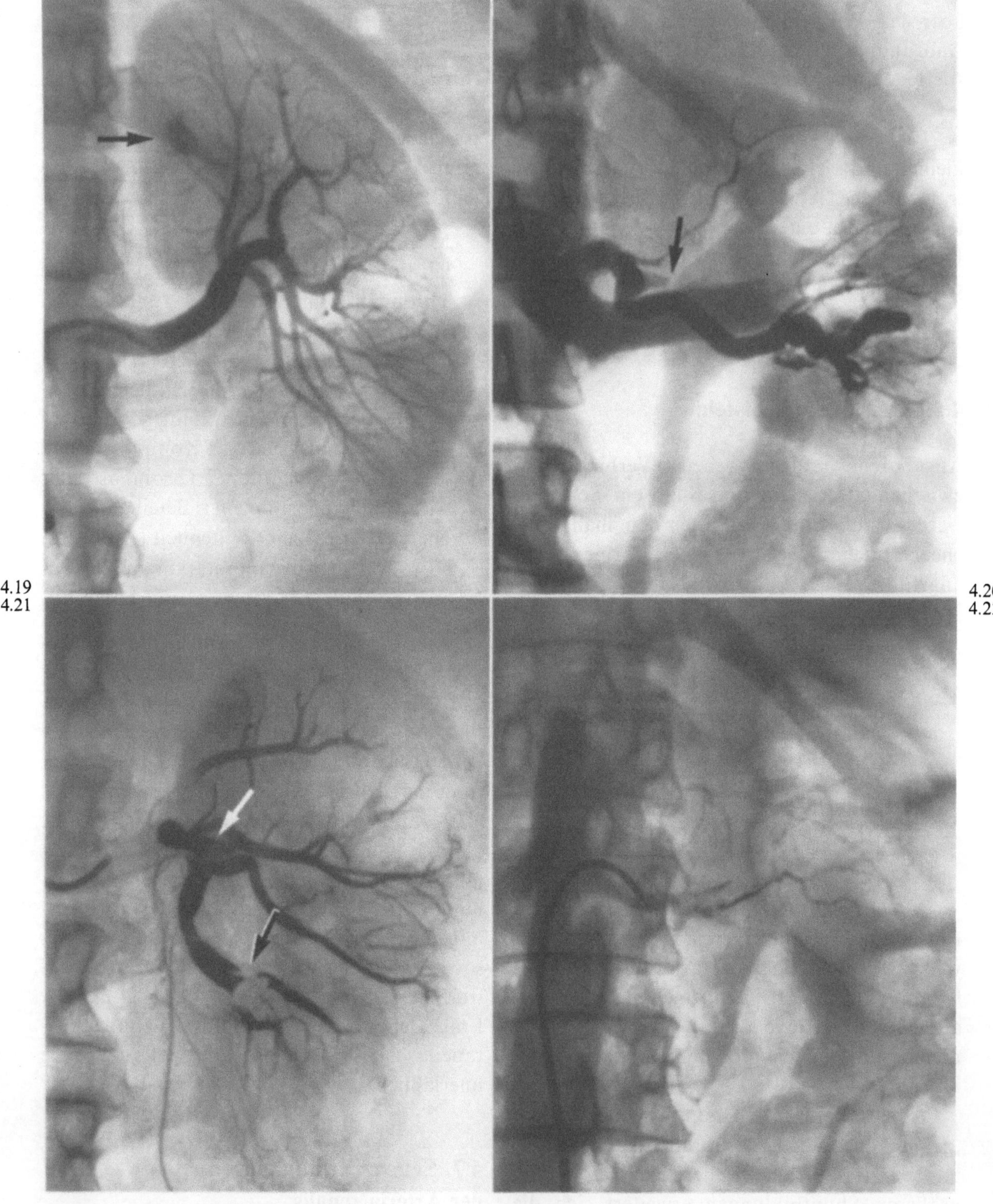

Abb. 4.19. Kleines arteriovenöses Aneurysma nach perkutaner Nierenbiopsie (Pfeil)

Abb. 4.20. A.-v.-Fistel größeren Ausmaßes nach Nephropexie und Pyelolithotomie. Arterieller Verschluß in Nierenbekkennähe, ebenfalls iatrogen bedingt (Pfeil)

Abb. 4.21. Akute Nierenarterien-Embolie bei flimmerndem Mitralvitium. Füllungsdefekte und Gefäßabbrüche (Pfeile) (Frau Dr. R. Sörensen, Klinikum Steglitz, Berlin)

Abb. 4.22. Akute Nierenarterien-Embolie mit Totalverschluß der Nierenarterie bei Mitralvitium (Frau Dr. R. Sörensen, Klinikum Steglitz, Berlin)

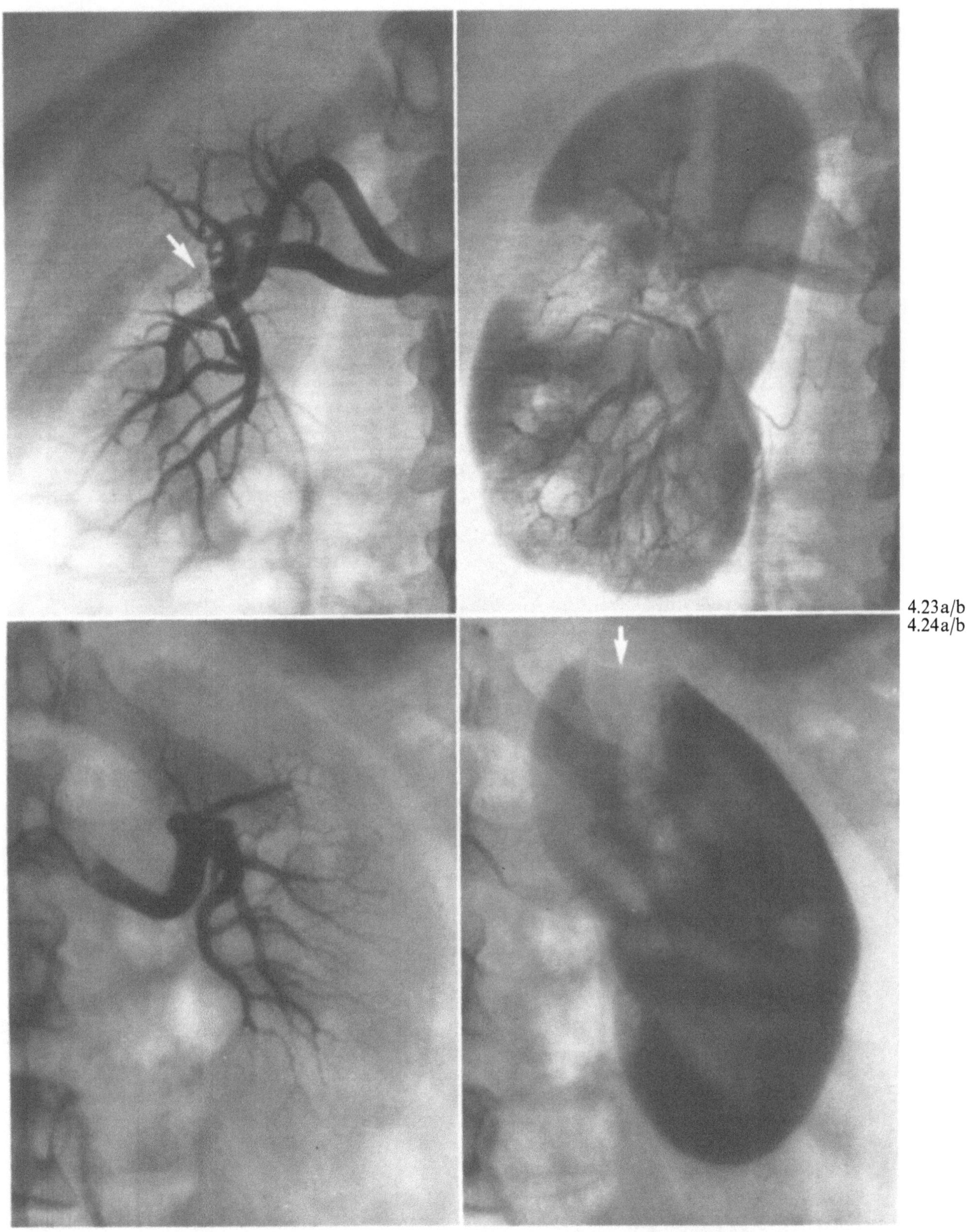

4.23 a/b
4.24 a/b

Abb. 4.23a u. b. Älterer Niereninfarkt nach Nierenarterien-Embolie. Verschluß einer Subsegmentarterie (Pfeil), gefäß-
loser Bezirk in der Parenchymphase

Abb. 4.24a u. b. Niereninfarkt im oberen Pol. Typischer keilförmiger Defekt in der Parenchymphase mit eingesunkener
Nierenkontur (Pfeil)

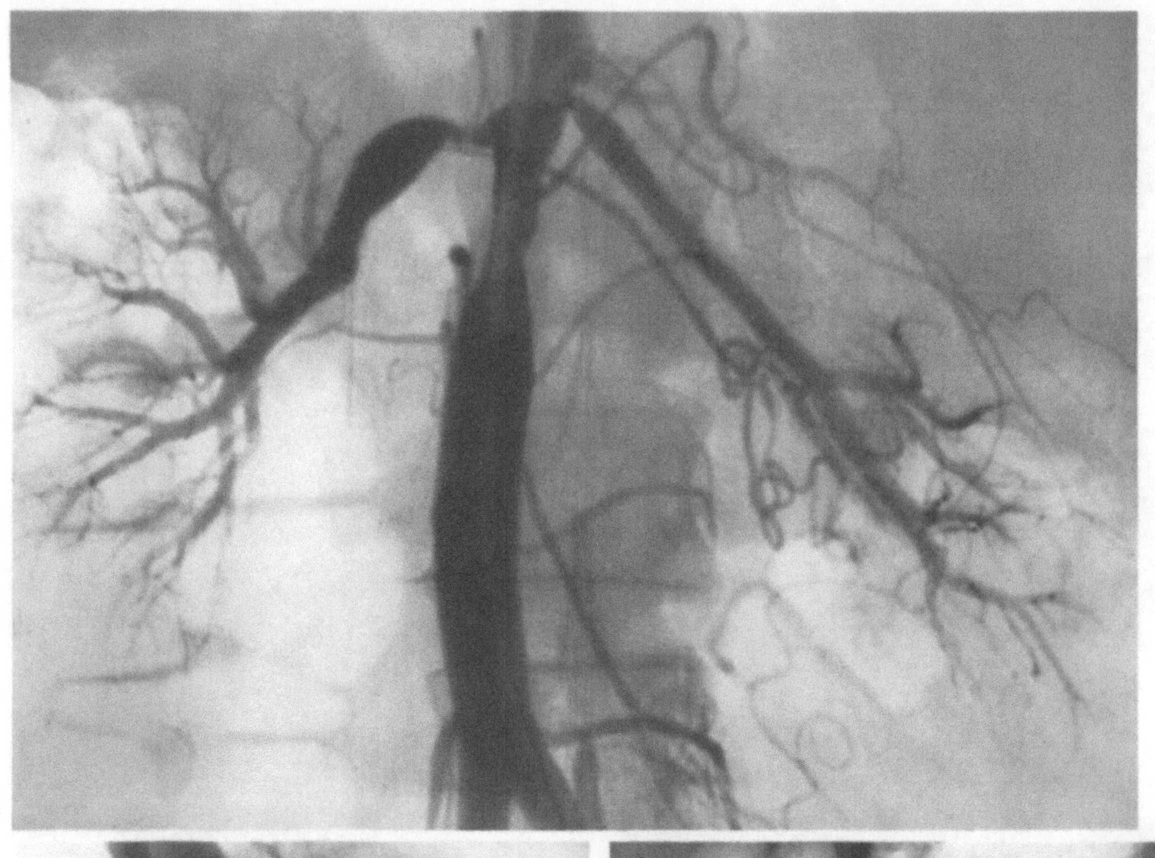

Abb. 4.25a u. b. Beiderseitige Nierenarterienstenose bei Neurofibromatose (M. Recklinghausen). (a) Übersichtsaortographie: Fusiformes Aneurysma rechts. Koarktation der Aorta. (b) Laterale Aortographie (Dr. J. Andersson, Almänna
Sjukhuset, Malmö, Schweden)

Abb. 4.26. Takayasu-Krankheit (PD Dr. H. Heidrich, Klinikum Charlottenburg, Berlin) bromatose): proximale Nierenarterienstenosen bei Kindern und Jugendlichen (Abb. 4.25).

Entzündlich: Syphilis (heute extrem selten),

Autoimmunerkrankung: Takayasu-Krankheit (konstriktive Aortitis, pulseless disease, Abb. 4.26).

Iatrogen: „Aortitis" nach Bestrahlung mit Nierenarterienbeteiligung.

In aller Regel sind Nierenarterienstenosen zusammen mit einer Koarktation der Aorta abdominalis Ausdruck einer Takayasu-Krankheit —, die Mehrzahl der atypischen Koarktationen der Aorta descendens sind keine angeborenen Fehler, sondern unerkannte Formen der Takayasu-Arteriitis (LANDE, 1976), die heute als Auto-Immunkrankheit aufgefaßt wird.

4.8. Postoperative Zustände

Der Angiographie kommt in der postoperativen Phase nach Eingriffen an den Nierenarterien (Bypass-Operationen, Arterienrevisionen, Autotransplantationen und dergleichen) die Rolle der Überwachung des Operationsergebnisses zu. Zusätzliche Besonderheiten angiographischer Kriterien zu den im vorangehenden Kapitel geschilderten ergeben sich nicht (Abb. 4.29 und 4.30).

4.9. Nierenvenenthrombose

Bei Kindern treten Thrombosen der Nierenvenen genuin und im Verlaufe von schweren Dehydrationen auf. Erwachsenenformen finden sich beim nephrotischen Syndrom, bei tumorösen Prozessen, Traumen und chronischen Nierenerkrankungen sowie bei Ausdehnung von Beckenvenenthrombosen. Nicht selten werden sie bei Karzinomen des Pankreas gefunden (COPE, 1969; Abb. 4.27).

Klinische Hinweise und Urogramm können den Nachweis eines thrombotischen Ver-

schlusses nicht erbringen. Die Diagnose wird angiographisch durch direkte und indirekte Zeichen möglich:

Indirekte Zeichen der Nierenvenenthrombose

Arteriogramm: Vergrößerung der Niere, Streckung der Parenchymgefäße (Ödem!), verlängerte Passagezeit, fehlende Venendarstellung und/oder Anfärbung von venösen Kollateralen.

Kavogramm: Fehlendes Einstromphänomen

Direkte Zeichen der Nierenvenenthrombose
(Abb. 4.28, 8.38–8.43)

Kavogramm: Scharf begrenzter Kontrastmitteldefekt bei Kavabeteiligung.

Selektive Venendarstellung: Direkte Thrombusdarstellung. Ausdehnung und Lage exakt angebbar.

Postthrombotisch kann in seltenen Fällen eine Varicosis der Nierenvenen beobachtet werden. Der venöse Umgehungskreislauf kann, ähnlich wie der arterielle, am Ureter das Bild der vaskulären Impressionen (ureter notching) hervorrufen.

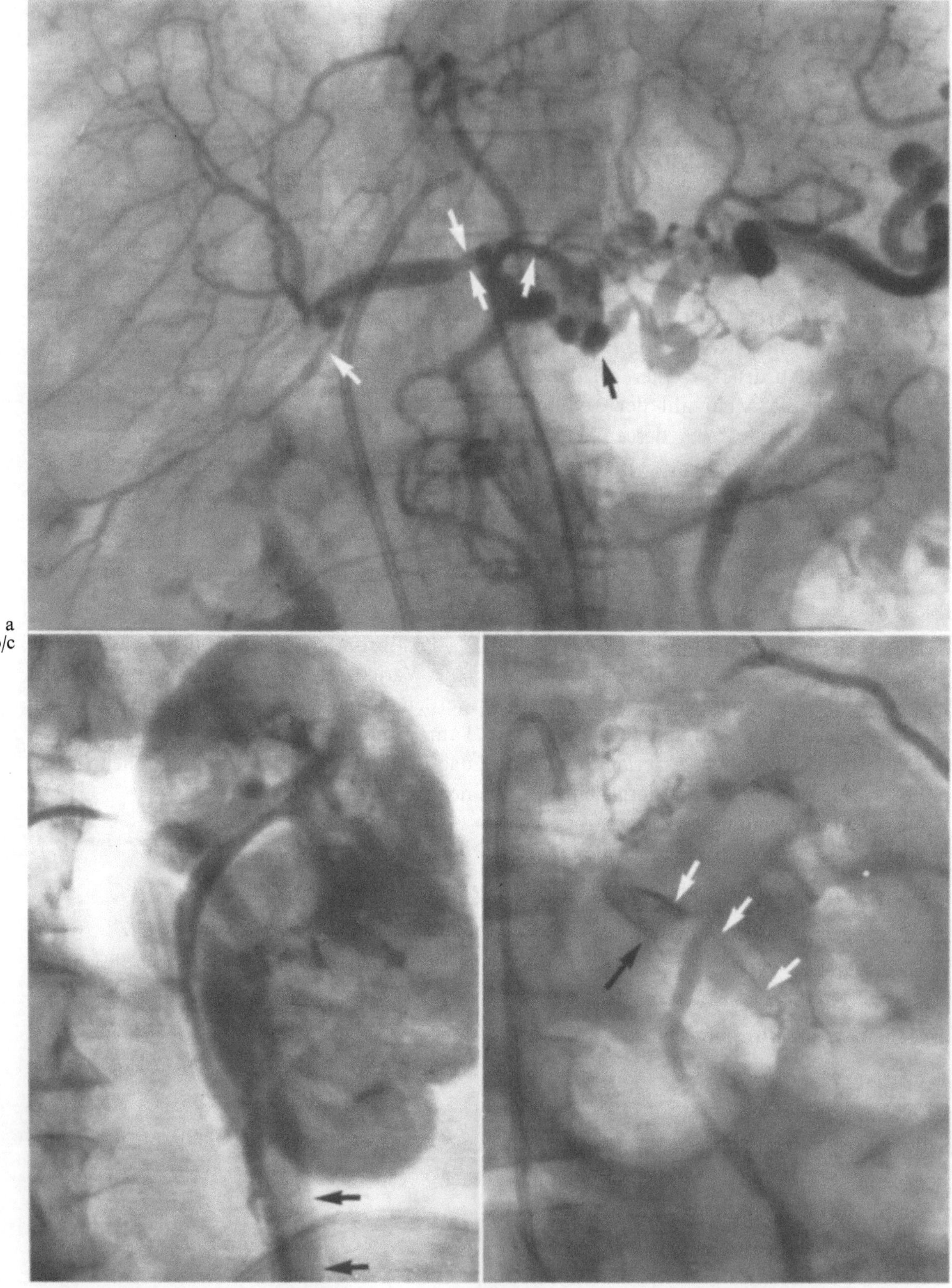

Abb. 4.27a–c. Pankreaskarzinom mit Nierenvenenverschluß (durch Sektion bestätigt). (a) Zöliakographie: Multiple Gefäßummauerungen (encasements) als Hinweis auf ausgedehntes Pankreaskarzinom (Pfeile). (b) Selektive Nierenarteriographie links, venöse Phase: Verschluß der V. renalis. Abfluß über V. ovarica (Pfeile). (c) Tumor-Thrombus in der V. renalis (Pfeile). Kapselkollateralen

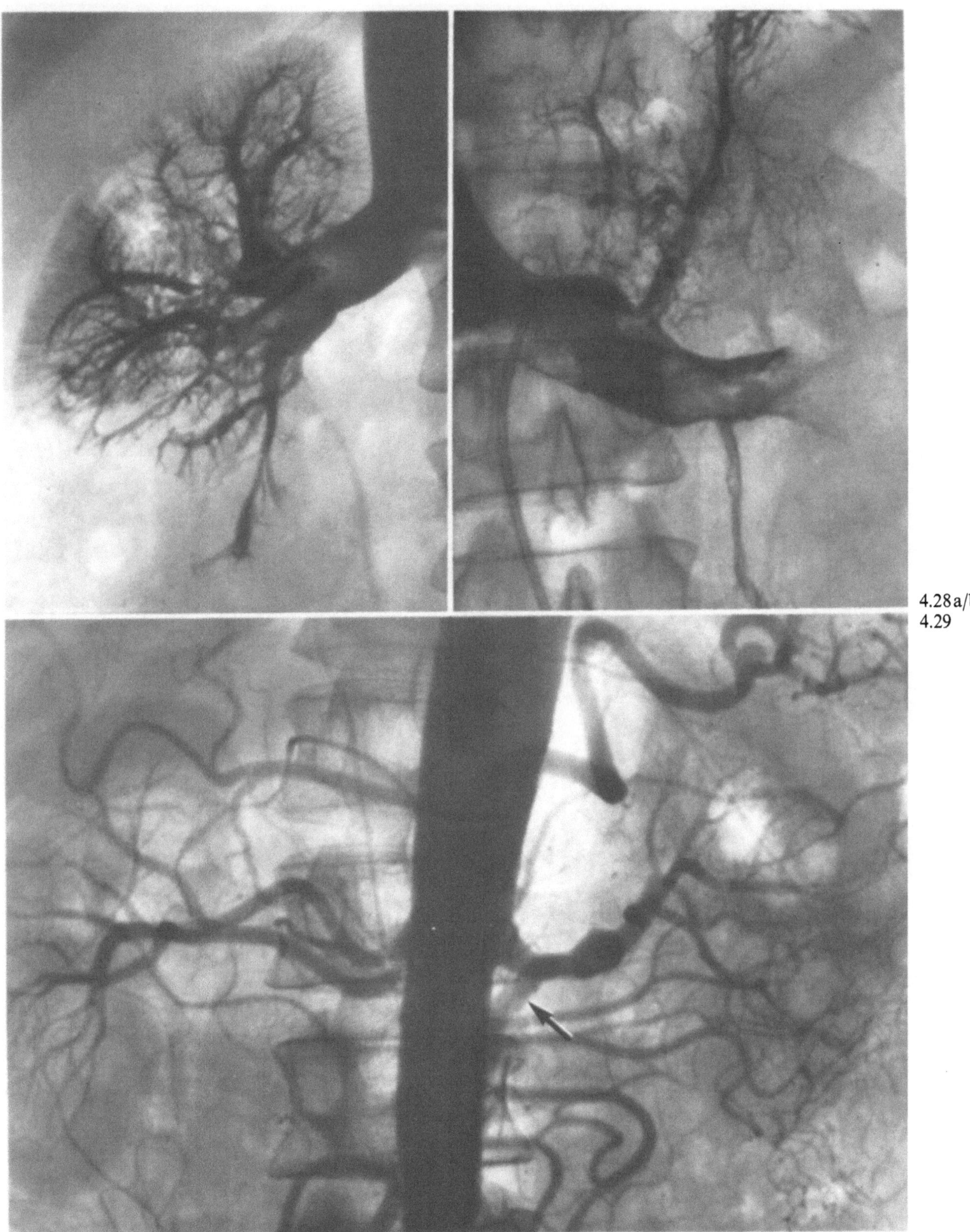

4.28a/b
4.29

Abb. 4.28a u. b. Nephrotisches Syndrom. Selektive retrograde Venendarstellung zeigt die kontrastmittelumflossenen Thromben in der V. renalis beiderseits. Links keine Füllung von Parenchymästen, große Niere (Dr. O.-H. WEGENER, Klinikum Steglitz, Berlin)

Abb. 4.29. Zustand nach Operation einer Nierenarterienstenose links mit autologem Venentransplantat (Pfeil). Gut funktionierende Anastomose. Stenose ebenfalls revidiert (Frau Dr. R. SÖRENSEN, Klinikum Steglitz, Berlin)

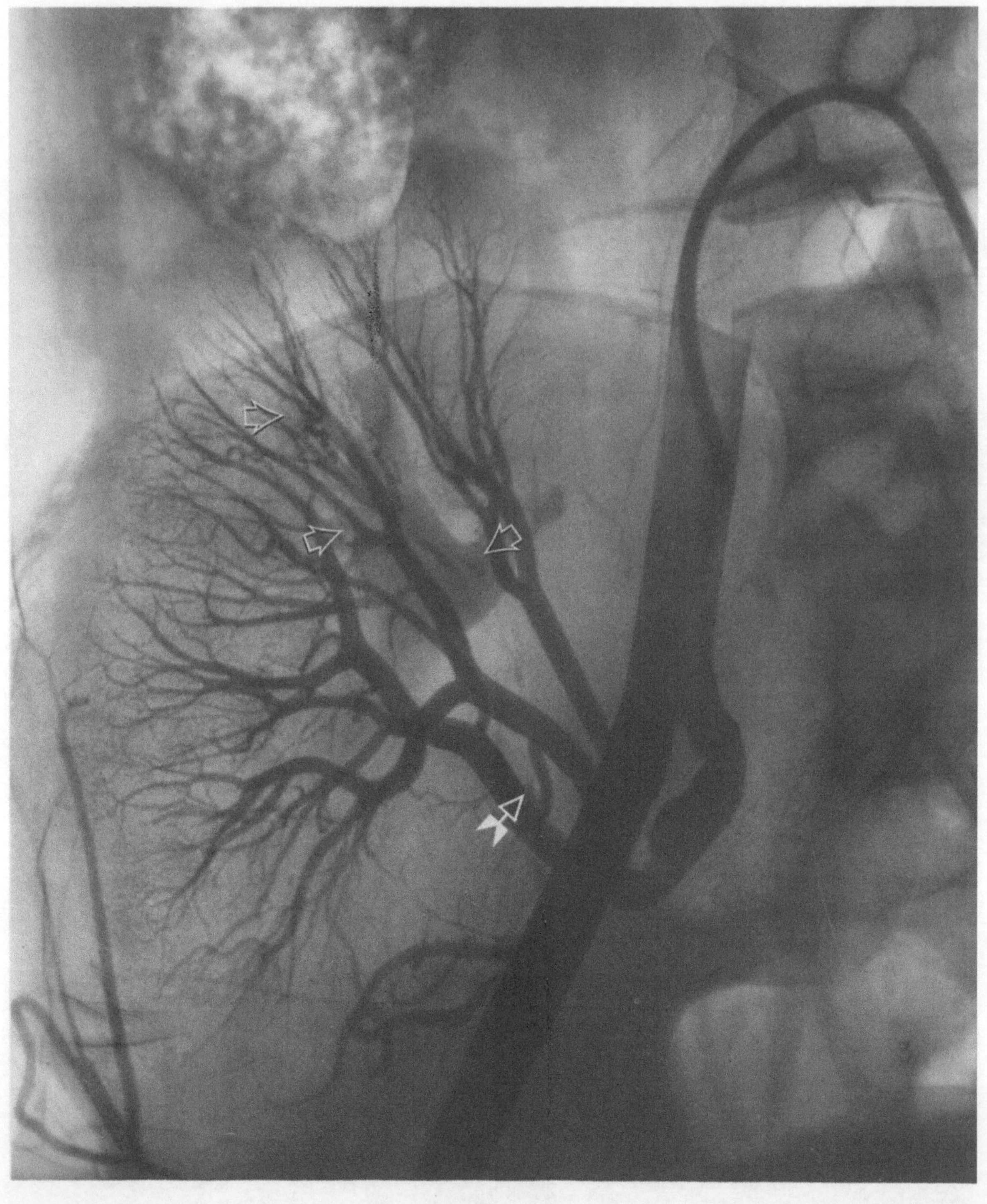

Abb. 4.30. 16jähriger Mann. Zustand nach Operation einer Segmentarterien-Stenose (Venenpatch) und Autotransplantation der Niere in die rechte Fossa iliaca in umgekehrter Lage. Gefäßdarstellung zeigt Verschluß der Segmentarterie (langer Pfeil) sowie multiple intrarenale Kollateralen (kurze Pfeile). Vergrößerung (Dr. J. Andersson, Almänna Sjukhuset, Malmö, Schweden)

5. Parenchymerkrankungen der Niere

P. MEIISEL

Die angiographische Untersuchung von entzündlichen Parenchymerkrankungen hat keinen so fest umrissenen Stellenwert wie diejenige bei Raumforderungen der Niere.

Sie wird notwendig, wenn Untersuchungen mit nicht-invasiven Techniken nicht ausreichend sind, oder wenn die Differentialdiagnose zu tumorösen Prozessen offengeblieben ist.

Bei der Entscheidung zwischen operativem und konservativem Vorgehen kann sie wertvolle Hilfe sein, da sie exakter als andere diagnostische Verfahren das Ausmaß einer Erkrankung erfassen kann.

Veränderungen des Gefäßbildes der Niere bei entzündlichen Erkrankungen müssen bekannt sein, um diese Entscheidungshilfe geben zu können.

5.1. Renale und pararenale Abszesse

Die Infektion der Niere mit pathogenen Keimen erfolgt auf septisch-embolischem Wege in die kleinen Gefäße der gut durchbluteten Rinde mit Ausbildung einer Vielzahl kleiner Abszesse, die konfluieren können und dann als Karbunkel bezeichnet werden. Kammerungen können auf die multilokuläre Entstehung hinweisen. Ein bilaterales Auftreten wird nicht gefunden; ein Übergreifen von einer Seite zur anderen kommt nicht vor.

Fast immer erfolgt die Besiedlung *hämatogen* (Hautinfektionen, Zahngranulome), seltener *aszendierend* (chronische Pyelonephritis, Stein-Pyonephrose) und nur gelegentlich durch Ausdehnung einer Entzündung der Umgebung.

Angiographisch kann die Diagnose mit hoher Wahrscheinlichkeit gestellt werden; unter Einbeziehung der klinischen Daten ist die Abgrenzung zum hypernephroiden Karzinom meist möglich.

Akut einschmelzende Nierenerkrankungen und ihre angiographischen Zeichen

1. Als wichtiges Zeichen ist anzusehen, daß die Gefäße *keine Verlagerung* um die entzündliche Expansivität zeigen, sondern durch das Infektionsgebiet unter mäßiger *Spreizung und Rarefikation* hindurchziehen (entzündliches Ödem!).
2. Die *Volumenzunahme* führt zu einer glatt berandeten lokalen Vergrößerung der Niere, ebenfalls dem entzündlichen Ödem entsprechend.
3. In der Parenchymphase zeigt sich eine geringe *Kontrastminderung* gegenüber dem gesunden Gewebe. Dieses Phänomen wird unterschiedlich ausgeprägt sein je nach Ausdehnung des Prozesses. Mikroabszesse können z.B. lokal begrenzt sein oder auch die ganze Niere erfassen.
4. Bei größeren Einschmelzungen ist die innere Berandung unregelmäßig.

In der Parenchymphase ist der *Randsaum intensiver angefärbt,* wobei im akuten Stadium ein Kompressionseffekt, im chronischen Stadium eine entzündliche Hyperämie als Erklärung hierfür angesehen werden kann.
5. *Die Mark-Rindengrenze ist häufig aufgehoben* bei allgemeiner Permeabilitäts- und Diffusionszunahme.
6. Regional *verlangsamte arterielle Phase* wegen Verzögerung der Durchblutung im Entzündungsgebiet.
7. Ein Fasziendurchbruch kann auch in der

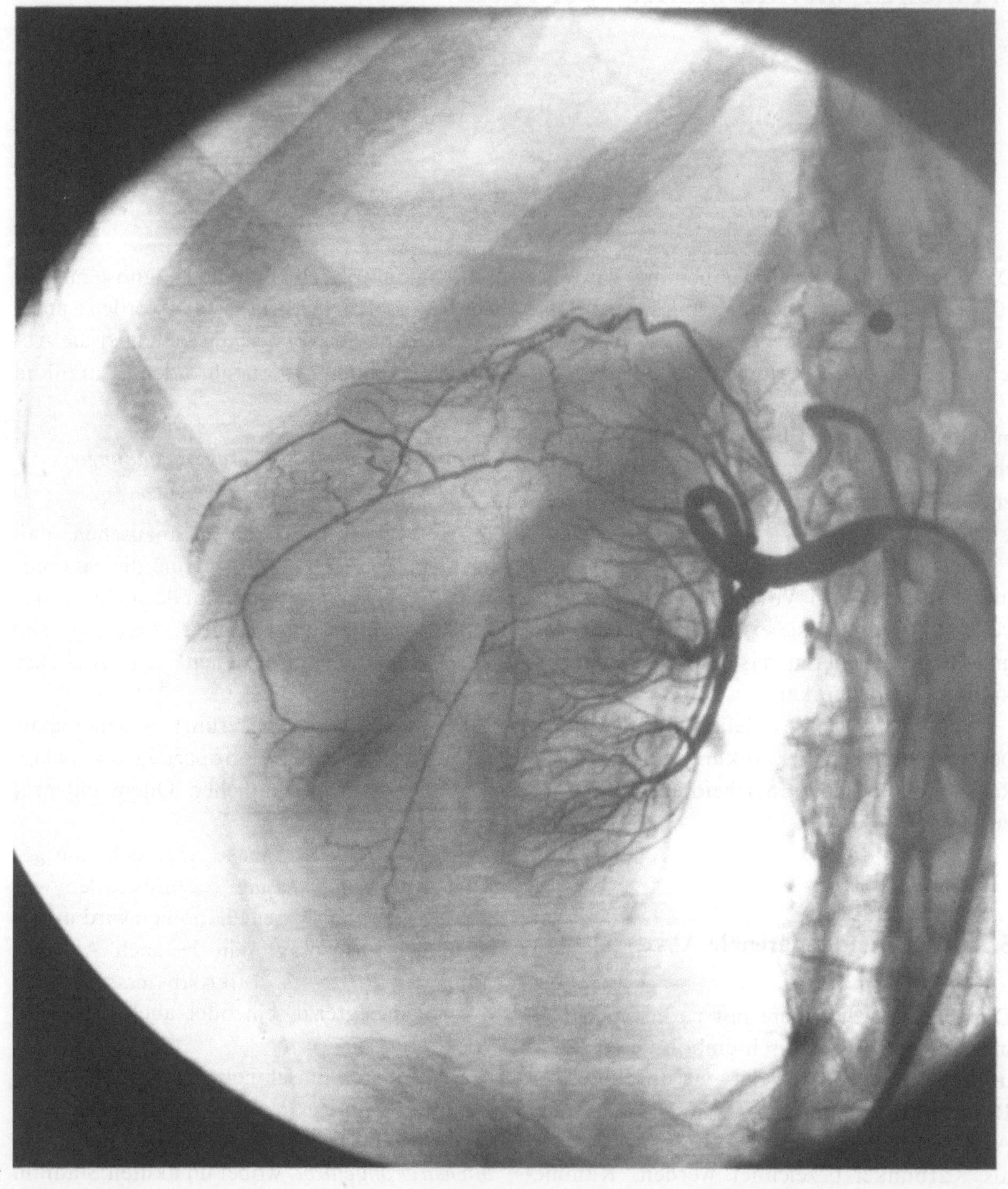

Abb. 5.1a u. b. Akuter pararenaler Abszeß. (a) Spreizung und spärliche Gefäßverästelung. Vaskularisation aus der extrarenalen Nierenarkade. (b) Homogenes Nephrogramm

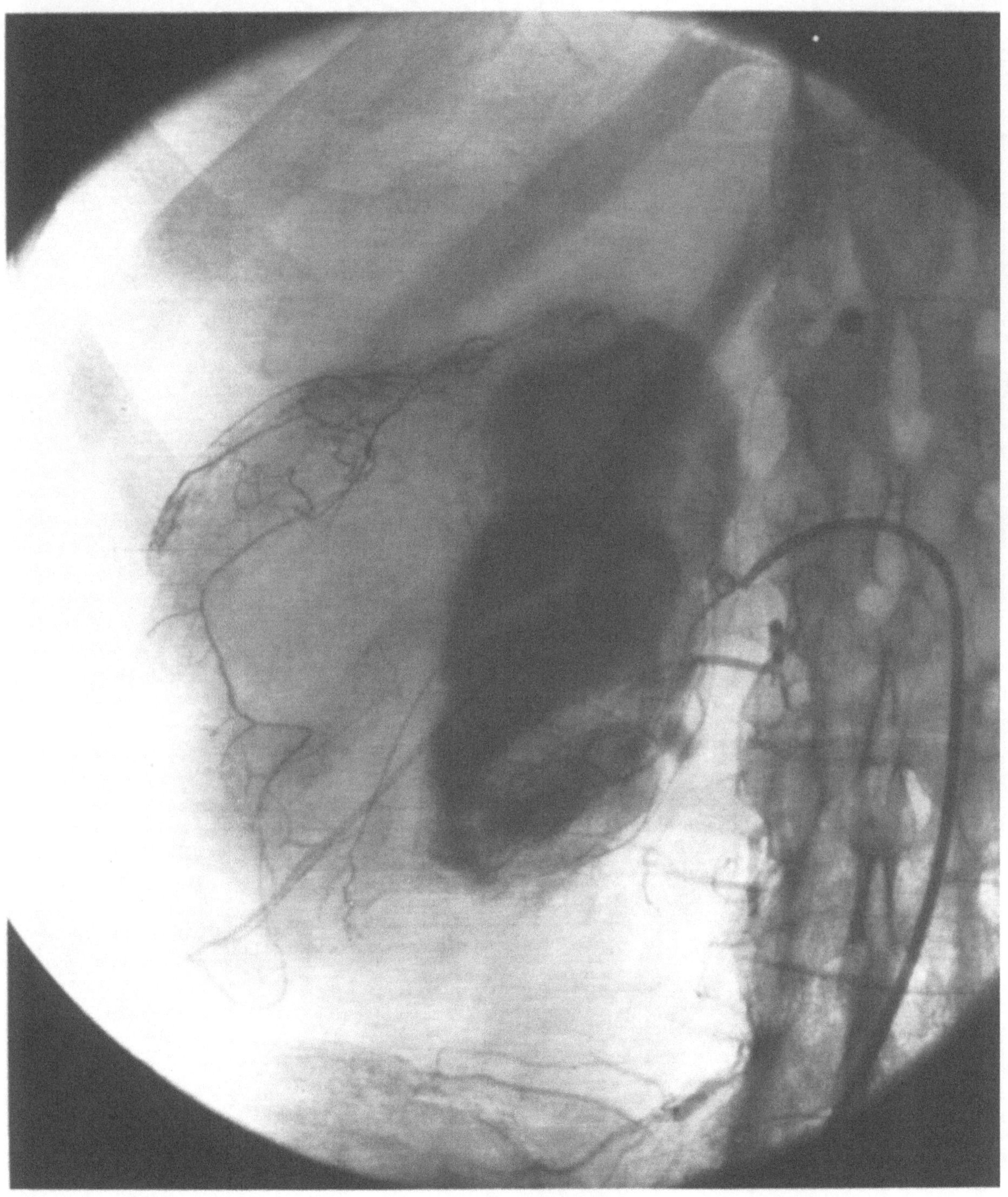

b

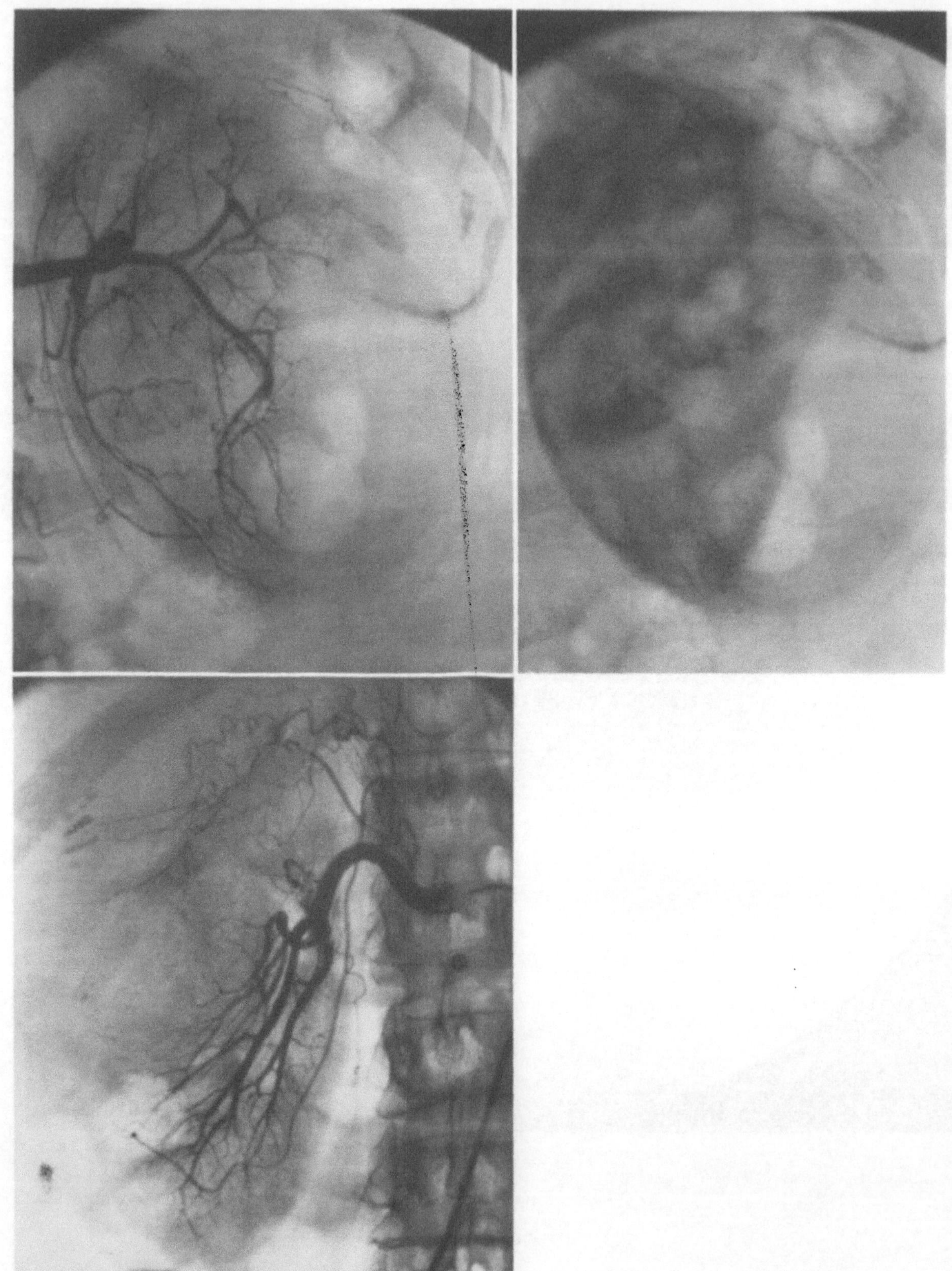

Abb. 5.2a u. b. Multiple Intrarenalabszesse mit pararenaler Ausdehnung. (a) Organvergrößerung. Gefäßspreizung und Rarefizierung. Keine Kontrastmittellakunen oder frühe Venenfüllungen. Ausgespannte obere Kapselarterie. (b) Inhomogenes Nephrogramm mit mehreren abszeßbedingten Aufhellungen

Abb. 5.3. Pararenaler Abszeß. Faustgroße Raumforderung im rechten oberen Nierenpol, Versorgung über die kranialen Anteile der extrarenalen Nierenarkade

Frühphase durch lymphogene Ausbreitung erfolgen.

Angiographischer Ausdruck ist die *Hypertrophie der Kapselarterien,* die durch vermehrte Schlängelung gekennzeichnet sind.

8. Bei Infiltration des perirenalen Fettes ist der *Aufhellungssaum* um die Nieren lokal oder generalisiert *verwaschen* (pararenaler und perirenaler Abszeß).

Mit Übergang in die subakute und chronische Phase kommt es zur Ausbreitung des Abszesses auf drei Wegen: Konfluieren der kortikalen Abszesse zum Karbunkel, Durchbruch in das Nierenbeckenkelchsystem, und Ausdehnung in den paranephritischen Raum.

Angiographische Zeichen bei chronischem Verlauf

1. Die Ausbildung einer unterschiedlich dikken Pseudokapsel aus Granulationsgewebe ist in der Parenchymphase durch einen *deutlichen Randsaum* gekennzeichnet.

2. Der Abszeß ist gegenüber der akuten Phase eindeutig *avaskulär,* der expansive Prozeß verlagert Gefäße an seinen Rand.

3. Auftreten von über den entzündlichen Randsaum hinausgehenden *irregulären Gefäßen,* die das Bild beherrschen können.

Entzündliche Prozesse führen nicht zu Gefäßneubildungen, sondern erreichen eine erhöhte Vaskularisation durch Umstrukturierung normaler Gefäße (GAMILL u.Mitarb., 1976).

Der Nachweis netzförmiger, entzündlich bedingter Gefäße ist unspezifisch und wird bei Tumoren und Entzündungen gefunden.

4. Kommt es zum Durchbruch in das Nierenbeckenkelchsystem, ist eine Drainage mit Bildung einer *Abszeßhöhle* erreicht.

Das angiographische Bild entspricht dem der *Pyonephrose.*

Eine vermehrte *retikuläre Gefäßzeichnung im Nierenbecken* deutet auf eine entzündliche Beteiligung hin und muß vom Nierenbeckenkarzinom abgegrenzt werden (s. Kapitel 8.2).

Bei Ausbreitung des Prozesses über die Organgrenzen hinweg entsprechen die Veränderungen in Punkt 7 des vorangehenden Abschnittes. Die *Prominenz der Kapselarterien* ist nicht beweisend für Abszesse und wird auch bei parasitärer Versorgung von Tumoren sowie bei Kapselhämatomen gefunden (Abb. 9.3).

Differentialdiagnose der abszedierenden Entzündung

Im akuten Stadium müssen die interstitielle Nephritis, spezifische Entzündungen, lokalisierte intrarenale Hämatome, Nierenvenenthrombosen sowie hypovaskuläre Neubildungen erwogen werden.

Chronische Karbunkel können nicht allein mit angiographischen Untersuchungen von hypovaskularisierten oder nekrotischen hypernephroiden Karzinomen getrennt werden, zumal bei beiden Erkrankungen ein betonter Randsaum auftreten kann. Dieser ist ein differentialdiagnostisches Merkmal gegenüber einer Zyste, wobei operativ und auch histologisch gelegentlich von einer „infizierten Zyste" gesprochen wird (Abb. 5.1–5.6).

5.2. Pyelonephritis xanthogranulomatosa (XP)

Die Pyelonephritis xanthogranulomatosa ist eine seltene aggressive chronische Infektionskrankheit der Niere, die durch die Trias: Nierenvergrößerung, Harnstauung mit Konkrementen und urographisch eingeschränkter bis aufgehobener Funktion charakterisiert ist (Synonyma: Pyelonephritis xanthomatosa, lipophages Granulom, Schaumzellgranulom, tumefactive pyelonephritis).

Für die Entzündung sind multiple Abszesse typisch, die in der Regel nur eine Niere befallen. Sie imponieren makroskopisch nur als gelbe Knoten. Ihre Färbung wird durch die charakteristischen Xanthomzellen verursacht, welche Histiozyten mit gespeicherten Fetttropfen entsprechen.

Bei letzlich ungeklärter Ätiologie wird das Zusammentreffen folgender Faktoren für die Entstehung der Pyelonephritis xanthogranulomatosa als Voraussetzung angesehen:

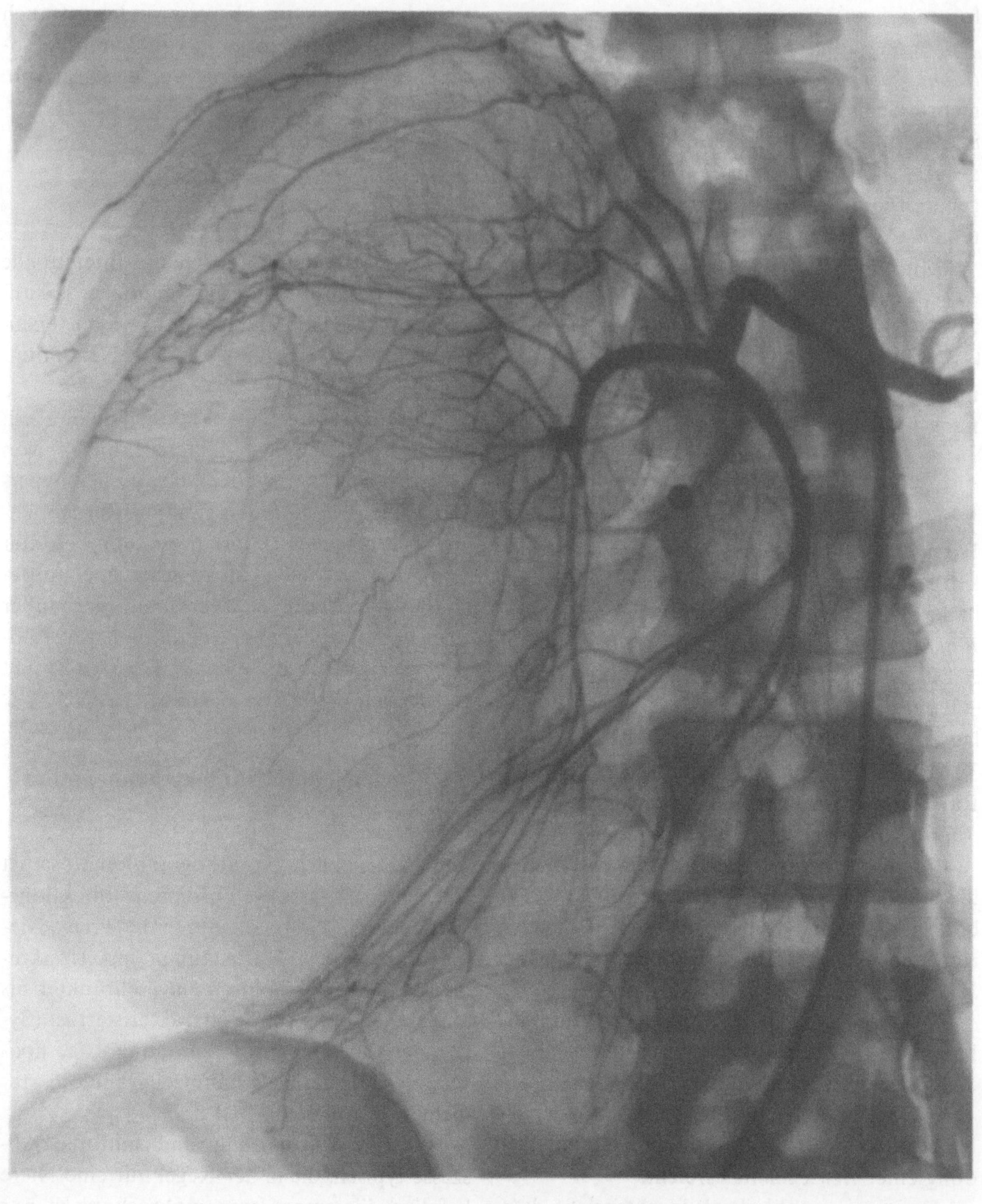

a

Abb. 5.4a u. b. Multiple riesige chronische Nierenabszesse. (a) Großbogige Gefäßverlagerungen um die avaskulären Abszesse. Intaktes Nierengewebe ist nicht erkennbar. (b) Zustand nach Abszeßresektion. Ausbildung vereinzelter Regeneratknoten

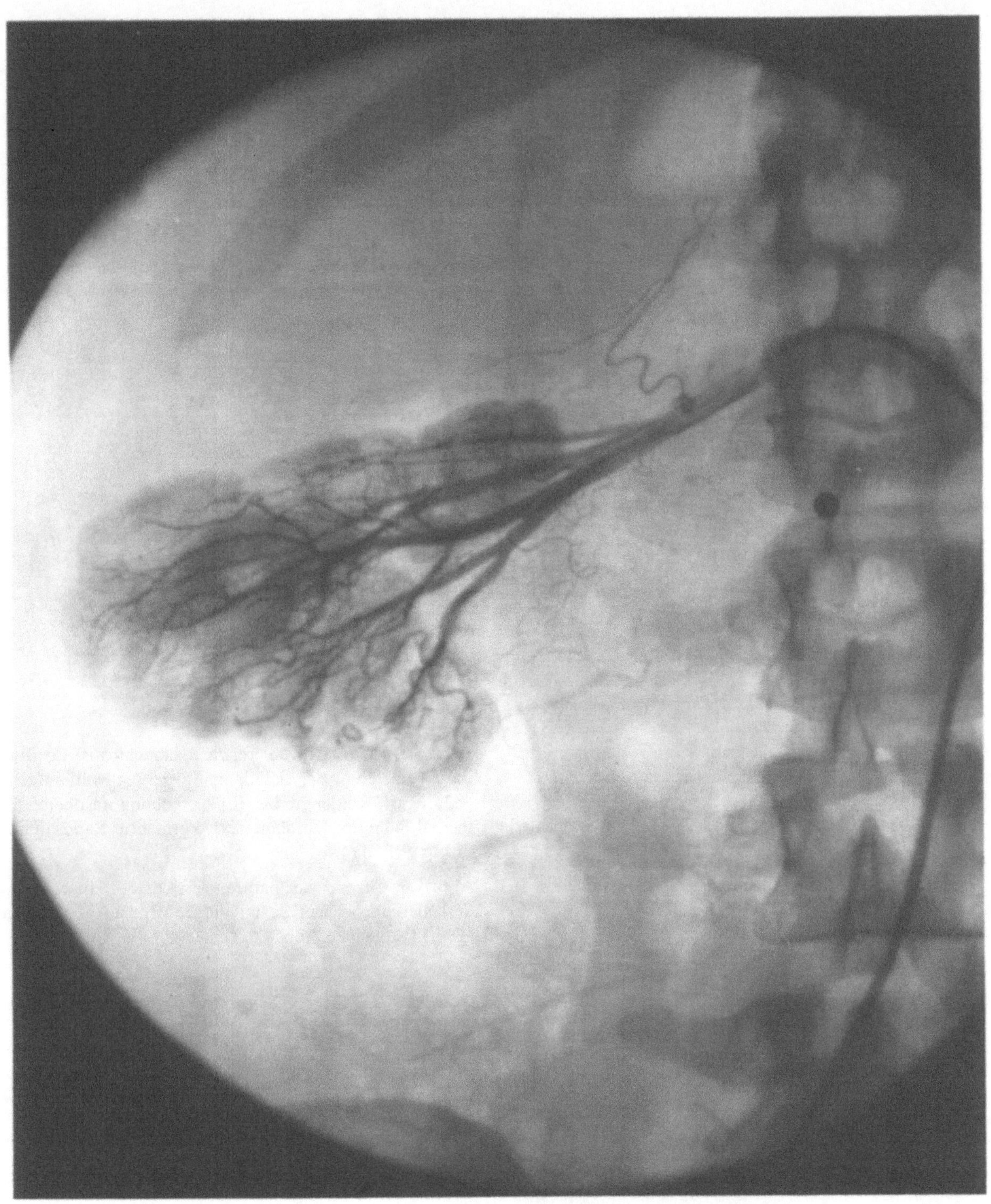

b

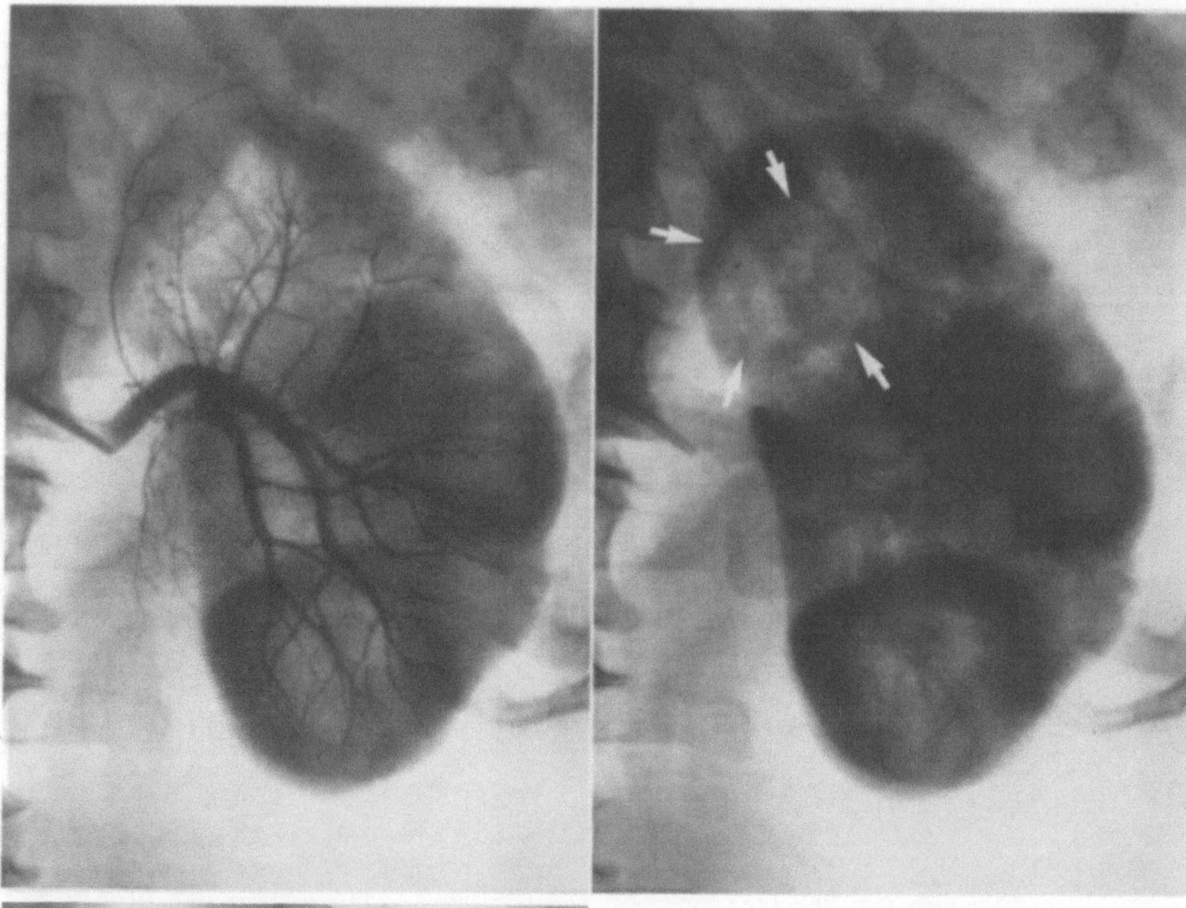

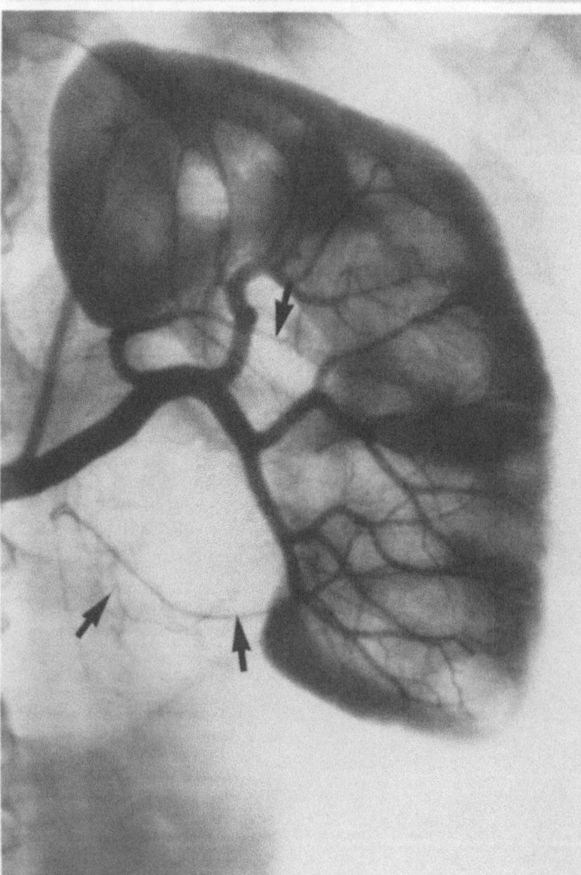

5.5a/b
5.6

Abb. 5.5a u. b. Abszedierende Pyelonephritis. (a) Spärliche Verästelung der Gefäße im Spitzensegment, aufgehobene Mark-Rindengrenze. (b) Aufhellung im oberen Pol medial (4 cm im Durchmesser). Vermehrte Randsaumanfärbung (Pfeile)

Abb. 5.6. Chronischer pararenaler Abszeß. Hypertrophie der Nierenbeckengefäße mit bogenförmiger Verlagerung (Pfeil) (vergleiche Abb. 8.62)

Abb. 5.7a u. b. Chronisch eitrige, abszedierende xanthöse ▷ Entzündung der Niere und des perirenalen Fett- und Bindegewebes im kranialen Drittel bei Kelchstein (Pfeil). Urinkultur: Proteus mirabilis. (a) Arterielle Gefäßrarefizierung. Schlängelungen und gestreckter Verlauf der Interlobararterien. Die Gefäße ziehen durch den Abszeß hindurch. (b) Kontrastminderung im oberen Pol. Keine Rindenmarkierung, verwaschene Nierenkontur. Hypertrophierte Kapselgefäße (Pfeil)

Abb. 5.8a u. b. Xanthogranulomatöse Pyelonephritis mit Perinephritis und Pyonephrose. Urographisch stumm. (a) Streckung, bogenförmiger Verlauf und Rarefizierung des Gefäßbaumes mit kurzwelligen Schlängelungen und Kaliberunregelmäßigkeiten (Pfeile). (b) Verwaschene Nierenkonturen, ungleichmäßige Kontrastmittelperfusion, Nierenbeckenhyperämie (Pfeile)

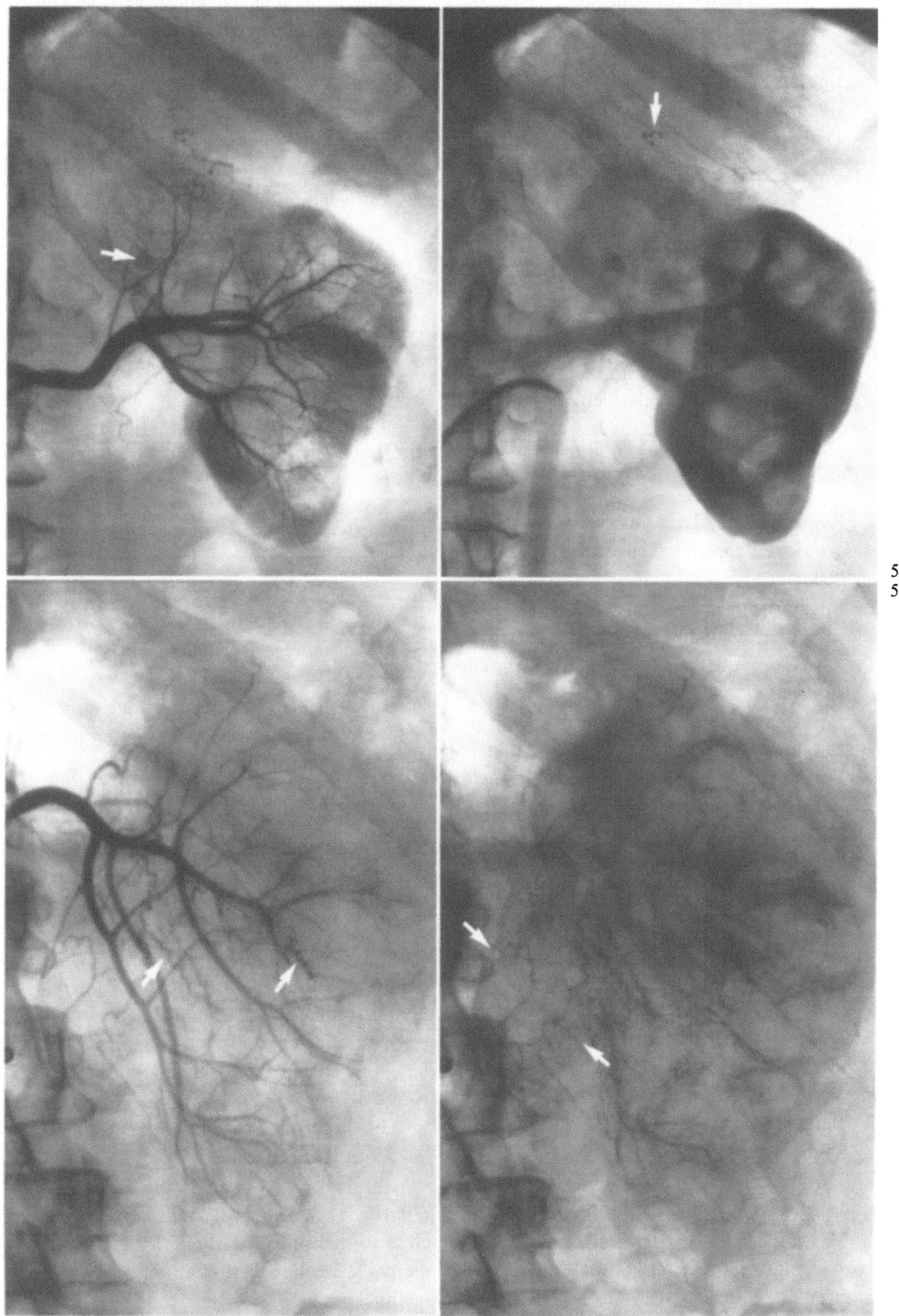

5.7 a/b
5.8 a/b

Chronisch eitrige Entzündung,
Harnstauung mit Konkrementen (bis zu 70%),
Infektion mit Bakterien geringer Virulenz (B. proteus, B. coli),
Diabetes mellitus?

Die Angiographie wird folgende unterschiedlich ausgeprägte Komponenten der XP aufzuzeigen haben:

→ Chronische Abszeßbildung,
→ Zeichen der Harnstauung,
→ Nachweis des Funktionsausfalles und, bei extrarenaler Ausdehnung, Zeichen der perirenalen und periureteralen Entzündung.

Das *arterielle Bild* der Pyelonephritis xanthogranulomatosa:

1. Reduktion des Durchmessers der Nierenarterie entsprechend dem Funktionsverlust.
2. Bogenförmiger Verlauf der Aa. interlobares um avaskuläre Bezirke, die entweder Abszessen oder dilatierten Kelchen entsprechen.
   Rarefikation des Gefäßbaumes.
3. Entzündungsbedingte Hypervaskularisation, von Tumorgefäßen nicht unterscheidbar (jedoch: Keine Kontrastmittel-Seen oder „frühe Vene").
4. Hypertrophierte Kapsel- und Periureteralgefäße bei Ausdehnung über die Organgrenze.

Die Zeichen der Pyelonephritis xanthogranulomatosa in der *Parenchymphase*:

5. Unregelmäßig berandete Aufhellungsbezirke, die den Abszessen entsprechen.
6. Vermehrte Kontrastmittelanreicherung im Bereich der perifokalen Entzündung (DD: Tumor-blush).
7. Unscharfer Parenchymsaum bei weitgehendem Parenchymverlust.
   Verwaschene Mark-Rindengrenze.
8. Aufgehobene Nierenkontur bei Durchbruch des Prozesses durch die Nierenkapsel.

Eine eindeutige Diagnose wird sich allein nach angiographischen Kriterien häufig nicht stellen lassen. Am bedeutsamsten ist die Abgrenzung von Neoplasmen. Das Fehlen von Tumor-blush, Kontrastseen und früher Venenfüllung sprechen für einen entzündlichen Prozeß, ebenso die Gefäßkontraktion nach Vasokonstriktorengabe (Abb. 5.7–5.9).

5.3. Pseudotumoren der Niere

Dieser von KING u. Mitarb. (1968), sowie von FELSON und MOSKOWITZ (1969) geprägte Begriff charakterisiert benigne Veränderungen der Niere, die zum Bild der Raumforderung am Kelchsystem und der Nierenkontur führen können.

Sie stellen entwicklungsgeschichtlich bedingte Varianten oder Regenerationsvorgänge bei erworbenen Prozessen dar.

5.3.1. Angeborene Pseudotumoren

Zugrunde liegen Störungen in der Organogenese, die zu anatomischen Varianten im Sinne einer fehlenden Differenzierung führen.
→ Die große *Bertinsche Säule* findet sich bei unvollständiger Nierenverdoppelung: An der Verschmelzungsstelle kommt es zu einer Einfaltung der Corticalis beider Nierenanlagen, wobei die vermehrte Rindenmasse zu Zeichen der Raumforderung am Pyelon führen kann (Synonyma: Benigner kortikaler Rest, prominente Columna renalis, kortikale Hyperplasie, Hypertrophie der Columna renalis).
→ Ist am gleichen Prozeß ein ganzer Lappen beteiligt, so wird die resultierende Formvariante als *lobärer Dysmorphismus* bezeichnet.
Hier sind häufig medulläre Anteile im Pseudotumor enthalten.
→ Formvarianten, wie die *obere und untere Hiluslippe,* stellen lokale homogene Parenchymvermehrungen dar. Hierher gehören auch die persistierende fetale Lappung und die Kamelhöckerniere.
(Vgl. auch Kapitel 3).

Die Pseudotumoren zeigen eine synchrone Anfärbung mit den übrigen Rindenarealen. Dabei können sie von gleicher Dichte sein, aber auch wegen der größeren Dicke des Gewebes stärker angefärbt als die Normalstrukturen erscheinen.

Beim lobären Dysmorphismus können medulläre Anteile als Zonen relativer Aufhellungen imponieren. Die Pharmakoangiographie entscheidet in Einzelfällen die Abgrenzung gegenüber tumorösen Neubildungen.

Das arteriographische Bild des Pseudotumors ist eindeutig. Durch eine exakte Diagnose können unnötige Operationen, die sonst bei Tumorverdacht notwendig würden, vermieden werden (Abb. 5.10–5.13).

5.3.2. Erworbene Pseudotumoren

Untergang von Nierengewebe kann zu Kompensationsvorgängen führen, die als *Regeneratknoten* imponieren und urographisch eine Raumforderung hervorrufen können. Unterschiedliche Erkrankungen (Entzündung, Infarkt, Trauma und Operation) können das gleiche Ergebnis des Regeneratknotens bewirken.

Am deutlichsten wird dieser Mechanismus bei der chronischen Pyelonephritis, bei der die fokale Entzündung Inseln normalen Gewebes ausspart, die dann kompensatorisch hypertrophieren können.

Die Arteriographie ist zur Klärung der urographisch erkannten Raumforderungen angezeigt:

Um einen Pseudotumor kommt es zu Verlagerungen der Aa. interlobares, die ihrerseits rechtwinklig abgehende Versorgungsgefäße abgeben.

Die Arterien sind glatt berandet und zeigen keine Kaliberschwankungen.

Niemals finden sich pathologische Gefäße, Kontrastmittellakunen oder frühe Venen.

5.4. Chronische Pyelonephritis

Die chronische Pyelonephritis stellt die häufigste Nierenerkrankung dar. Die Infektion der Niere erfolgt gewöhnlich aszendierend von der Blase aus oder hämatogen. Einseitiger oder beidseitiger asymmetrischer Befall mit Narbenarealen und unregelmäßigen Schrumpfungen sowie Regeneratknoten charakterisieren das Bild dieser Krankheit.

Die pleomorphe interstitielle entzündliche Reaktion entwickelt sich herdförmig im Nierengewebe. Entzündlich bedingte Intimaverdickungen der Parenchymgefäße führen zu irregulären Lumenveränderungen, die bis zu Stenosen ausgeprägt sein können.

Die Diagnose der Pyelonephritis wird klinisch und urographisch gestellt; dies trifft besonders auf die akute Form zu.

Die Angiographie bei chronischer Pyelonephritis wird im Rahmen der Hochdruckdiagnostik durchgeführt, ferner zur Abschätzung des funktionstüchtigen Parenchyms und zur Erkennung von Einschmelzungen.

Zeichen der chronischen Pyelonephritis in der arteriellen Phase:

1. Kaliberreduktion der Nierenarterie durch Funktionsverlust des Parenchyms. Sie ist bei der seitendifferenten Ausbildung asymmetrisch.
2. Verlust des normalen Verlaufsmusters der Gefäße: Zusammendrängung durch die schrumpfenden Narben, Verlagerungen durch Regeneratknoten und Verlust der normalen Verjüngung bei Verödung der kleinsten Gefäße.
3. Schlängelungen, Lumenunregelmäßigkeiten und Stenosen der distalen Aa. interlobares und der Aa. arcuatae.
   Sie sind Ausdruck arteriitischer Prozesse und der Parenchymschrumpfung („Korkenzieherarterien").
4. Die Gefäße der extrarenalen Arkade sind betont.
   Sie können bei Schrumpfnieren einen Teil der Kollateralisierung übernehmen oder Ausdruck einer perinephritischen Reaktion sein.

a/b
c

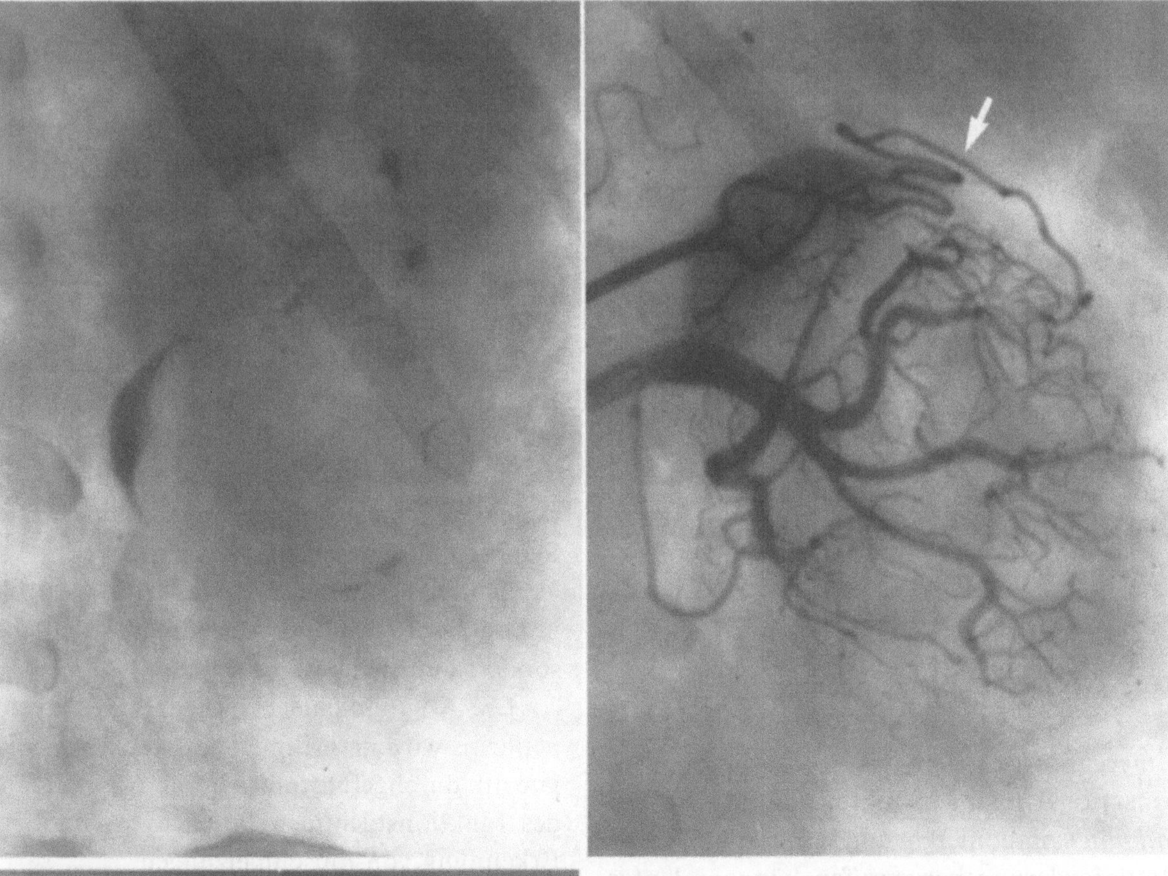

Abb. 5.9a–c. Lipophages Granulom. (a) Urogramm: Verlagerung des Nierenbeckenkelchsystems durch „zentrale
Raumforderung". (b) Regelloses arterielles Gefäßsystem.
Betonte A. perforans (Pfeil). (c) Inhomogenes Nephrogramm, Flußverlangsamung, geschlängelte „Entzün-
dungsgefäße"

Abb. 5.10. Große Bertinsche Säule (Pfeile)   ▷

Abb. 5.11a–c. Hypertrophierte Columna renalis. (a) Urogramm: Nierenbeckenimpression (Pfeile). (b) Verlagerung
der Interlobararterien (Pfeile). Rechtwinklig abgehende
Ernährungsgefäße. (c) Anfärbung in der Parenchymphase
(Pfeile)

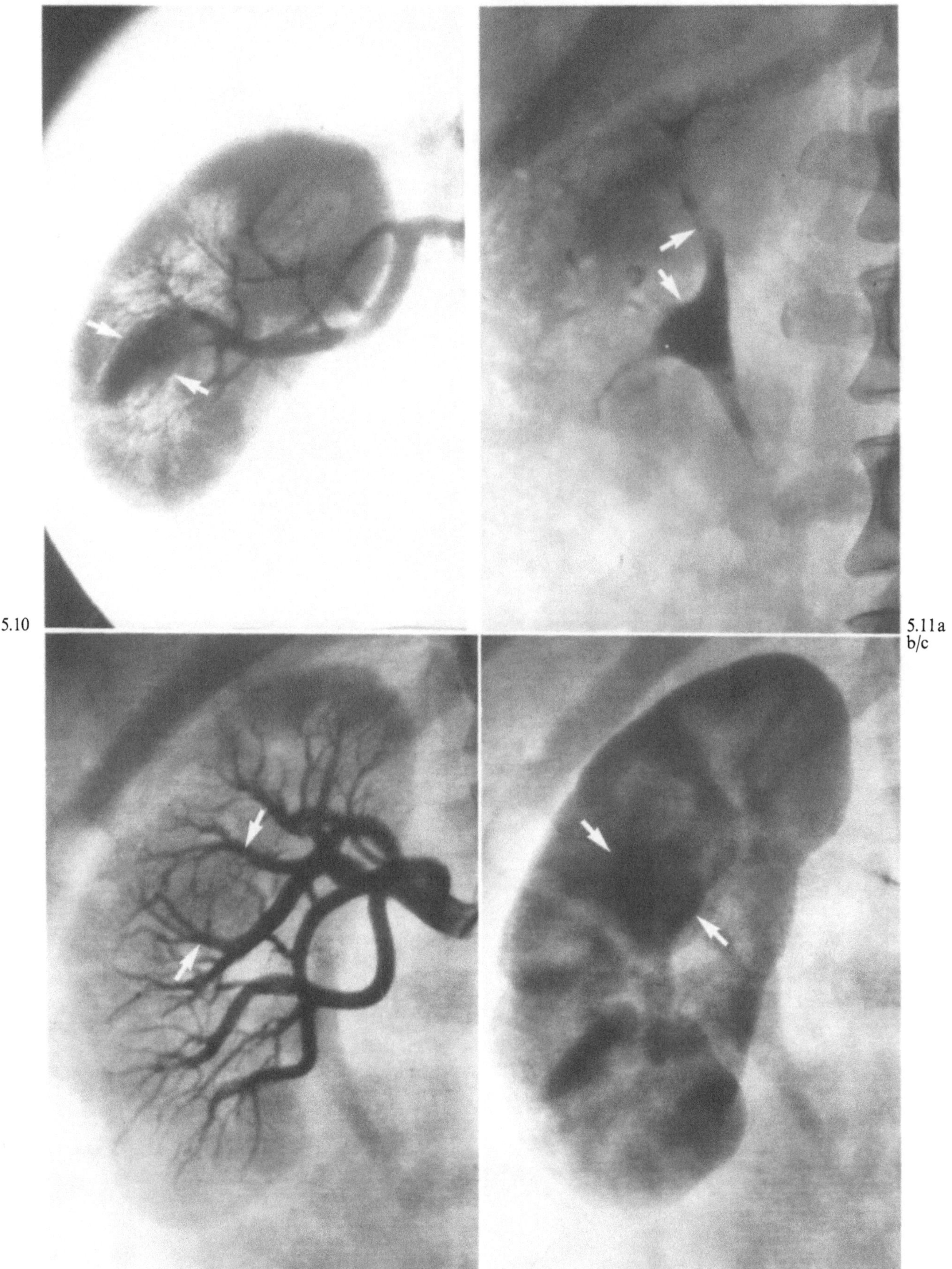

5.10

5.11a
b/c

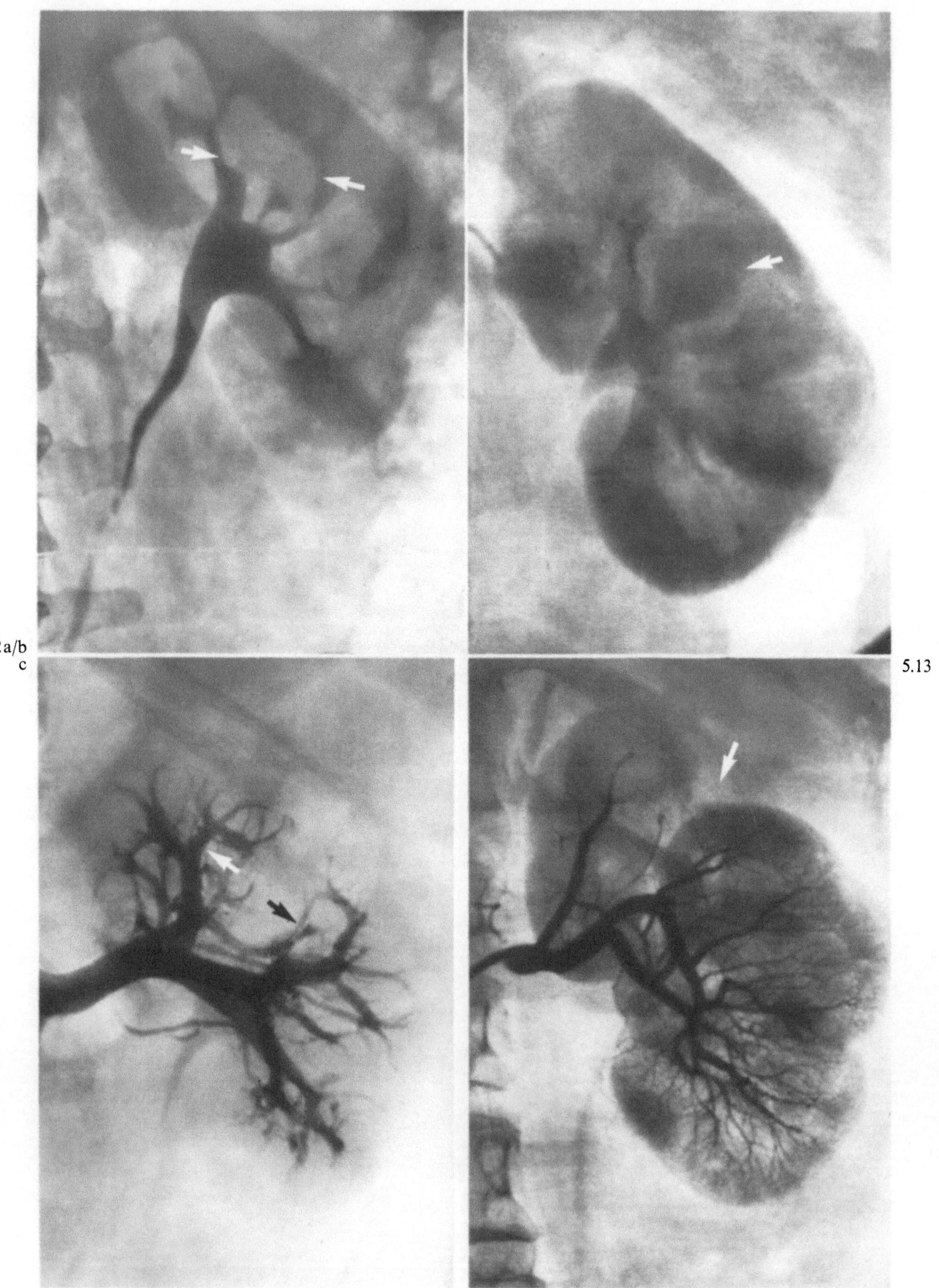

5.12 a/b
c

5.13

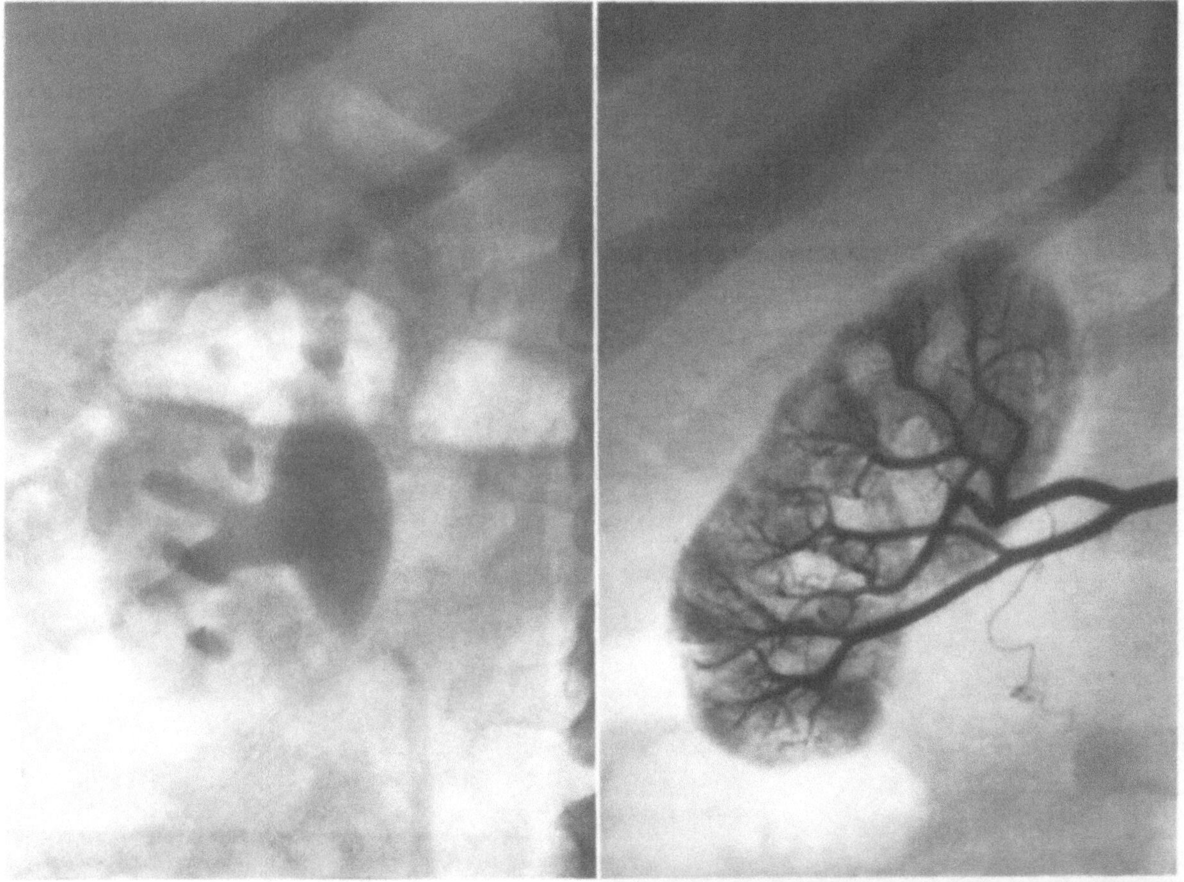

5.14 a/b
c

Abb. 5.14a–c. Chronische Pyelonephritis. (a) Urogramm.
(b) Enge Nierenarterie. Dilatierte Aa. interlobares und
Aa. arcuatae. Periphere Lumenunregelmäßigkeiten und
Schlängelungen. Verschmälerte Rinde. (c). Inhomogenes
Nephrogramm. Multiple Regeneratknoten (Pfeile)

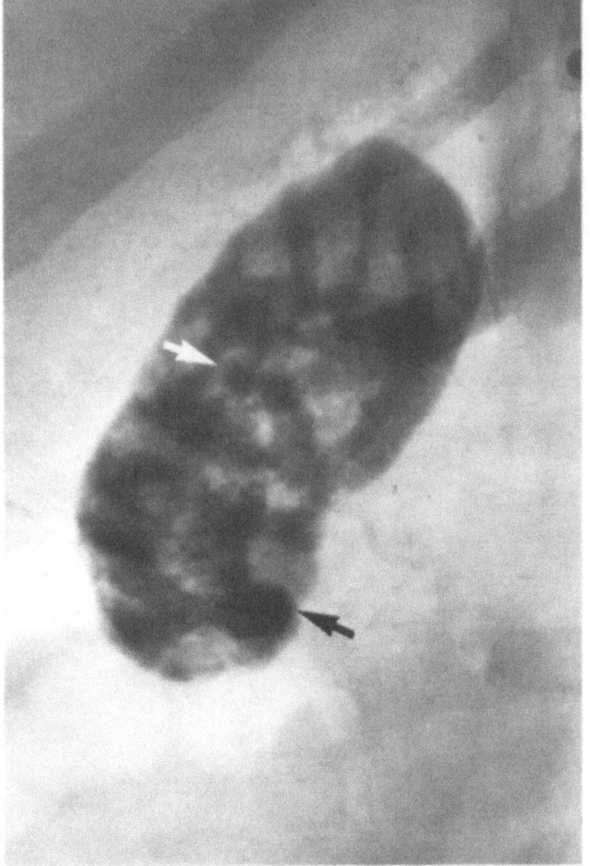

◁ Abb. 5.12a–c. Hypertrophierte Columna renalis. (a)
Raumforderung mit Verlagerung der Kelchhälse im
oberen Pol (Pfeile). (b) Bei unauffälligem Arteriogramm
lokalisierte rundliche Kontrastmittel-Anreicherung im
Parenchymbild (Pfeil). (c) Retrograde Pharmakophlebographie: Verlagerung der Interlobarvenen um die Columna renalis (Pfeile)

Abb. 5.13. Inkomplette Nierenverdoppelung mit Einfaltung der Corticalis (Pfeil) und Vermehrung der Rindenmasse

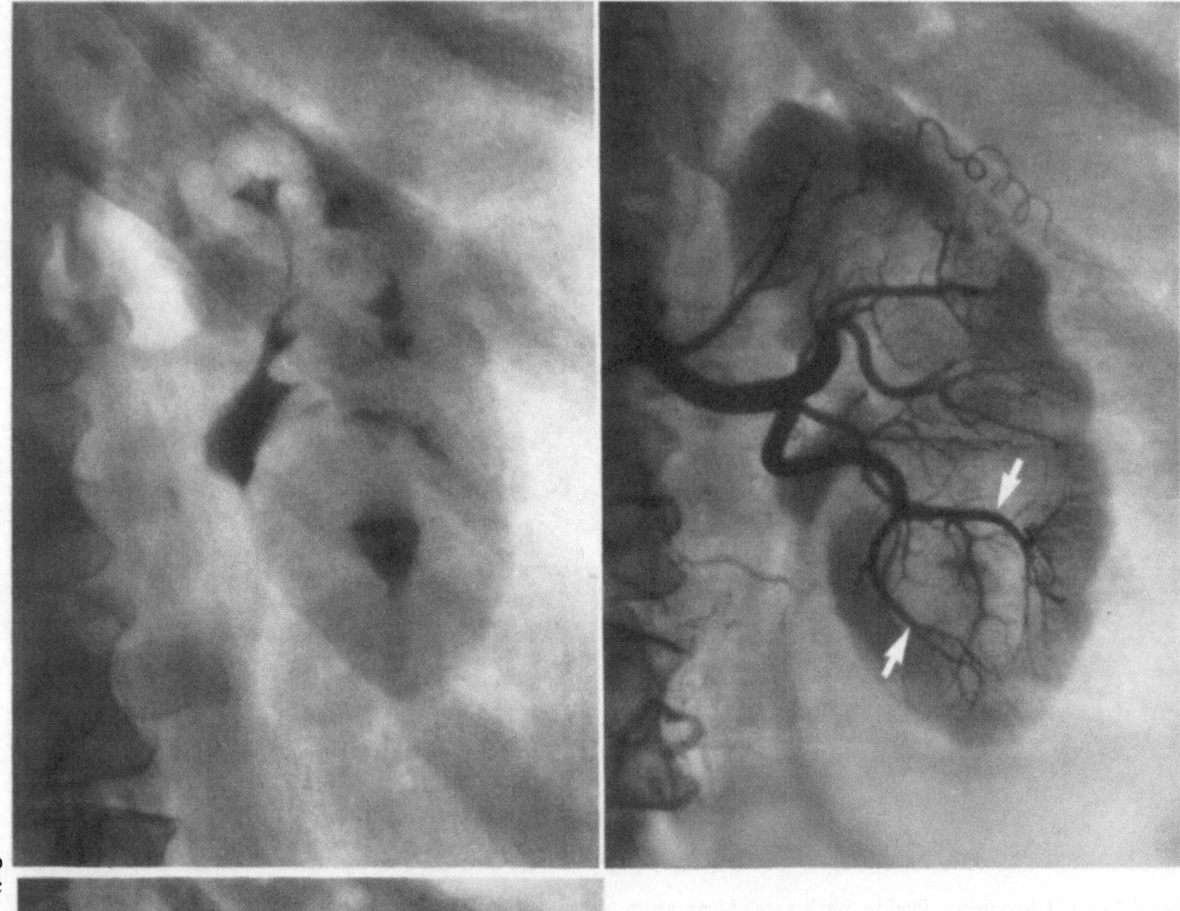

a/b
c

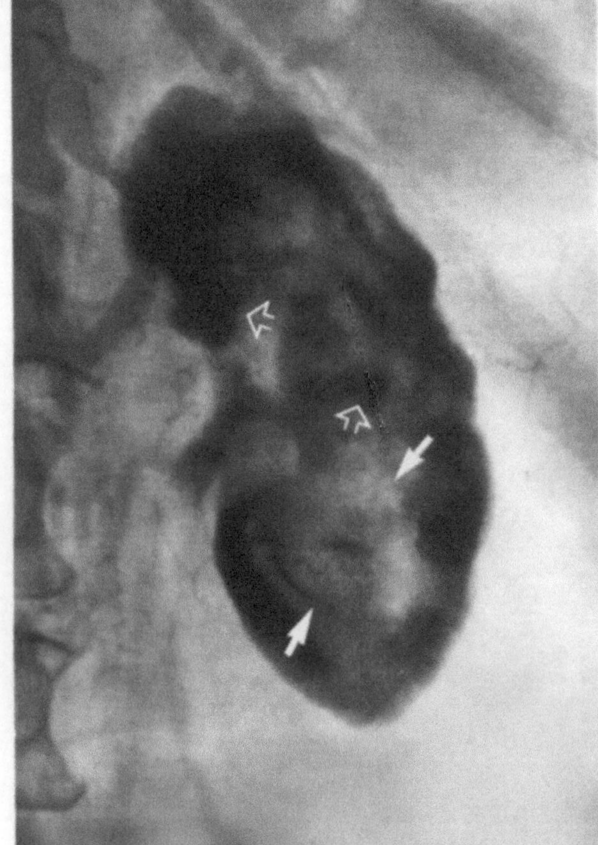

Abb. 5.15a–c. Chronische Pyelonephritis. (a) Urogramm.
(b) Gefäßstreckung und spärliche Verästelung. Verlagerung der Interlobararterien (Pfeile), flache Rindennarben,
betonte Kapselarterie. (c) Inhomogenes Nephrogramm
mit großer avaskulärer Narbe (Pfeile), multiple Regeneratknoten (dicke Pfeile)

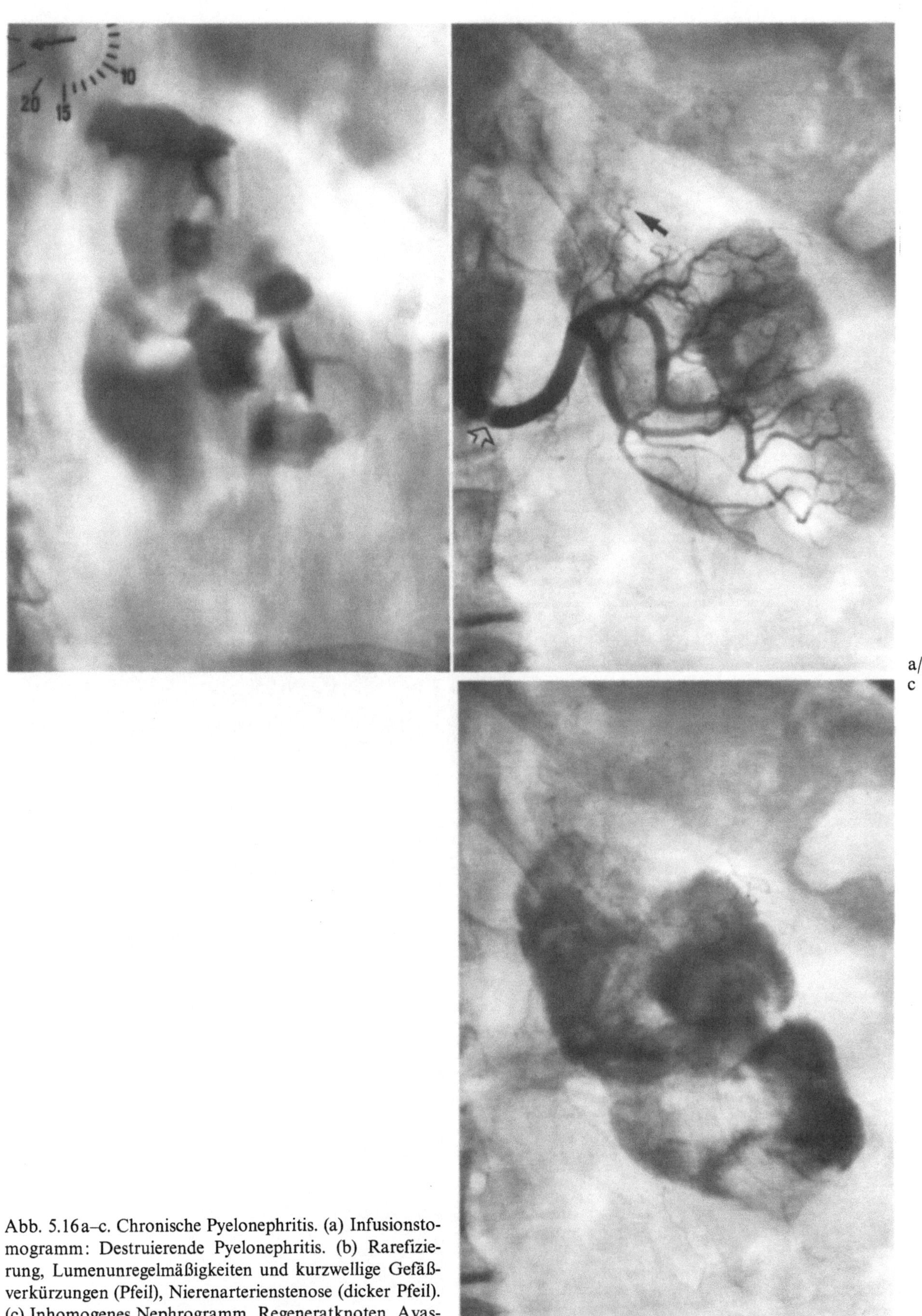

a/b
c

Abb. 5.16a–c. Chronische Pyelonephritis. (a) Infusionsto-
mogramm: Destruierende Pyelonephritis. (b) Rarefizierung, Lumenunregelmäßigkeiten und kurzwellige Gefäß-
verkürzungen (Pfeil), Nierenarterienstenose (dicker Pfeil).
(c) Inhomogenes Nephrogramm. Regeneratknoten. Avaskuläre Bezirke, Rindennarben mit regionalem Verlust der
Mark-Rindenmarkierung

5.17 a/b
5.18 a/b

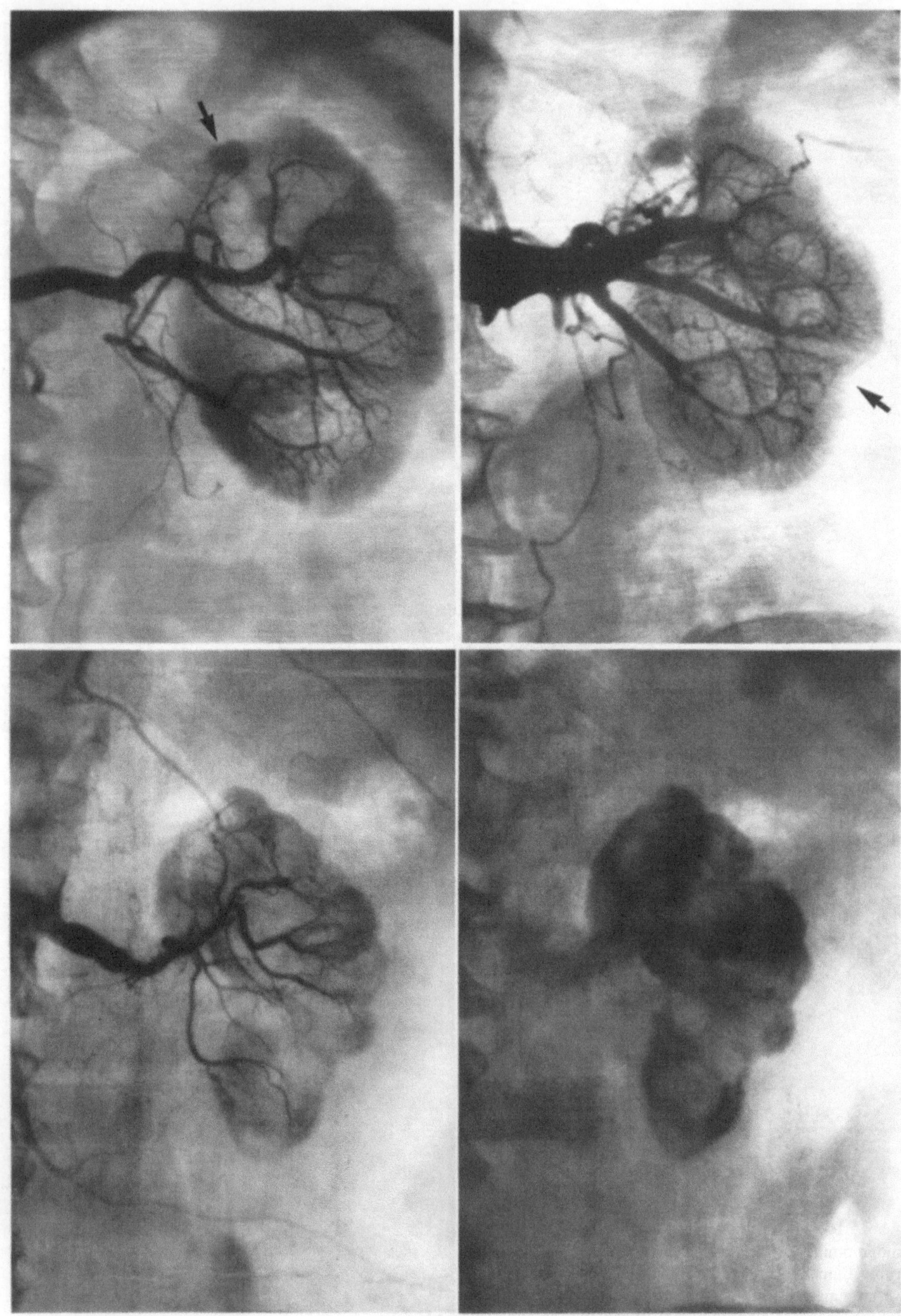

*Zeichen der chronischen Pyelonephritis
in der Parenchymphase:*

5. Inhomogene, fleckförmige Kontrastmitteleinlagerungen.
   Avaskuläre Narben einerseits und Regeneratknoten mit vermehrter Kontrastmittelanreicherung andererseits bedingen das ungleichmäßige Bild.
6. Narbige Rindeneinziehungen, die oft das Niveau der verplumpten Kelche erreichen. Vorwölbungen über die gedachte normale Kontur hinaus entsprechen Regeneratknoten.
7. Verwaschene Mark-Rindengrenze, die, soweit sie abgrenzbar ist, verschmälert erscheint.
   Verwaschene Nierenkontur bei Beteiligung des perinephritischen Raumes.

*Zeichen der chronischen Pyelonephritis
in der venösen Phase:*

8. Kontrastdichte und verfrühte Abbildung. Dieses Zeichen kann nicht ausschließlich auf die chronische Pyelonephritis bezogen werden:
   Es findet sich auch bei eingekeiltem Katheter und bei zu hohem Kontrastmittelangebot im Verhältnis zum Nierenvolumen.
9. Bei der retrograden Pharmakophlebographie wiederholen sich die angiographischen Zeichen der arteriellen Phase.
   Wegen der größeren Modellierbarkeit der Venen sind Deformierungen und ungleichmäßige Verteilungen jedoch ausgeprägter. Bei der herdförmigen Erkrankung läßt sich mit der Venographie das gesunde umgebende Gewebe gut abgrenzen. Dies trifft besonders für die Rinde zu, da die Darstellung ihrer venösen Gefäße mit größerer Regelmäßigkeit gelingt als die der arteriellen (Abb. 5.14–5.18).

5.5. Nierentuberkulose

Die Urogenitaltuberkulose steht mit einem Anteil von 35% an der Spitze aller extrapulmonalen Tuberkuloseformen. Bei allgemeiner Abnahme der Erkrankungshäufigkeit sind ältere Menschen vermehrt betroffen. Die Nierentuberkulose ist damit zu den Alterserkrankungen zu rechnen.

Die Infektion der Nieren erfolgt hämatogen im Rahmen der postprimären Früh- oder Spätgeneralisation. Eine Latenzzeit von 3–30 Jahren vom Organbefall bis zur klinischen Manifestation ist eine Eigenart der Uro-Tuberkulose.

Die Tuberkel heilen in der Mehrzahl unter Hinterlassung einer unspezifischen Narbe aus oder verschmelzen zu verkäsenden Ulzerationen, die die Papille mit einbeziehen und damit Anschluß an das NBKS finden: Ulzero-kavernöses Stadium. Es besteht nun die Möglichkeit der Metastasierung der Tuberkulose über den Ureter nach distal. Der Prozeß in der Niere kann fortschreiten und zur Zerstörung einzelner Nierensegmente oder zur Totaldestruktion führen.

Das Nebeneinander von produktiven Herden, Einschmelzungen und Fibrosierungen bestimmt das urographisch- und angiographisch vielgestaltige morphologische Bild.

Die Diagnose der Nierentuberkulose wird durch den Nachweis von Tuberkelbazillen im Urin gestellt. Für praktische Bedürfnisse ausreichende Informationen über Funktion und Ausdehnung bietet die Urographie.

Nur die Angiographie gibt jedoch eine exakte Auskunft über das Ausmaß der tuberkulösen Destruktionen, die meistens ausgedehnter sind, als im Urogramm vermutet. Insbesondere ist sie bei der Erkennung von Rindenkavernen überlegen. Vor Operationen er-

---

◁ Abb. 5.17a u. b. Chronische Pyelonephritis. (a) Arterienrarefizierung im oberen Nierenpol. Eine Papillennekrose erreicht die äußere Kontur (Pfeil). Aufgehobene Mark-Rindenzone. (b) Retrogrades Phlebogramm: Distorsion der Venenanatomie im oberen Pol. Deutlicher als im Arteriogramm die pyelonephritischen Narben lateral mit Verschmälerung der Rinde. Fehlende Füllung der Vv. arcuatae (Pfeil)

Abb. 5.18a u. b. Pyelonephritische Schrumpfniere. (a) Trichterförmige Verjüngung der Nierenarterie, hochgradige Gefäßrarefizierung. (b) Inhomogenes Nephrogramm: Nicht perfundierte Areale und Regeneratknoten

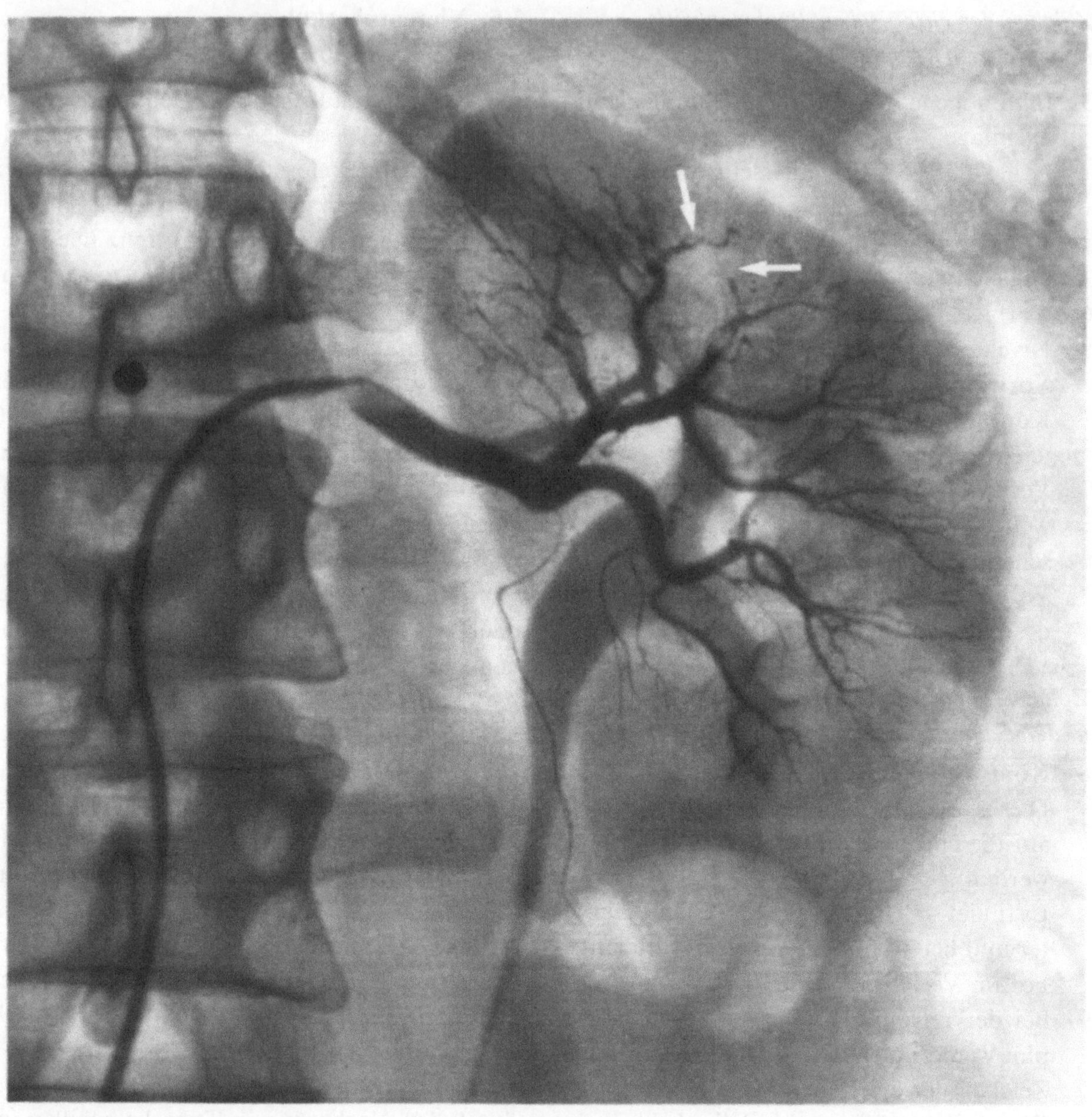

Abb. 5.19. Parenchymtuberkulose (Stadium I nach Elke). Verschlüsse und Kaliberschwankungen der Aa. arcuatae in umschriebenem Rindengebiet (Pfeile)

faßt die Gefäßuntersuchung Ausdehnung und Lokalisation des Prozesses und klärt die Frage nach Beidseitigkeit des Befalls. Vor einer tuberkulostatischen Therapie kann sie Auskunft geben über die Durchblutungsverhältnisse der spezifischen Herde oder ihrer Umgebung.

Die angiographischen Befunde der Nierentuberkulose lassen sich in drei Dominanten einteilen (FRIMAN-DAHL, 1967):

1. Arteriitische Veränderungen.
2. Rarefikation.
3. Parenchymdefekt.

1. Die *arteriellen Veränderungen* stellen sich in Gefäßunregelmäßigkeiten dar. Diese sind Ausdruck endo-, peri- und panarteriitischer Prozesse in Form von korkenzieherartigen Schlängelungen und Kaliberschwankungen. Gefäßabbrüche stellen ebenfalls einen Folgezustand der Arteriitis dar, wobei sich der nachgeschaltete Infarkt am besten in der Parenchymphase zeigt.
2. *Rarefikation* des Gefäßbaumes, lokal oder generalisiert, erklärt sich durch die Neigung der Tuberkulose zur Stenose- und

Strikturbildung mit Hydronephrosefolge. Eine tuberkulostatische Therapie kann diese Tendenz durch vernarbendes Granulationsgewebe und häufige Steinbildungen verstärken. Die fortschreitende tuberkulöse Destruktion der Niere bis zum diffusen spezifischen Empyem zieht ebenfalls eine mehr oder weniger hochgradige Rarefikation der Arterien nach sich.

3. Die angiographischen Zeichen der spezifischen Kaverne sind identisch mit denen von Einschmelzungen anderer Ätiologie (siehe chronischer Abszeß). Der *Parenchymdefekt* kann gelegentlich vor Durchbruch in das NBKS abbildbar sein und dann ein radiologisches Frühzeichen darstellen (entsprechend der Tuberkuloseeinteilung Stadium I nach ELKE, vergleiche Schema 5.1).

Die Differentialdiagnose gegenüber unspezifischen Abszedierungen ist schwierig. Fehlende Gefäßabbrüche und größere Expansivität sprechen für unspezifische Entzündungen. Häufig kann ein hypovaskularisierter maligner Tumor nicht ausgeschlossen werden (Abb. 5.19–5.24).

Schema 5.1. Stadien der Nierentuberkulose im Urogramm (nach der Baseler Einteilung)

Stadium I:
 Urogramm: Negativ.
 Path. Anat.: Parenchymatöse Nierentuberkulose.

Stadium II:
 Urogramm: Veränderungen an einzelnen Kelchen bis zum Maximalbefall einer ganzen Kelchgruppe und möglichem weiteren Befall eines Kelches einer weiteren Gruppe.
 Path. Anat.: Ulzero-kavernöse Nierentuberkulose mit Einbruch in das Kelchsystem.

Stadium III:
 Urogramm: Typische Veränderungen an 2–3 Kelchgruppen bzw. funktionslose Niere.
 Path. Anat.: Destruierende Nierentuberkulose. Pyonephrose. Kittniere

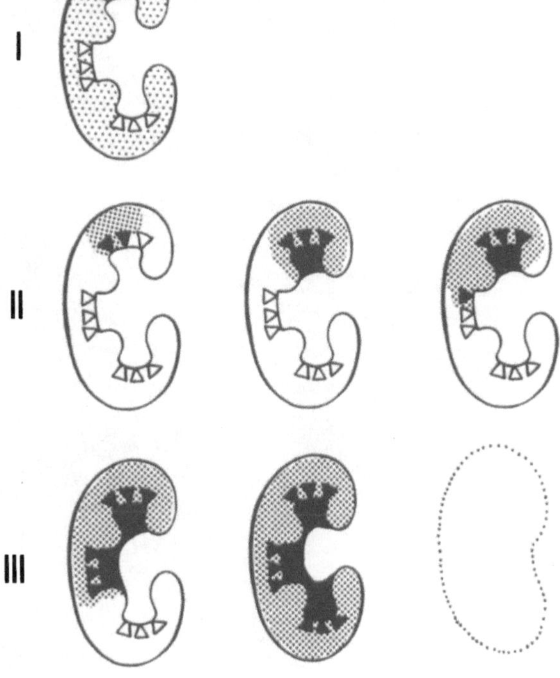

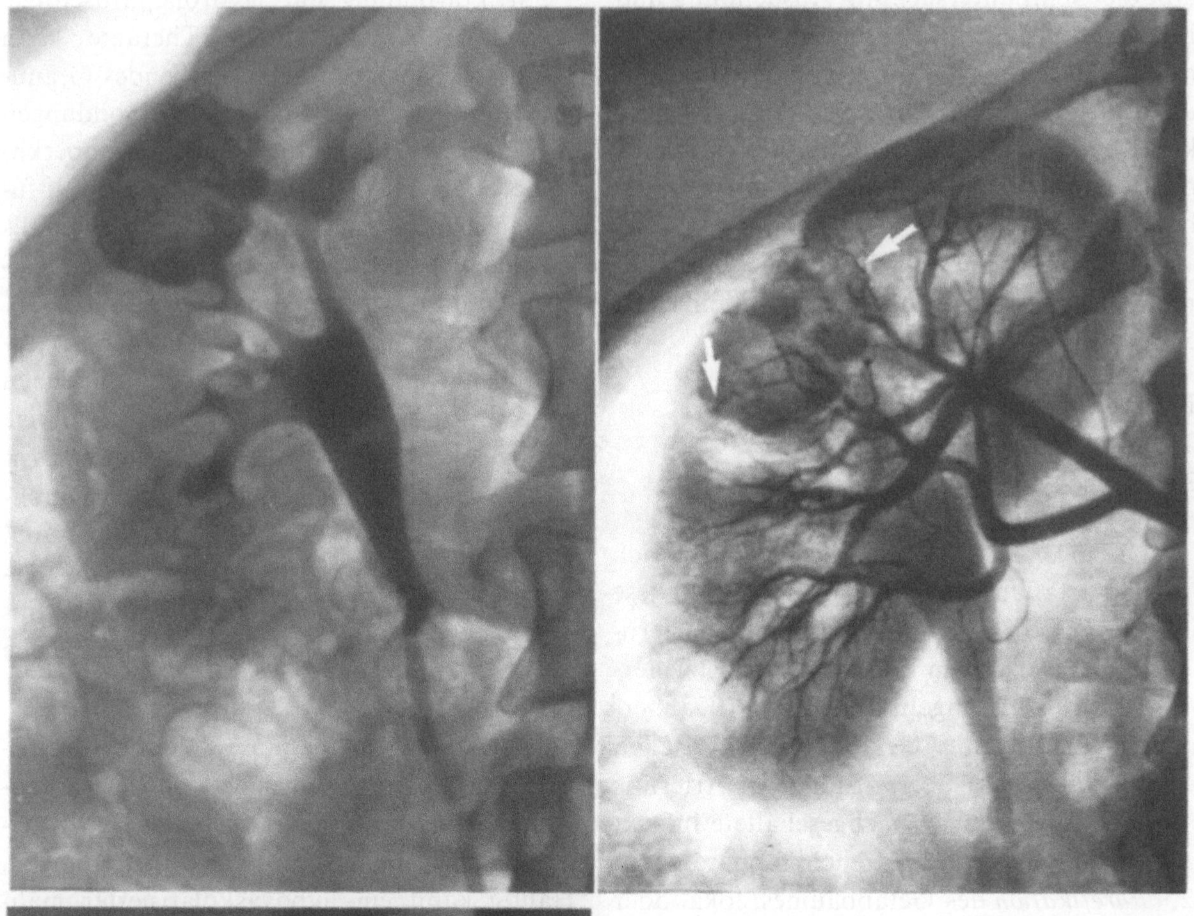

a/b
c

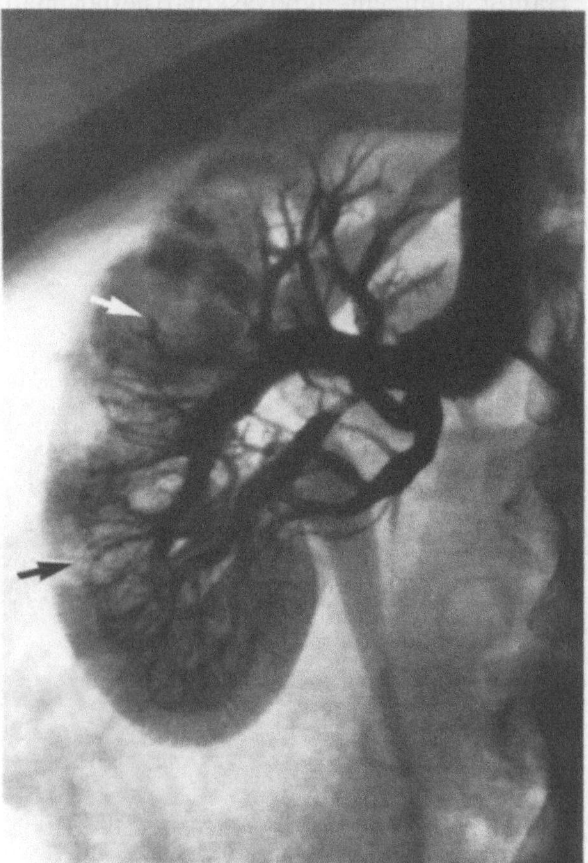

Abb. 5.20a–c. Verkalkte tuberkulöse Kaverne (Stadium
II nach ELKE). (a) Urogramm: Ovalärer kortikaler Verkal-
kungsbezirk mit Einbeziehung von 1–2 Kelchen. (b) Im
Arteriogramm Gefäßabbrüche und Lumenveränderungen
(Pfeile). (c) Retrogrades Phlebogramm: Verschlüsse der
Vv. interlobulares und -lobares (Pfeile)

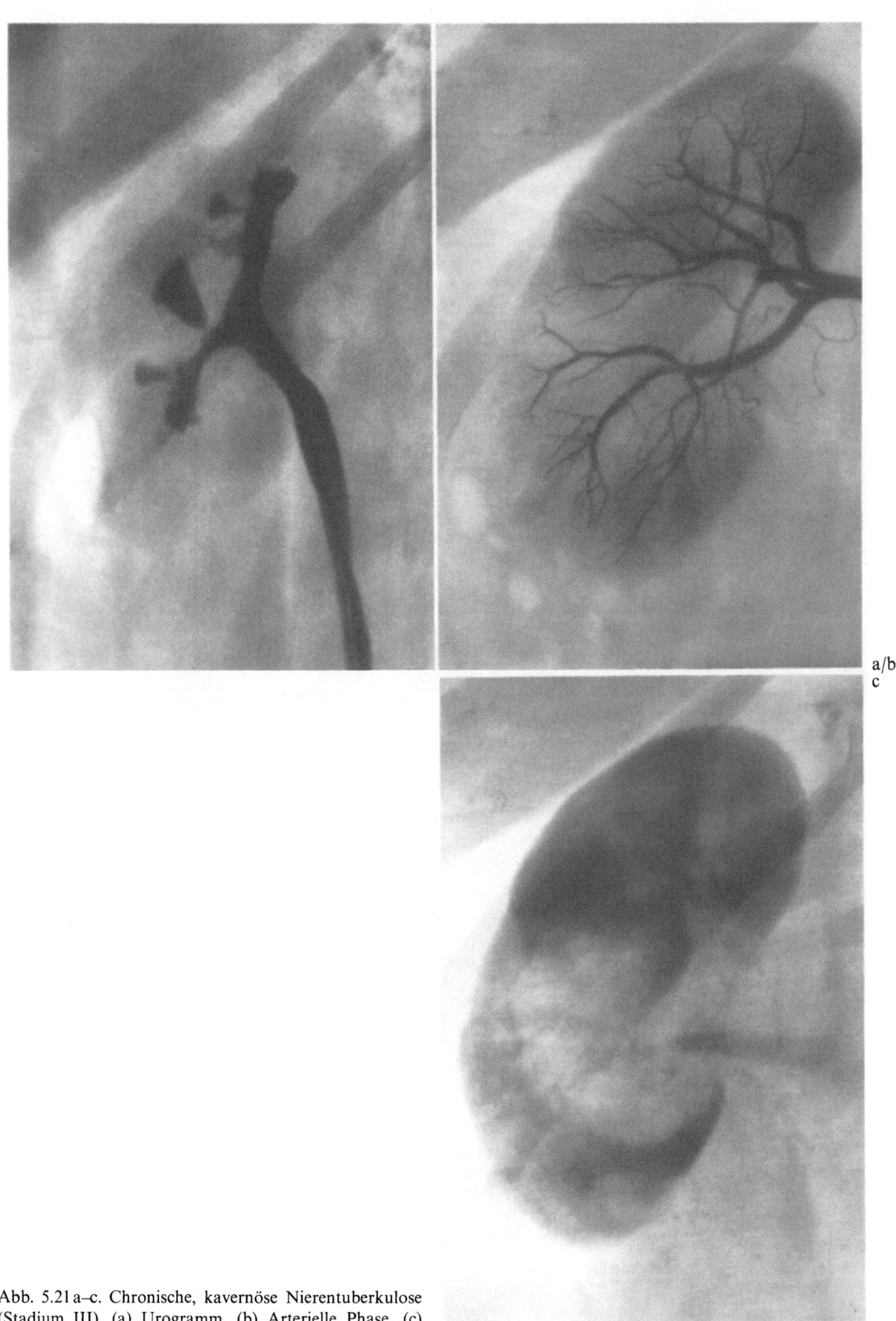

Abb. 5.21 a–c. Chronische, kavernöse Nierentuberkulose (Stadium III). (a) Urogramm. (b) Arterielle Phase. (c) Parenchymphase

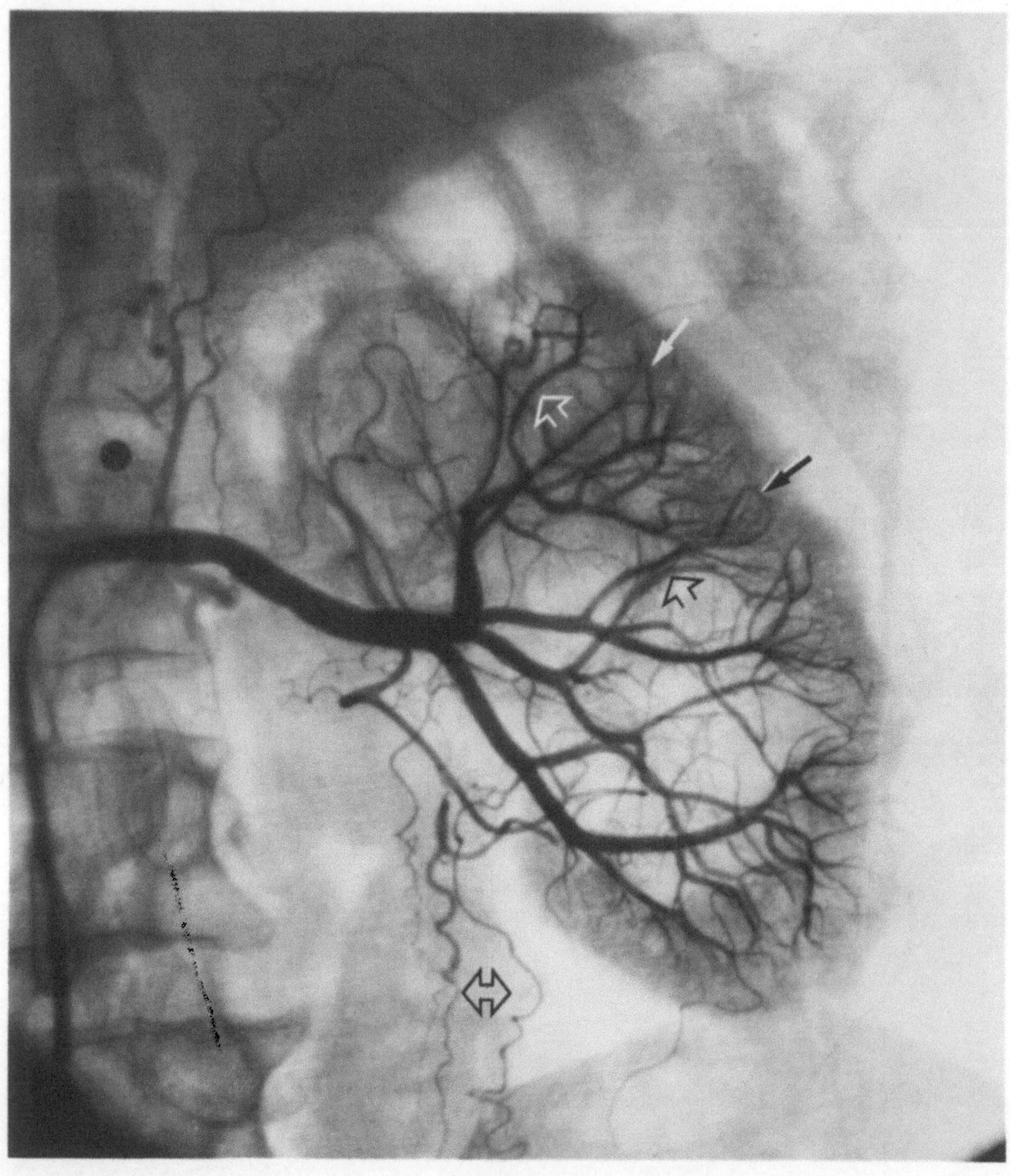

a

Abb. 5.22a u. b. Uro-Tuberkulose bei obliteriertem Harnleiter. (a) Gefäßlose Bezirke mit Verlagerung größerer
Arterien (breite Pfeile). Lokale Rarefizierungen, Schlängelungen und Gefäßverschlüsse (schlanke Pfeile). Peripelvische
und periureterale hypertrophierte Arterien (Doppelpfeile). (b) Kavernenbedingte Aufhellung mit typischen Verdich-
tungssäumen (Pfeile). Betonte peripelvische Venenfüllungen (breiter Pfeil)

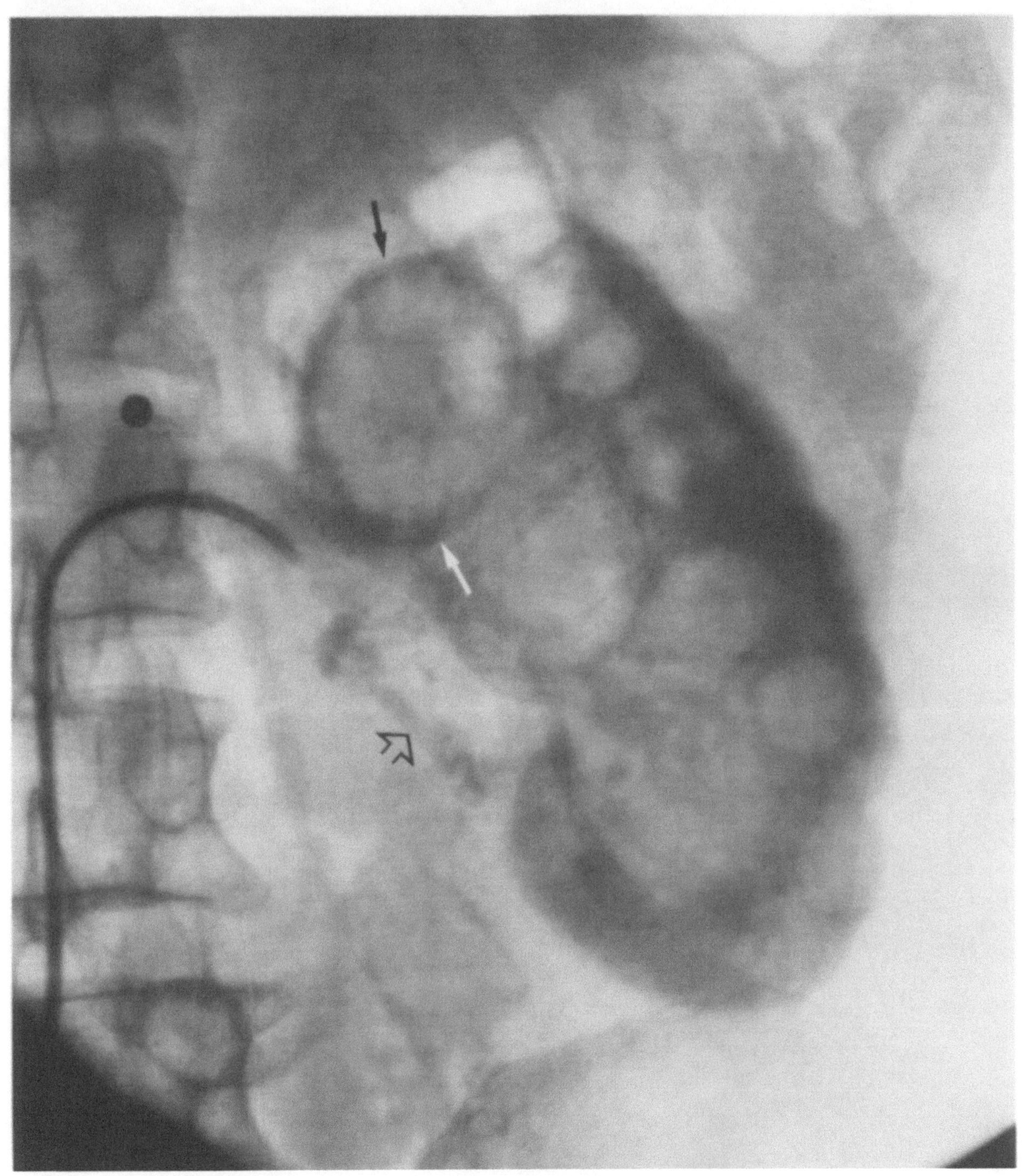

b

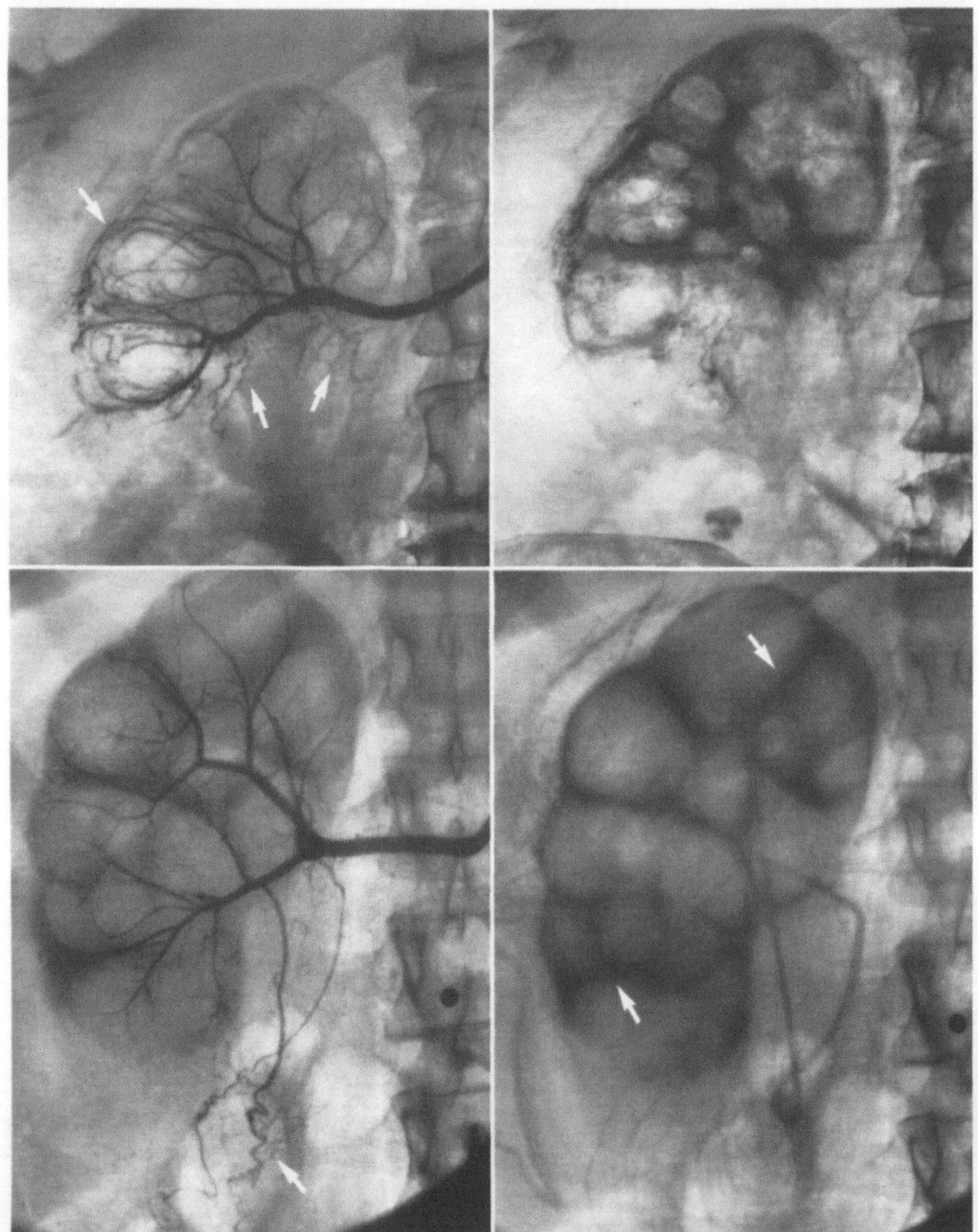

Abb. 5.23a u. b. Mischinfizierte Uro-Tuberkulose: Pyonephrose mit Paranephritis. Urographisch funktionslos. (a) Totaler Verlust der Rinde, eng anliegende Kapselarterien (Pfeil). Hypertrophierte Nierenbeckengefäße (Pfeile). Untere Polarterie (nicht abgebildet). (b) Schleierartige, unscharfe Anfärbung der Columnae renales

Abb. 5.24a u. b. Mischinfizierte, chronisch verkäsende Tuberkulose. (a) Spreizung und Rarefizierung der intrarenalen Arterien. Entzündliche Veränderungen der Ureteralgefäße (Pfeil). (b) Ausgedehnte Destruktion des Nierenparenchyms mit einer Vielzahl von Aufhellungsfiguren. Verwaschene Columnae renales (Pfeile)

5.6. Glomerulonephritis

Die Glomerulonephritis ist eine Folgeerkrankung nach akutem Infekt mit hämolysierenden Streptokokken der Gruppe A. Ihre Diagnose wird klinisch gestellt. Während das Urogramm keinen nennenswerten diagnostischen Beitrag liefert, kann die Angiographie die Glomerulonephritis in fortgeschrittenen Fällen bestätigen und einen Therapieeffekt beurteilen helfen. Spezifische Gefäßveränderungen sind bei dieser Krankheit nicht zu erwarten.

Bei der *akuten Form der Glomerulonephritis* führt die ödematöse Schwellung zur symmetrischen bilateralen Organvergrößerung mit Rindenverbreiterung. Die intrarenale Druckerhöhung bedingt eine mangelhafte oder fehlende Füllung der kortikalen Gefäße. Die Aa. interlobares und arcuatae sind dilatiert und gestreckt. Ihre Weitstellung wird als Versuch einer Durchblutungssteigerung der minderperfundierten Rinde angesehen (EKELUND u. Mitarb., 1973).

Bei *chronischem Verlauf und kompensierter Funktion* lassen die dilatierten Aa. interlobares die normale Verjüngung vermissen und imitieren so das „Bild eines beschnittenen Baumes". In ihrem peripheren Anteil weisen die Aa. interlobares Schlängelungen und segmentale Lumeneinengungen auf. Die kortikalen Gefäße sind häufig nicht gefüllt, und die Mark-Rindengrenze ist schlecht markiert.

Mit beginnender *Dekompensation* werden die beschriebenen angiographischen Zeichen ausgeprägter, und die Untersuchung wird aussagefähiger. Der Funktionsverlust äußert sich in Rindenverschmälerung und Minderung des Nierenarteriendurchmessers.

Im *irreparablen Endstadium* mit Niereninsuffizienz führt eine fortschreitende Fibrosierung zu einer zunehmenden Verschmälerung der Aa. interlobares, zu Rarefikationen der Gefäße und durch Organschrumpfung zu Verkürzungen und Schlängelungen. Die zu beobachtende Flußverlangsamung ist Ausdruck der Reduktion des renalen Gefäßbettes. In der Parenchymphase stellen sich die Nieren gleich groß, homogen kontrastschwach und glatt berandet dar. Durch Umverteilungen in der Mark-Rindenzone kann es zu einer weiteren Einschränkung der kortikalen Blutversorgung und damit zum „Bild der aufgehellten Rinde" kommen (MENA und BOOKSTEIN, 1973) (Abb. 5.25–5.27).

Wegen der Ähnlichkeit mit den Parenchymerkrankungen, insbesondere mit der Glomerulonephritis, werden im folgenden einige Krankheitsbilder unterschiedlicher Ätiologie besprochen, die nicht in den Formenkreis der entzündlichen Erkrankungen gehören:

5.7. Amyloidose

Die Amyloidose der Niere ist eine Folgeerscheinung chronischer Entzündungen wie Osteomyelitis, Tuberkulose und Polyarthritis.

Es bestehen nur wenige angiographische Beschreibungen der Nierenamyloidose (EKELUND und LINDHOLM, 1974; FORSSELL und ISAKSSON, 1976).

Die Ähnlichkeit der Befunde mit der Glomerulonephritis wird betont. Die pathologisch-anatomisch gefundenen Gefäßverdikkungen führen zu Lumeneinengungen und Unregelmäßigkeiten der intrarenalen Gefäße. Die Rindengefäße sind inkomplett oder gar nicht gefüllt; die Mark-Rindengrenze ist dementsprechend verwaschen. Im geschrumpften Endstadium ist die Amyloidoseniere nicht von anderen chronischen Parenchymerkrankungen zu trennen. Im Gegensatz zu pathologischen Befunden wurden angiographisch Nierenvenenthrombosen nicht beobachtet (Abb. 5.28, 5.29).

5.8. Sklerodermie

Die histologischen Veränderungen bestehen in hochgradigen Intimaaufsplitterungen, die Lumenunregelmäßigkeiten bis zu Verschlüssen hervorrufen können.

Entsprechend finden sich angiographisch unregelmäßige Arterienverengungen, Schlängelungen der Interlobararterien und eine ver-

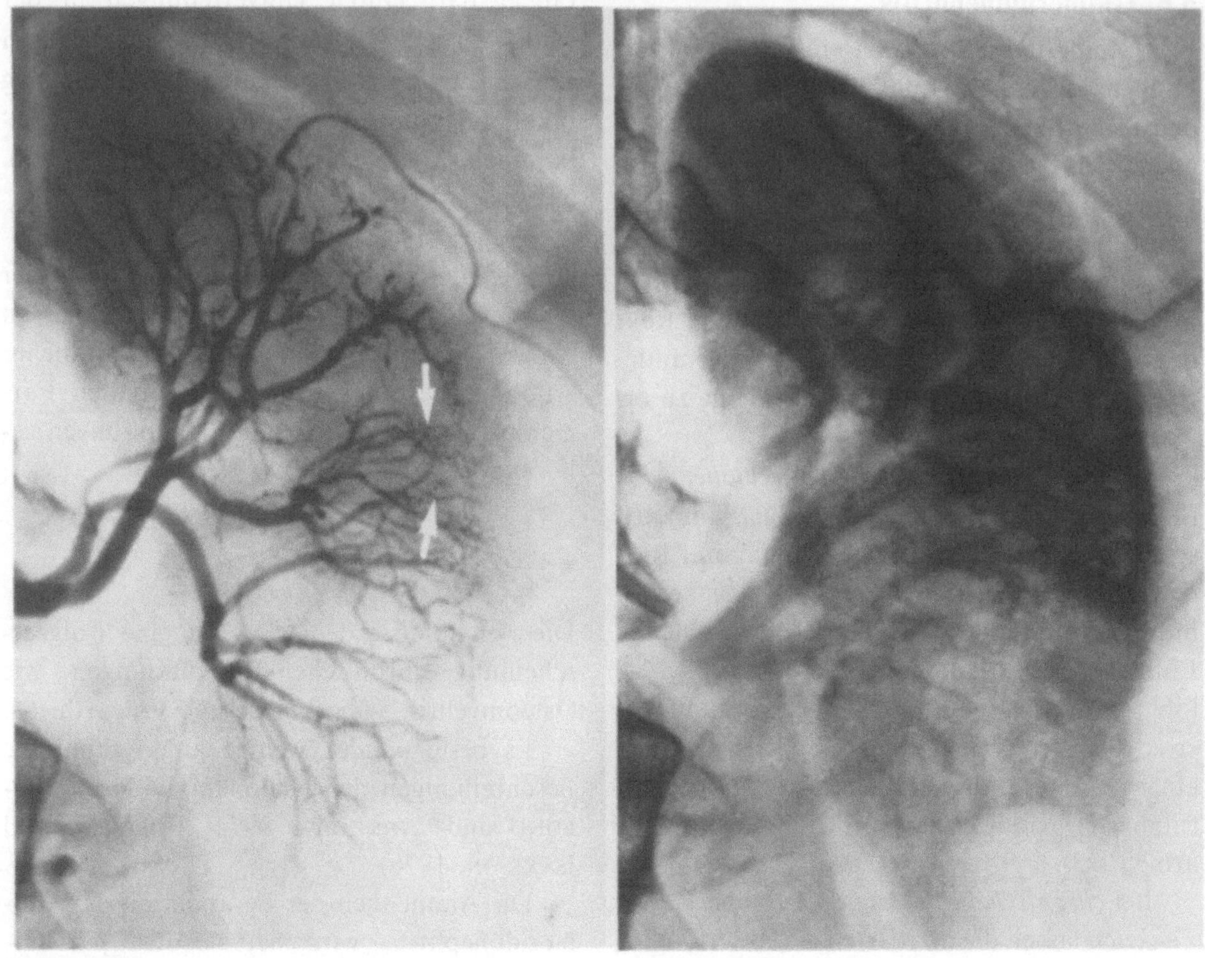

a/b

Abb. 5.25a u. b. Chronische Glomerulonephritis mit beginnender Niereninsuffizienz. (a) Dilatierte Interlobararterien mit distalen Schlängelungen und Lumeneinengungen (Pfeile). Keine Darstellung der kortikalen Gefäße. Verschmälerte Rinde. Prominente Kapselarterie. (b) Homogenes Nephrogramm mit angedeutet aufgehellter Rinde (lucent cortex). Kleine Zyste kaudal (Frau Dr. L. Laasonen, University Hospital, Helsinki, Finnland)

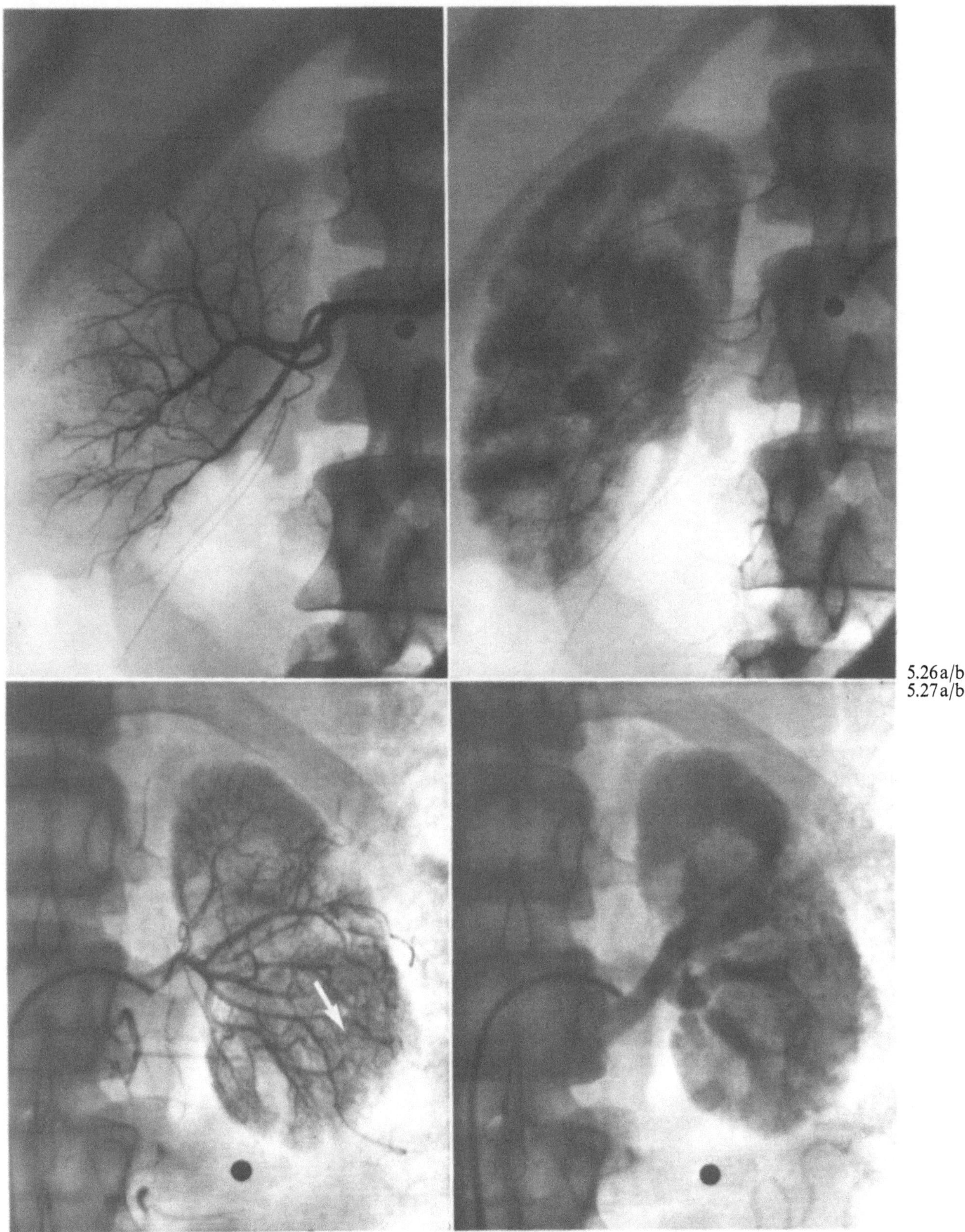

Abb. 5.26a u. b. Glomerulonephritis im Kompensationsstadium. (a) Trichterförmige Verschmälerung der Nierenarterie. Erhebliche Verengung der Gefäßlumina und spärliche Verästelung. Flußverlangsamung. (b) Fehlende Abgrenzbarkeit der Mark-Rindengrenze. Vereinzelt flache Kortikalisnarben

Abb. 5.27a u. b. Herdnephritis. (a) Fehlende Verjüngung der Aa. interlobares mit Gefäßschlängelungen (Pfeil). (b) Glatte Nierenberandung, verkleinertes Organ, keine Mark-Rindenabgrenzung

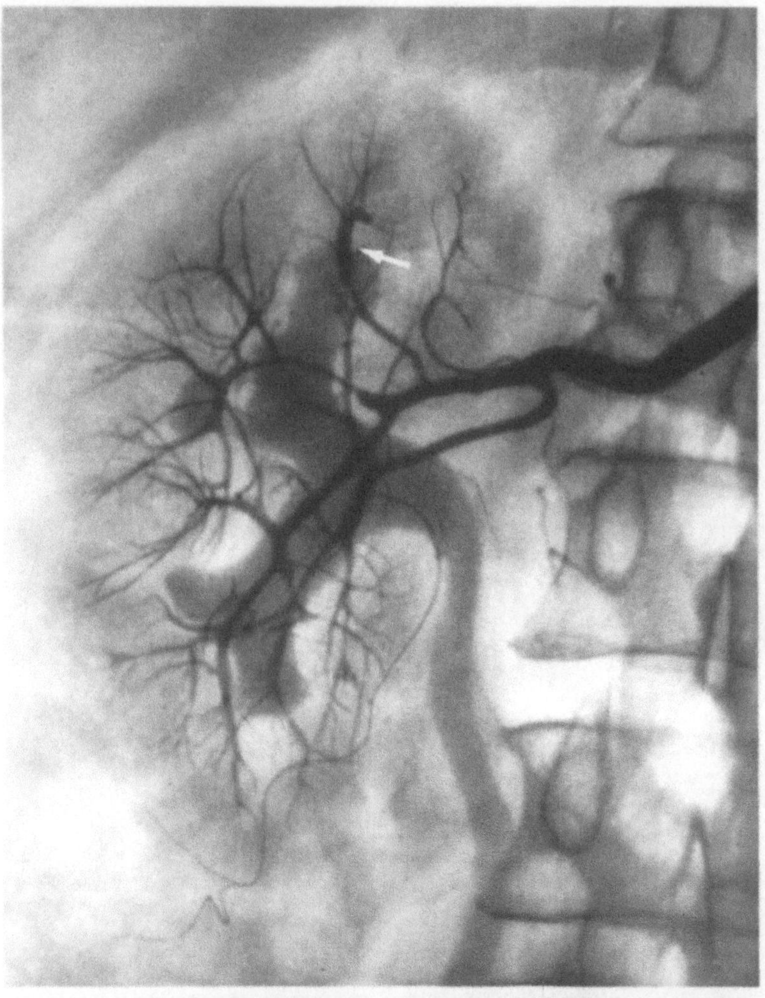

5.28
5.29a/b

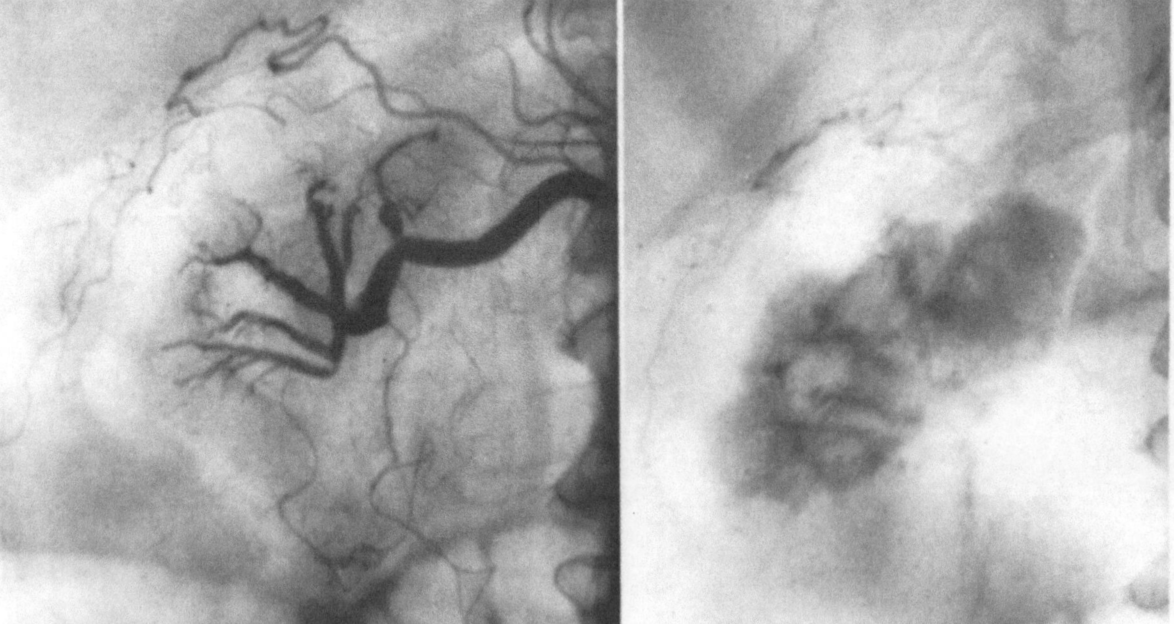

Abb. 5.28. Amyloidose der Niere. Gestreckter Gefäßverlauf mit einzelnen Dilatationen (Pfeil)

Abb. 5.29a u. b. Amyloidose der Nieren. (a) Selektive Arteriographie: Lumenunregelmäßigkeiten und Gefäßdilatationen. (b) Parenchymphase: Schrumpfniere, unregelmäßige Anfärbung. (Abb. 5.28 und 5.29 aus Ekelund und Lindholm, 1974) längerte Transitzeit durch die Nieren (EKE-LUND und LINDHOLM, 1974; LESTER und KOEHLER, 1971) (Abb. 5.30).

5.9. Erythematodes
(Lupus erythematodes)

Der Erythematodes der Nieren, ebenfalls nur in wenigen Berichten veröffentlicht (EKELUND und LINDHOLM, 1974), ähnelt der Glomerulonephritis. Die Füllung der Interlobulararterien ist unvollkommen oder fehlt, und die Mark-Rindengrenze ist verwaschen.

1974 haben LONGSTRETH u. Mitarb. auch auf das Vorkommen renaler Mikroaneurysmen bei Erythematodes hingewiesen (Abb. 5.31).

5.10. Periarteriitis nodosa
(KUSSMAUL-MAIER)

Bei dem progressiven Gefäßleiden, das wie die Sklerodermie und der Erythematodes zur Gruppe der Kollagenosen gehört, findet sich histologisch eine fibrinoide Verquellung aller Gefäßwandschichten mit nekrotisierenden Entzündungsherden der mittleren und kleinen Arterien, hauptsächlich an deren Bifurkation.

Die Gefäßwandschwäche durch Zerstörung der Lamina elastica ermöglicht das Zustandekommen kleiner Aneurysmen. Intimaverdickung und entzündliches Ödem, Stenosen und Thrombosen mit Infarktfolge sind weiterer Ausdruck des entzündlichen Gefäßprozesses. Das arterielle Bild ist durch multiple Kontrastmitteldepots in den aneurysmatischen Dilatationen der Aa. interlobares und arcuatae pathognomonisch. Gefäßstenosen und -verschlüsse mit nachgeschalteten avaskulären Arealen lassen sich nachweisen.

In der Parenchymphase stellen sich die Nierenkonturen glatt dar. Das Nephrogramm ist homogen, Infarkte können jedoch zu Einziehungen und mehr fleckförmigem Bild führen.

Die Nierengröße ist nur im Endstadium reduziert, die Mark-Rindengrenze bleibt erhalten (Abb. 5.32).

5.11. Wegenersche Granulomatose

Diese Erkrankung ist ebenfalls durch eine ausgedehnte Vasculitis charakterisiert. Sie befällt bevorzugt die kleinen Arterien und Venen.

LUNDSTRÖM u. Mitarb. (1975) haben drei angiographisch untersuchte Fälle mit Nierenbeteiligung beschrieben.

Das Angiogramm ähnelt dem der Glomerulonephritis; Verschlüsse oder Aneurysmen wurden nicht beschrieben.

5.12. Nephrosklerose

Als ausschließliche Ursache für die Arteriolosklerose der Niere (Nephrosklerose) wird heute die Hypertonie angesehen.

Das Lumen der Arteriolen ist durch Fibrinoid zwischen Endothel und Media hochgradig eingeengt. Die maligne Nephrosklerose ist durch eine nekrotisierende Arteriolitis gekennzeichnet.

Die Zeichen der Nephrosklerose im arteriellen Angiogramm:

Die Erkrankung befällt beide Nieren symmetrisch. Der Verlust der normalen arteriellen Verjüngung ist ausgeprägt, so daß die Aa. interlobares abrupt an der Mark-Rindengrenze zu enden scheinen. Es kommt zur Rarefikation der peripheren Äste, die wellenförmig verlaufen können.

Der Vorgang greift von den kleinen auf die großen Gefäße über. In ausgeprägten Fällen führt die Arteriitis zu Stenosierungen, die mit Ektasien abwechseln und so Kaliberschwankungen der Gefäße bedingen. Es kann auch zu Gefäßverschlüssen mit Infarzierung der betroffenen Gebiete kommen.

Die Zeichen der Nephrosklerose in der Parenchymphase: Die Nierengröße nimmt mit Dauer und Schwere der Erkrankung ab. Gelegentlich finden sich bei glatt erhaltener Rinde kleine Aufhellungen, die Infarkten entsprechen.

Die Rinde ist gegenüber dem Mark abgrenzbar und je nach Ausmaß der Atrophie verschmälert (Abb. 5.33, 5.34).

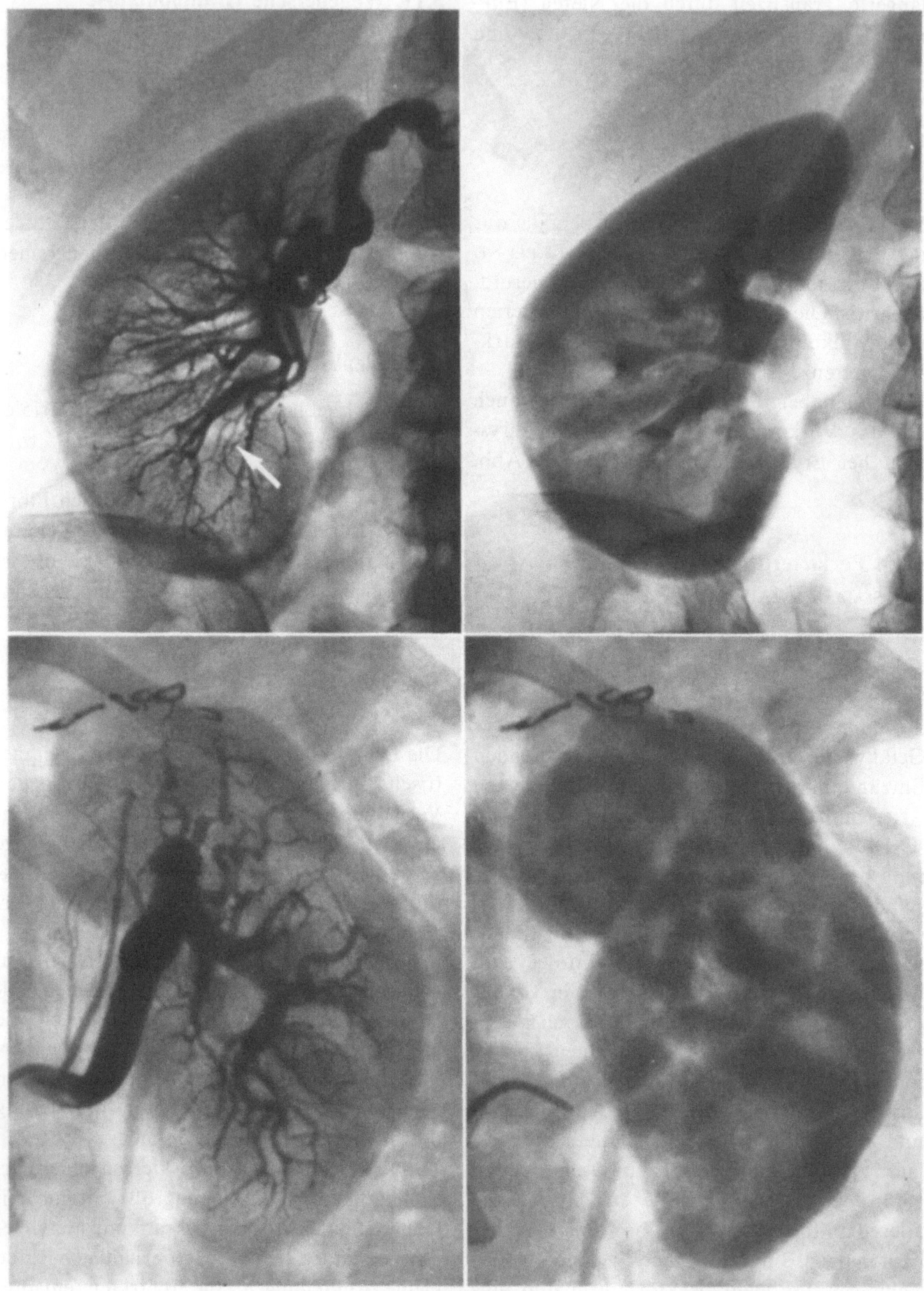

Abb. 5.30a u. b. Sklerodermie, (a) arterielle und (b) Parenchymphase (Frau Dr. R. Sörensen, Klinikum Steglitz, Berlin) FMH der A. renalis

Abb. 5.31a u. b. Erythematodes der Niere (Lupus erythematodes). (a) Arterielle Phase. (b) Parenchymphase (Frau Dr. R. Sörensen, Klinikum Steglitz, Berlin)

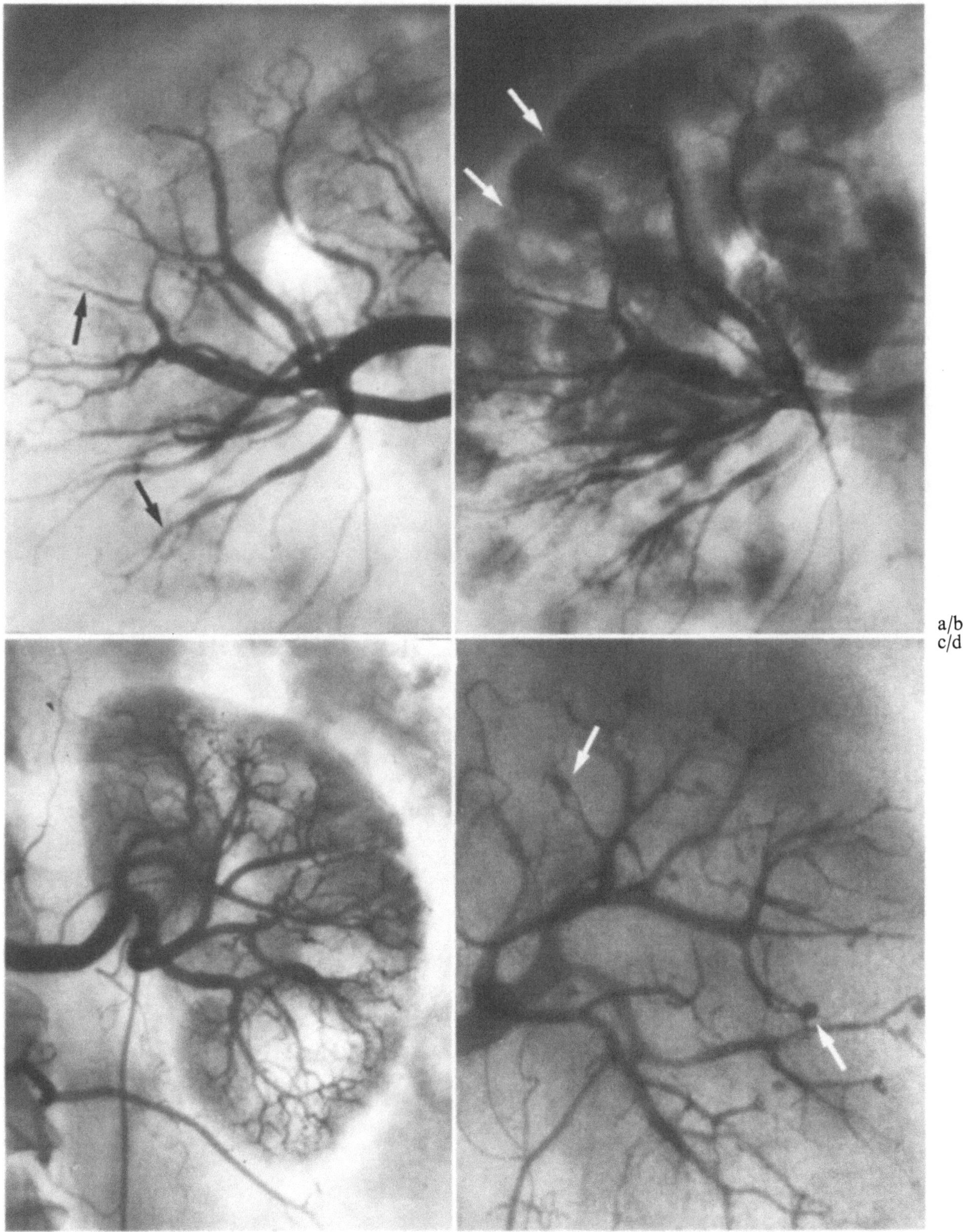

Abb. 5.32. (a) Obliterierende Panarteriitis. In der frühen arteriellen Phase multiple Stenosen und spindelförmige Aufweitungen der Arterien (Pfeile) (1:1). (b) In der spätarteriellen Phase Kontureinziehungen (Pfeile) durch Nierenrindeninfarkte (1:1) (Prof. W. FROMMHOLD, Tübingen).
(c) Periarteriitis nodosa. Arterielle Phase: Kleine Aneurysmen, Stenosen und Verschlüsse (Dr. M. MEVES/PD Dr. H. HEIDRICH, Klinikum Charlottenburg, Berlin).
(d) Periarteriitis nodosa bei Niereninsuffizienz und Hypertonie. Multiple Mikroaneurysmen (Pfeile) (Dr. C. HAREL, Montreal, Kanada) Ausschnitt

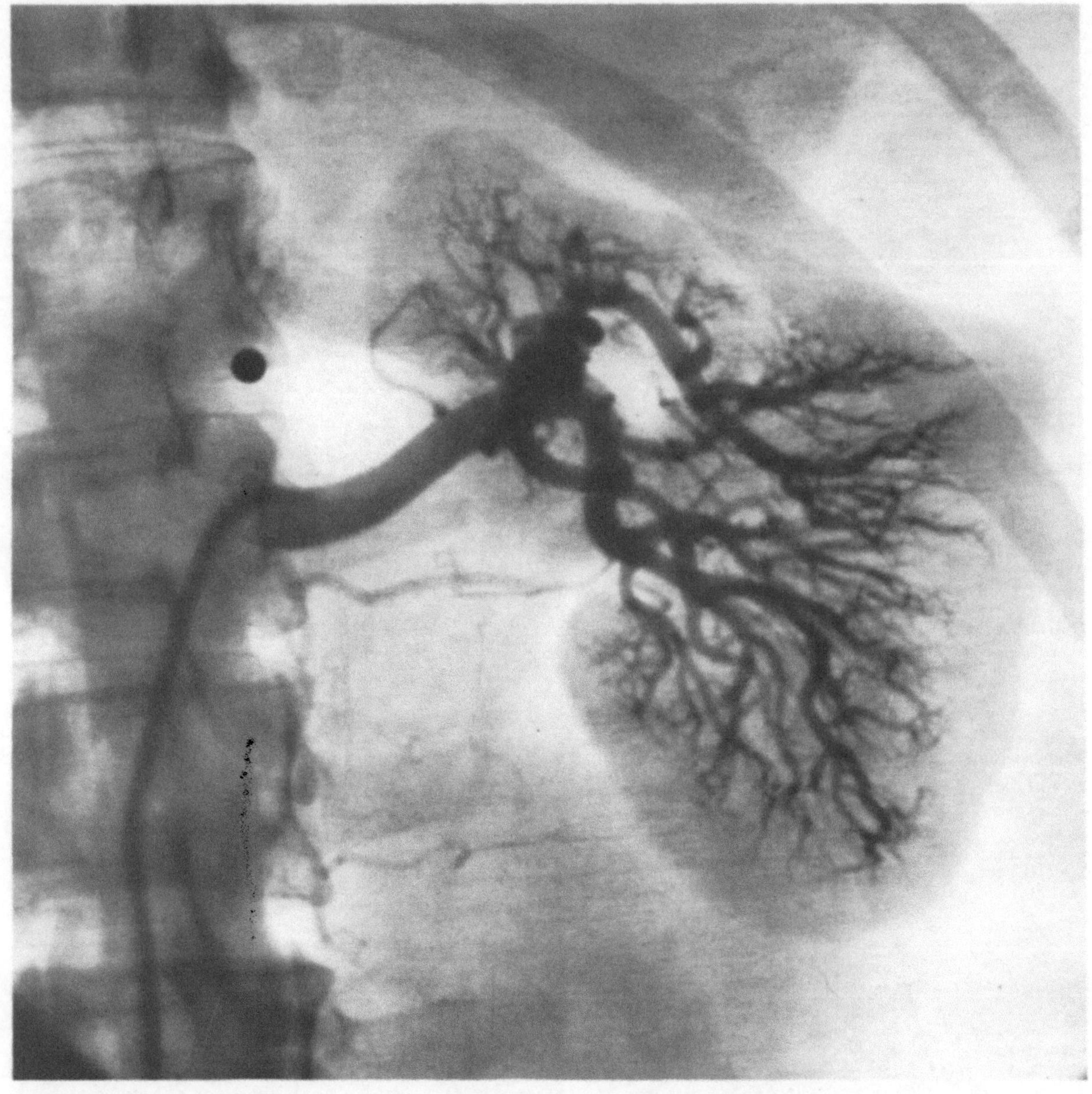

a

Abb. 5.33a u. b. Nephrosklerose mit leichter Niereninsuffizienz. (a) Dilatation der Aa. interlobares und arcuatae mit leichten distalen Schlängelungen. Die Rinde ist nicht verschmälert, die Niere normal groß. (b) Annähernd homogenes Nephrogramm, gleichzeitig splenomegale Buckelung

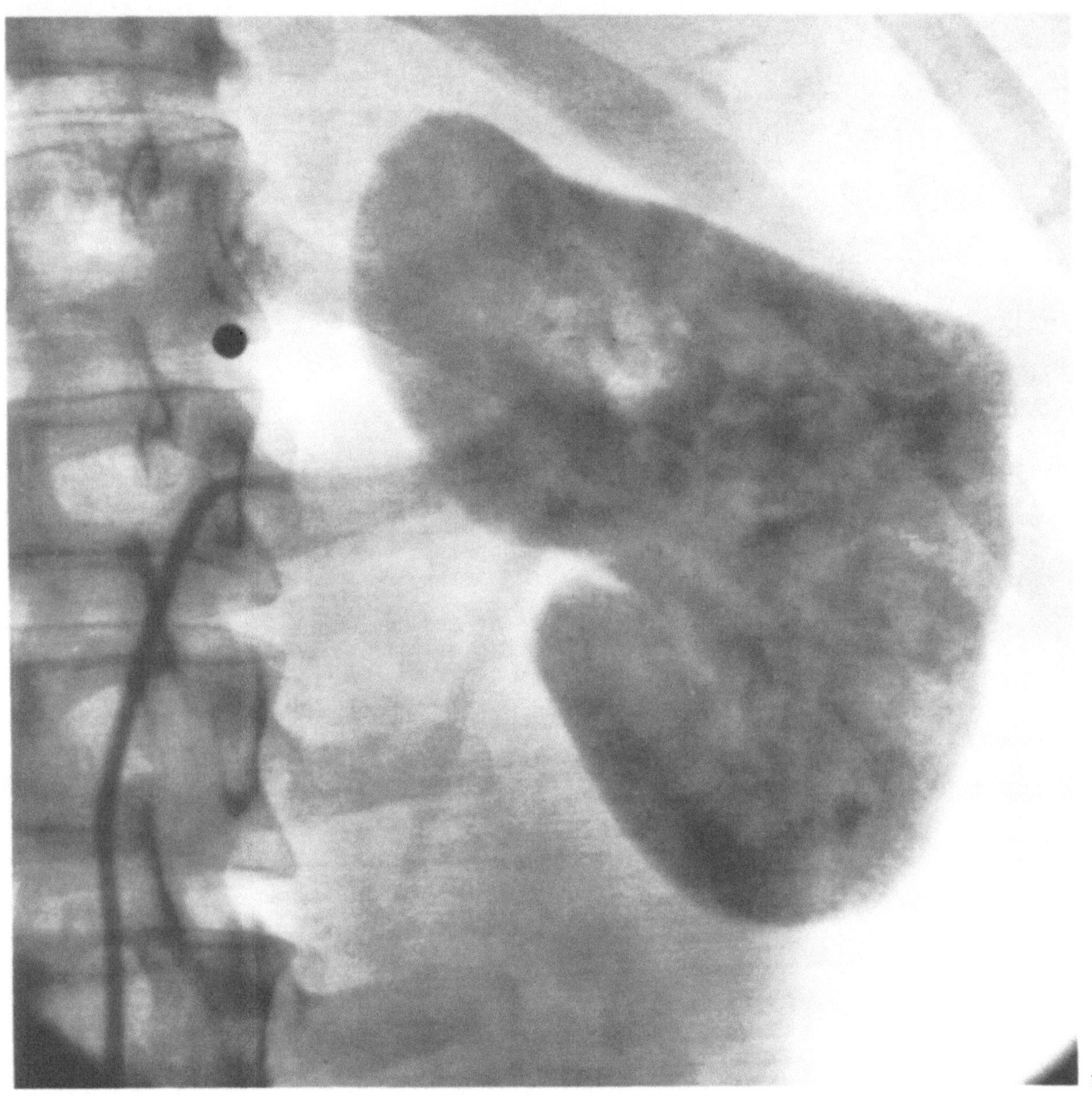

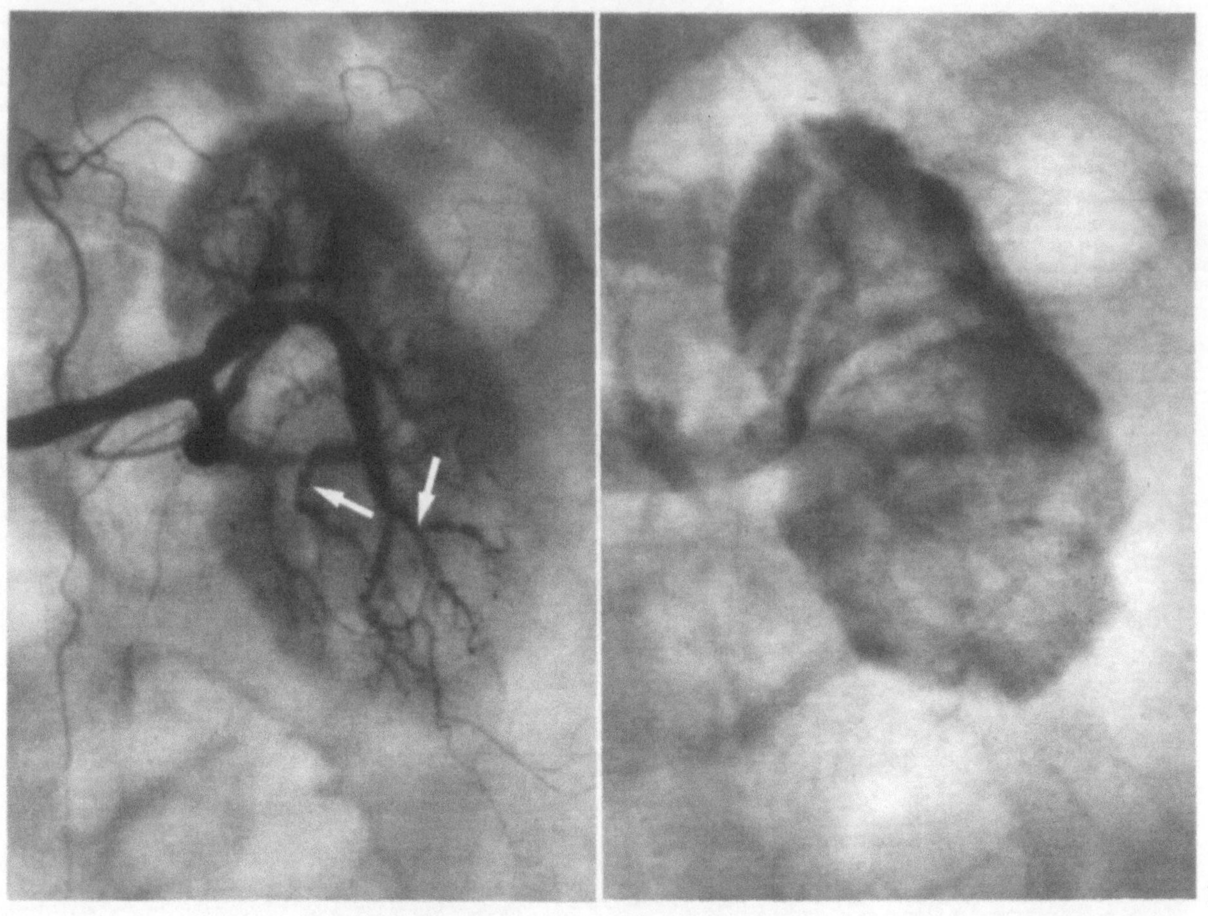

Abb. 5.34a u. b. Maligne Nephrosklerose, vaskuläre Schrumpfniere (1:1). (a) Multiple Stenosen und Lumenunregelmässigkeiten der Interlobararterien. Keine Füllung der Rindengefäße. Flußverlangsamung. Reduziertes Nierenarterienlumen. (b) Inhomogenität des Nephrogramms durch Infarktareale und Regeneratknoten bedingt

6. Zystische Nierenerkrankungen

P. Meiisel

Einteilung der zystischen Nierenerkrankungen

A. Parenchymzysten:

Rinde: *Mark:*

Einfache Zysten: Juvenile Nephro-
Solitär oder   nophthise
multipel   Markschwammniere
Unilateral oder   Kelchzysten
bilateral

B. Extraparenchymale Zysten:
Pararenale Zysten
Perirenale Pseudozysten (Urinom)

C. Polyzystische Nieren-Erkrankung (PZN)
(Zystenniere):
  I. Erwachsenenform
 II. Jugendliche Form
    a) PZN der Neugeborenen
    b) PZN im Kindesalter

D. Renale Dysplasien:
Multizystische Niere (Blastemzyste)
Fokale und segmentale Dysplasien,
verbunden mit Harnwegsobstruktion.
Multilokuläre Zyste

E. Entzündliche, neoplastische,
traumatische Zystenformen.

(Nach Elkin u. Bernstein, 1969)

Das angiographische Bild der Zyste

Nierenzysten sind in ihrer Entstehung und Lokalisation unterschiedlich. Dennoch weisen sie im Angiogramm ein einheitliches Grundmuster auf:

1. In der *arteriellen Phase* findet sich ein runder, avaskulärer Defekt mit bogiger Verlagerung oder Streckung der normalen Ge-

fäße ohne Penetration. Die A. renalis zeigt in der Regel keine Auffälligkeiten.
In der *Parenchymphase* kommt es entsprechend den avaskulären Bezirken zur Darstellung von Aufhellungen.

2. Wenn die Zysten die Nierenkontur überragen, stellt sich eine spornartige Ausziehung dar, die durch Abheben des marginalen Parenchyms bei langsam expandierendem Prozeß entsteht (Dautrebande u. Mitarb., 1967). Dieser Sporn ist aber nicht pathognomonisch und findet sich sehr selten auch bei langsam wachsenden Malignomen (Abb. 8.27).

3. Als drittes Kriterium für eine Zyste ist ihre strichdünne, glatte Berandung anzusehen. Sie läßt sich mit selektiver Nierenarteriographie nicht immer darstellen: Ihre Abbildung ist an eine Ganzkörperkontrastierung gebunden (Martin u. Mitarb., 1972) (Abb. 6.1).

4. Das retrograde *Venogramm* läßt die arteriell manchmal nur angedeuteten Veränderungen wegen der größeren Verformbarkeit der Venen deutlich erkennen (Abb. 6.4).

6.1. Parenchymzysten

6.1.1. Die einfache Nierenzyste oder Solitärzyste

Diese Zystenform wird als erworbene Erkrankung angesehen, deren Häufigkeit mit dem Alter zunimmt (Abb. 6.2, 6.3). Ihre Entstehung wird nach Hepler (1930) als Retentionszyste bei Tubulusverschluß und zusätzlicher Ischämie durch Gefäßobstruktion verstanden. Als auslösender Faktor wird eine lokale Entzündung diskutiert.

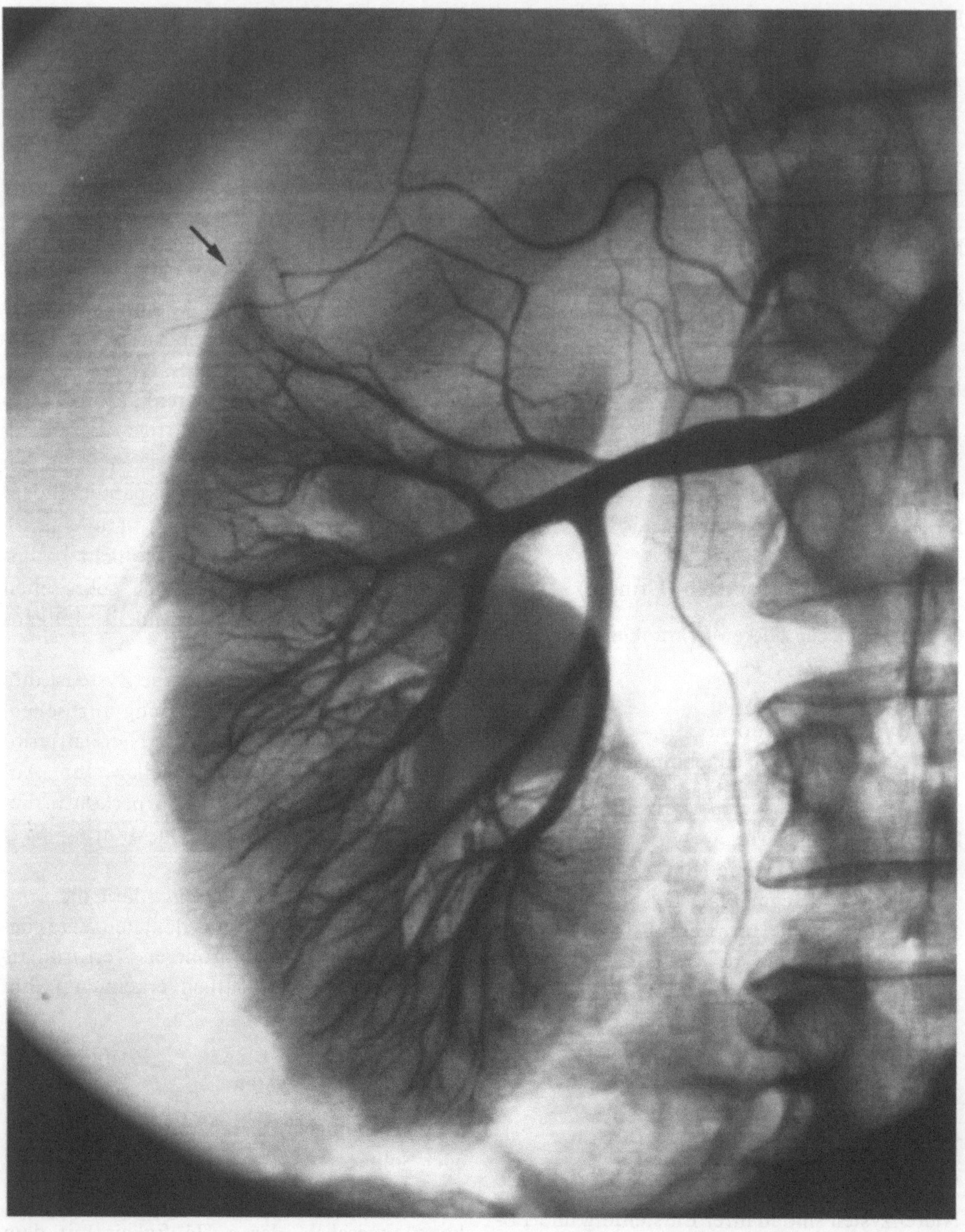

Abb. 6.1a u. b. Solitärzyste im oberen Pol. (a) Spätarterielle Phase: Gefäßleerer Bezirk im oberen Nierenpol. Keine
Gefäßpenetration. Überlagerung durch Kapsel- und Nebennierenarterien (schlanker Pfeil). (b) Parenchymphase: Aufhellung, Sporn, zarte Berandung. Zähnelung der kaudalen Kontur durch kleine Kortikaliszysten (breiter Pfeil)

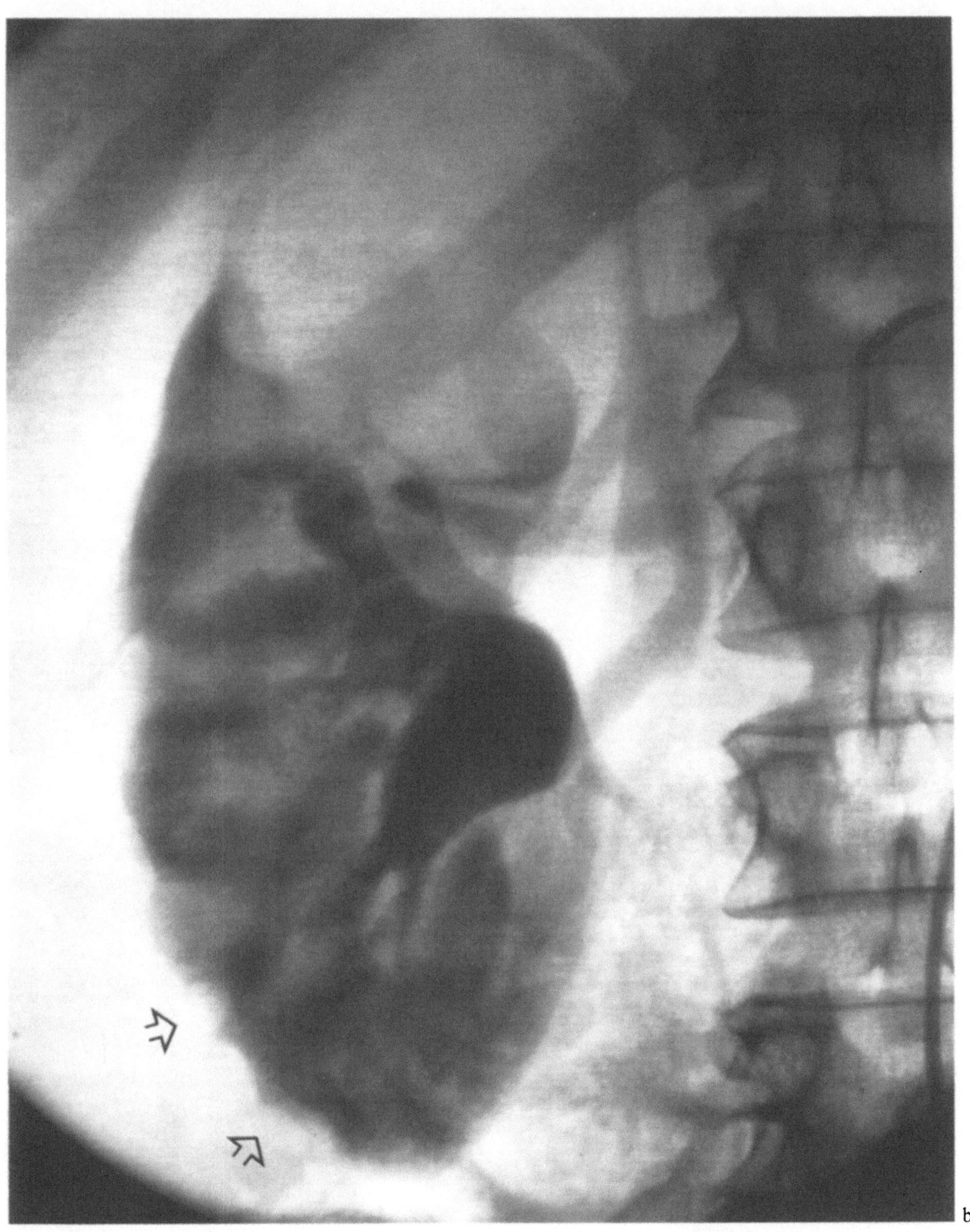

b

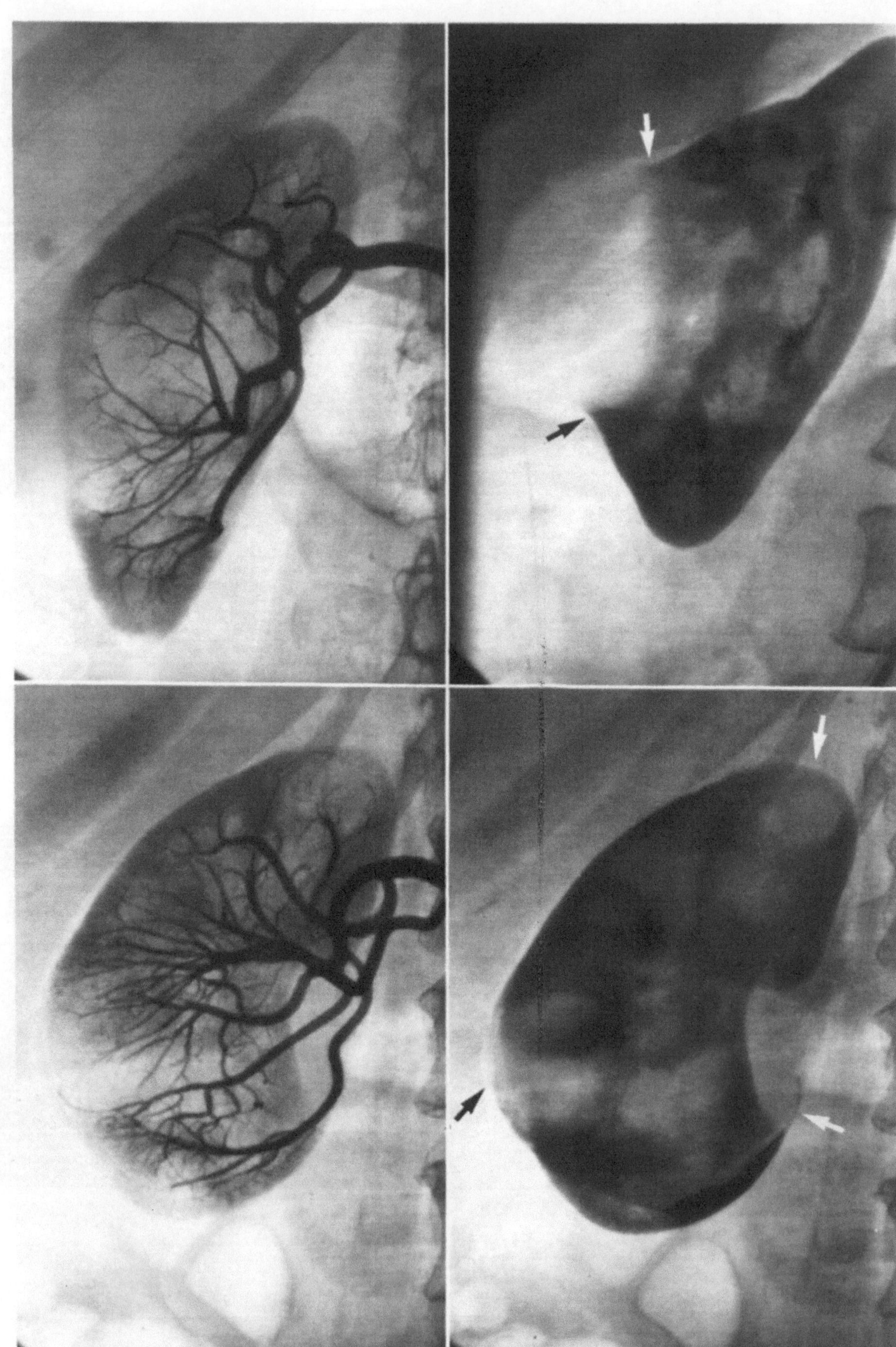

6.2a/b
6.3a/b

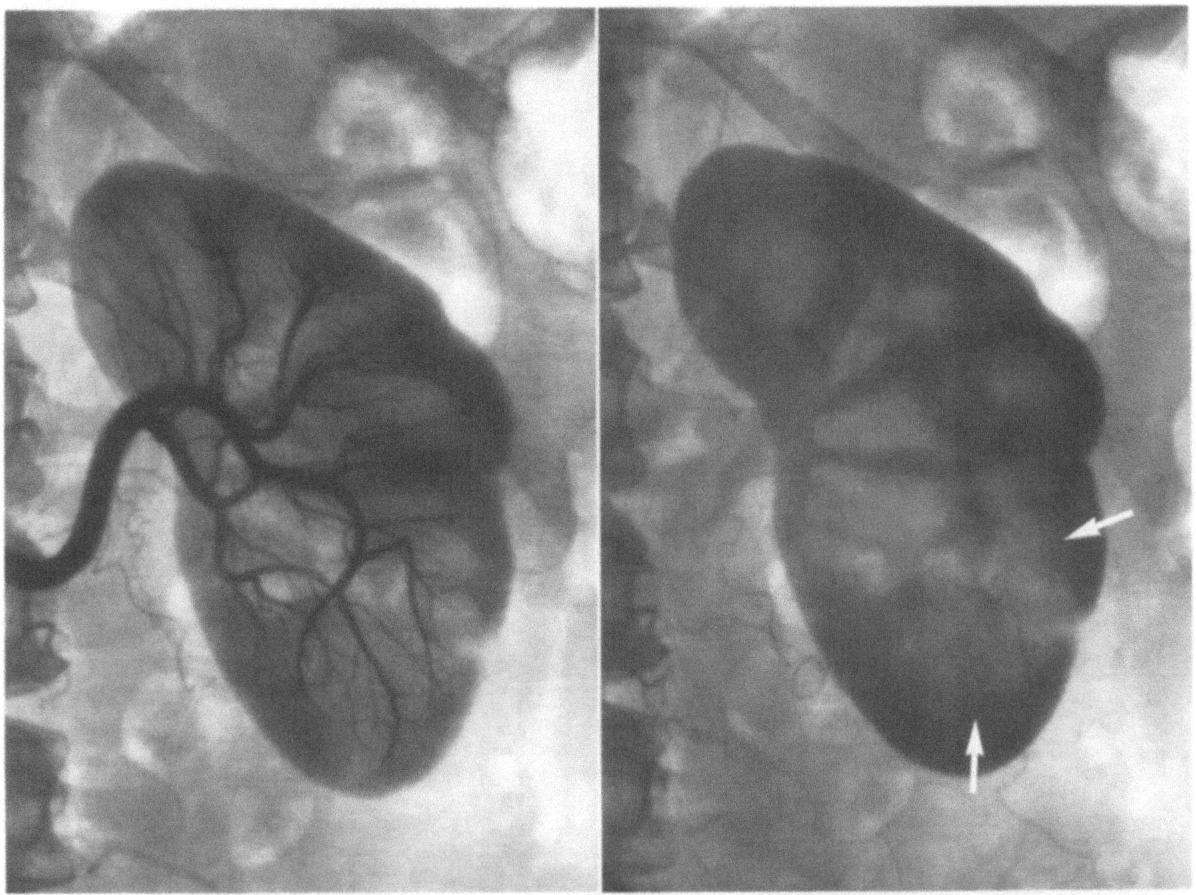

6.4a/b
c

Abb. 6.4a–c. Solitärzyste im unteren Pol. (a) Im unteren
Pol Verlagerung der Interlobararterien, Verschmälerung
der Kortikalis. (b) In der Parenchymphase flauer Aufhellungsbezirk (Pfeil). (c) Im retrograden Phlebogramm Abgrenzung der Zyste durch Verlagerung der Vv. interlobares. Die Zyste erreicht die äußere Nierenkontur. Keine
Füllung der Vv. interlobulares in diesem Bereich

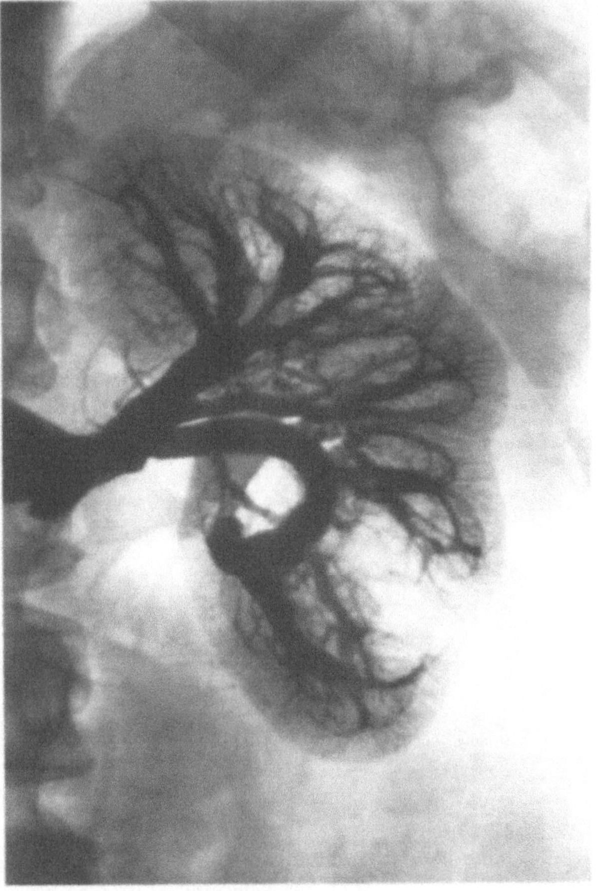

◁ Abb. 6.2a u. b. Große Solitärzyste im mittleren Nierendrittel. (a) Gefäßarmer Bezirk im mittleren Nierendrittel
(Pfeile). (b) In der gedrehten Aufnahme der Parenchymphase deutliche Abbildung der Zyste mit Spornbildungen
(Pfeile)

Abb. 6.3a u. b. Drei isolierte Zysten. (a) Verlagerung
der Segment- und Interlobararterien. (b) In der Parenchymphase gute Begrenzung der Zysten (Pfeile)

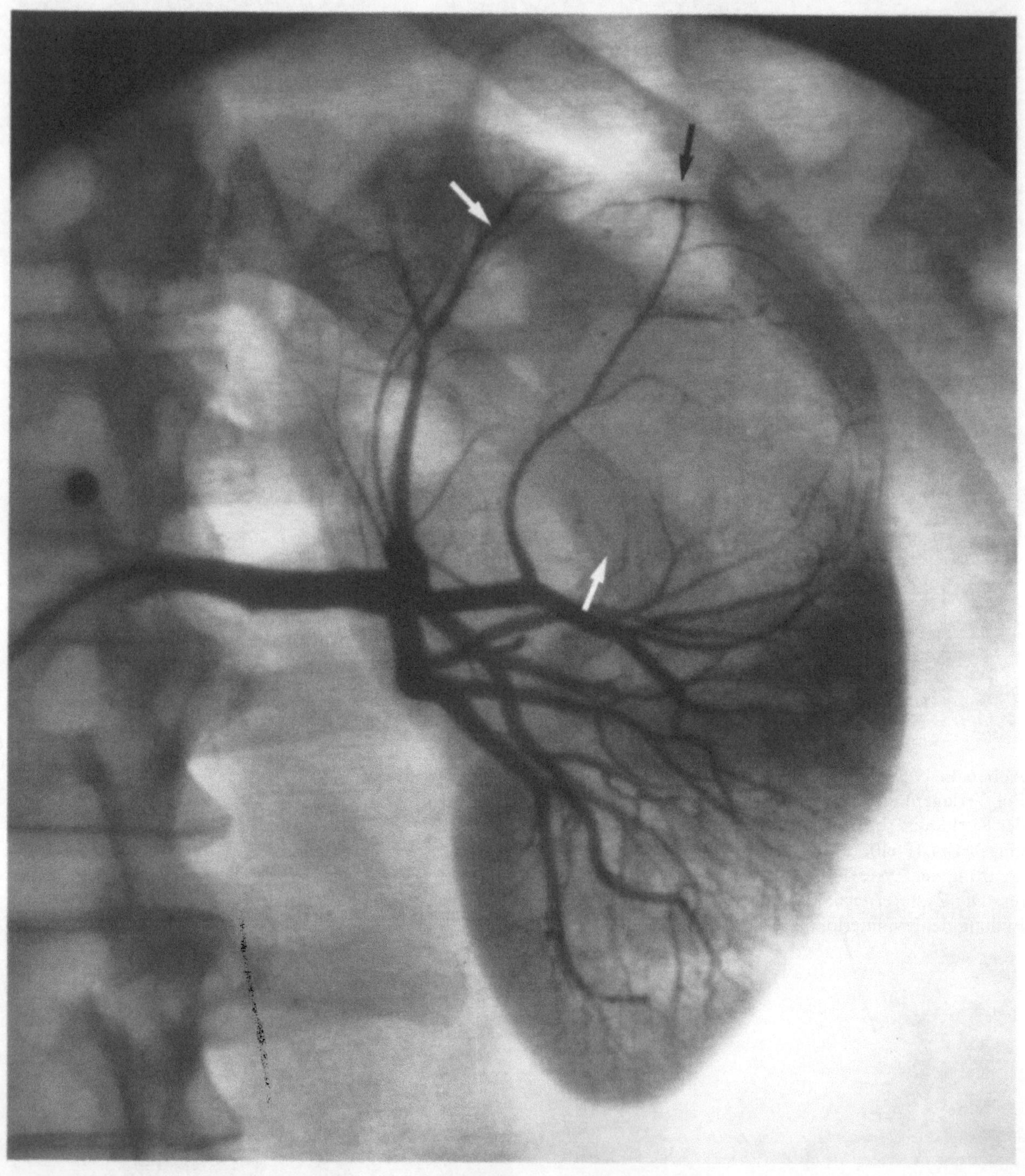

a

Abb. 6.5a u. b. Nekrotisches hypernephroides Karzinom. (a) Großer gefäßarmer Bezirk im oberen Pol. Pathologische Gefäße an der kaudalen, lateralen und kranialen Berandung mit kleinem Kontrastmittelsee (Pfeile). (b) Avaskulärer Bezirk mit verdicktem lateralen Randsaum (Pfeil), kein Parenchymsporn

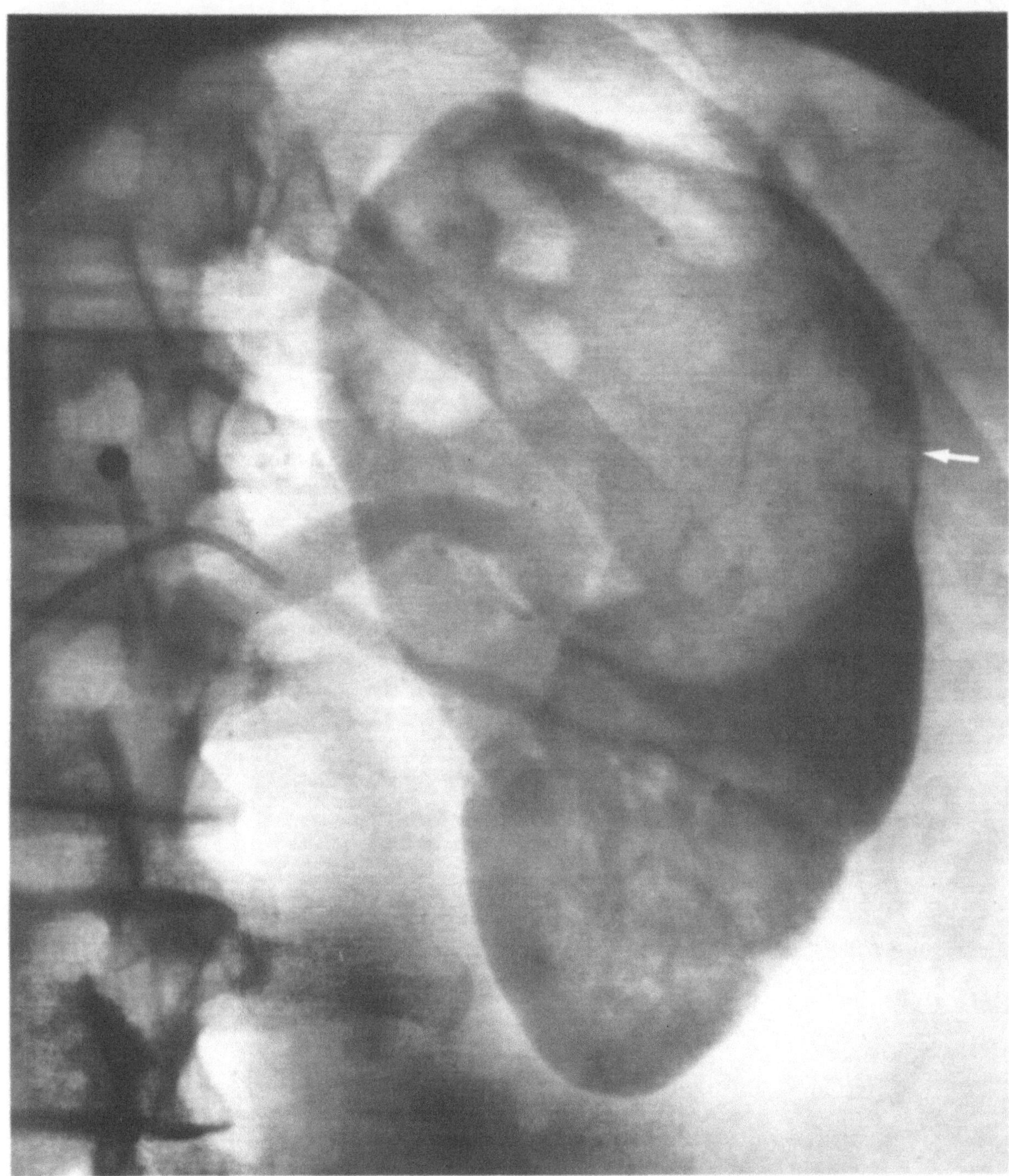

b

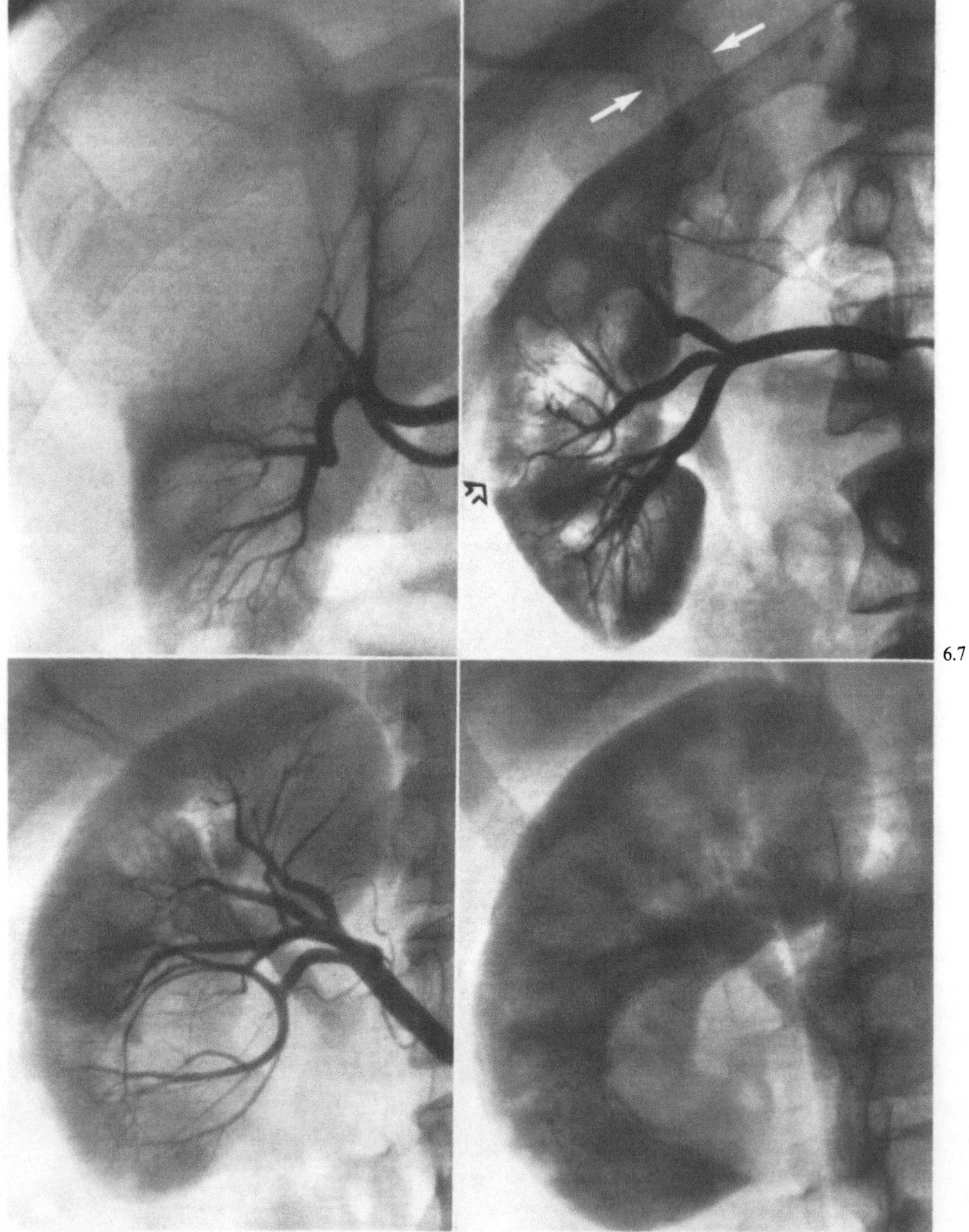

Abb. 6.6. Solitärzyste mit schaligem Kalkrand

Abb. 6.7. Regressiv verändertes, exophytisches hypernephroides Karzinom am oberen Pol. Schalenförmige Verkalkungen im cranio-lateralen Rand (Pfeil). Schollige Verkalkungen zentral (Pfeil). Kein Nachweis pathologischer Gefäße. Mehrfach versorgte Niere. Solitärzyste lateral (dicker Pfeil)

Abb. 6.9a u. b. Parapelvine Zyste. (a) Avaskulärer verdrängender Bezirk am unteren Pol medial. (b) Infrahilärer Aufhellungsbereich mit Spornbildung

Die Möglichkeit des Zystenursprungs von Kelchdivertikeln, die ihre Verbindung zum Nierenhohlsystem verloren haben, wird ebenfalls angenommen (BECKER und SCHNEIDER, 1975).

Die Nierenzyste stellt im Erwachsenenalter, wenn nicht Flankenschmerz oder Hämaturie einen Hinweis ergeben, einen Zufallsbefund dar.

Der Häufigkeitsgipfel liegt im 5.–6. Lebensjahrzehnt.

Im Sektionsgut Erwachsener werden in 50% Zysten der Niere gefunden: Zu 50% im unteren, 30% im oberen und 20% im mittleren Nierendrittel.

Die einfachen Zysten gehen von der Rinde aus, können solitär oder, häufiger, multipel sowie einseitig oder beidseitig auftreten. Sie stellen die überwiegende Anzahl der wegen Verdacht auf Tumor durchgeführten angiographischen Untersuchungen.

Die Bedeutung der Angiographie bei Nierenzysten liegt in der Möglichkeit, sie von neoplastischen Raumforderungen zu differenzieren.

Differentialdiagnostisch müssen nekrotische hypernephroide Karzinome und solche mit Überwiegen der tubulären und papillären Elemente abgegrenzt werden (Abb. 6.5). Der Nachweis einer parasitären Gefäßversorgung aus der Umgebung spricht eindeutig gegen eine simple Zyste und für Karzinom oder entzündlich-nekrotisierenden Prozeß (zum Thema: Verkalkungen und Raumforderungen der Niere, Zyste und Tumor in einer Niere, sowie Entartung von Zysten s. Kapitel 8) (Abb. 6.6, 6.7). Abszesse zeigen einen typischen Kontrastschleier sowie einen hyperämischen Randsaum in der Parenchymphase.

In Fällen, wo die Diagnose einer Zyste zweifelhaft erscheint, sollte die Pharmakoangiographie zu Hilfe genommen werden.

Unabhängig von den angiographischen Ergebnissen sollten als Zysten erscheinende Raumforderungen in jugendlichem Alter wegen ihrer Seltenheit einer Histologie zugängig gemacht werden.

6.1.2. Pyelogene Zysten
(Kelchdivertikel, Kalixzysten)

Sie sind urographisch hinreichend erfaßbar und stellen keine Indikation zur Angiographie dar.

Die *Fibrolipomatose* ist urographisch mit großer Sicherheit zu erkennen und dürfte nur sehr selten als Raumforderung imponieren und dann eine Angiographie rechtfertigen (Abb. 6.16).

6.1.3. Familiäre juvenile Nephronophthise
(Idiopathische parenchymatöse Schrumpfniere)

Nach der Beschreibung durch FANCONI (1951) wurde über die Erkrankung in nur wenig mehr als 100 Fällen berichtet.

SMITH und GRAHAM (1945) haben die Erkrankung „medullary cystic disease" genannt.

Die Nephronophthise stellt eine chronische familiär auftretende Erkrankung unbekannter Ätiologie dar, die im Kindes- und Ju-

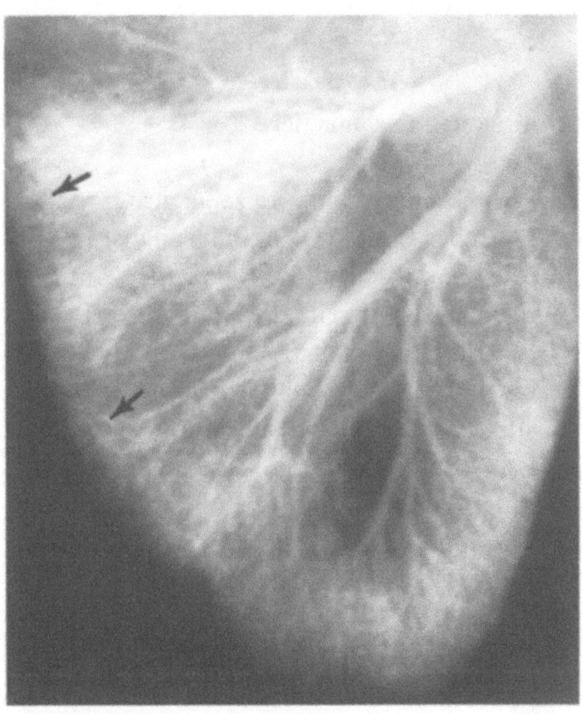

Abb. 6.8. Nephronophtise. Vergrößerungsangiographie. Kleine zystische Aufhellungen, vorwiegend am Mark-Rindenübergang (Pfeile), Rindenverschmälerung (Dr. J.J. BOOKSTEIN, University of California, USA)

gendalter entdeckt wird. Sie ist klinisch durch die Symptomen-Trias Anämie, fortschreitende Urämie und Salzverlust gekennzeichnet.

Das pathologisch-anatomische Substrat stellen Zysten in der Rinde und in der Mark-Rindengrenze dar, deren Größe von mikroskopischer Kleinheit bis zu 2 cm Durchmesser reicht. Sie sind mit kubischem Epithel ausgekleidet.

Das Urogramm kann die Erkrankung nicht nachweisen. Die Arteriographie gestattet es, die Diagnose in Zusammenhang mit der Klinik mit großer Sicherheit zu stellen (MENA u.Mitarb., 1974).

Die Aufnahmen müssen von optimaler Qualität und möglichst mit Vergrößerungstechnik hergestellt sein. Die Nieren sind im allgemeinen verkleinert mit glatten Konturen. Die Rinde ist schmal, und die Mark-Rindengrenze ist verstrichen.

Die Aa. arcuatae und interlobares sind bei Vorliegen größerer Zysten ausgezogen und verlagert.

In der Parenchymphase sind der Nachweis von Zysten in der Mark-Rindengrenze und die verschmälerte Corticalis die wesentlichen Zeichen (Abb. 6.8).

6.1.4. Markschwammniere

Die Markschwammniere zeigt urographisch ein typisches Bild. Die Veränderung ist häufig, und die Diagnose wird bei 0,5% aller Untersuchungen zu stellen sein. Sie ist nach der Potterschen Klassifizierung (s. unten) in die Form III eingeordnet und stellt eine Entwicklungsstörung in den Sammelrohren dar.

Es besteht eine unterschiedliche Ausprägung der Sammelrohraufweitungen in den Pyramiden und Papillen. Sie variiert von geringer Dilatation bis zu zystenähnlichen Hohlräumen.

Angiographische Untersuchungen sind zur Diagnose nicht erforderlich.

Es werden auch keine wesentlichen Veränderungen des Gefäßbildes beschrieben. Die arterielle Versorgung der Medulla ist zu gering, um Verlagerungen erkennen zu lassen. In der Parenchymphase können allerdings in ausgeprägten Fällen Aufhellungen bestehen.

6.2. Extraparenchymale Zysten

6.2.1. Pararenale Zysten, parapelvine Zysten

Dies sind relativ seltene Zysten, die sich im Nierenhilus, unmittelbar am Nierenbecken, finden. Hier führen sie zu Verdrängungserscheinungen, so daß sie im Urogramm als Raumforderung am Hilus erscheinen.

Sie werden gewöhnlich als Lymphzysten bei postinfektiösen Verschlüssen von hilusnahe gelegenen Lymphgefäßen angesprochen, doch werden auch kongenitale Fehlentwicklungen diskutiert. Echte parapelvine Zysten sind jedoch selten; die überwiegende Zahl der hilusnah gelegenen Zysten sind Parenchymzysten.

Die Angiographie zeigt die typischen Veränderungen einer Zyste (Abb. 6.9).

6.2.2. Pararenale Pseudozysten
(Urinom, Hydrocele renalis,
pararenale Pseudohydronephrose u.a.m.)

Eine chronische Extravasation von Urin in den paranephritischen Raum unter Bildung einer fibrösen Kapsel bezeichnet man als Pseudozyste, im Gegensatz zur echten Zyste mit epithelialer Auskleidung.

Fast ausschließlich ist sie Folge von Traumen, sei es nach Unfall oder iatrogen.

Abflußbehinderungen fördern zunächst die Pseudozystenbildung, die eintretende Druckerhöhung in der Zyste verlangsamt die Größenzunahme.

Entsprechend dem Ort der Urinfistel wird die Niere eine unterschiedliche Verlagerung zeigen.

Die Diagnose wird aus dem Späturogramm gestellt, so daß die Angiographie primär nicht zur Diagnosestellung indiziert ist (Abb. 6.14).

6.3. Die polyzystische Nierenerkrankung

Die polyzystische Nierenerkrankung ist weder klinisch noch radiologisch noch pathogenetisch ein einheitliches Krankheitsbild.

Von der Erwachsenenform wird die jugendliche Form als selbständige Einheit abgegrenzt, diese wieder in eine Neugeborenen- und kindliche Variante unterteilt, wobei erstere mit dem Leben nicht vereinbar ist.

Die polyzystische Nierenerkrankung im Kindesalter wird häufig durch die begleitende Lebererkrankung erkannt (kongenitale Leberfibrose oder kongenitale biliäre zystische Adenomatose). Die Differenzierung der kindlichen Form von der bereits im jugendlichen Alter in Erscheinung tretenden Erwachsenenform kann schwierig sein.

Die Erwachsenenform, wahrscheinlich autosomal dominant vererblich, wird im allgemeinen zwischen dem 4. und 5. Dezennium manifest. Nach Auftreten von Symptomen beträgt die Lebenserwartung selten mehr als 10 Jahre. Urogramm und Nephrotomogramm, wegen Flankenschmerz, Hämaturie oder Niereninsuffizienz durchgeführt, sind meistens ausreichende Maßnahmen zur Sicherung der Diagnose.

Die Nieren sind beidseits vergrößert; ein einseitiger Nierenbefall wird in 4–14% beschrieben. Der Befund kann jedoch von Seite zu Seite so stark variieren, daß Einseitigkeit vorgetäuscht wird.

Die häufigsten Komplikationen sind Nephrolithiasis und Infektion.

Verkalkungen von einzelnen Zysten wurden beobachtet, neoplastische Entartungen sind eine große Seltenheit (Abb. 6.11).

Der Arteriographie der Nieren kommt weniger eine diagnostische als eine prognostische Bedeutung zu; zudem ist sie vor operativen Eingriffen (z.B. Zystenpunktionen) sinnvoll. Außerdem läßt sich mit der Gefäßdarstellung die Frage weiterer Organmißbildungen beantworten:

Ein Befall der Leber findet sich in etwa einem Drittel der Patienten, weitere zystische Organveränderungen betreffen das Pankreas, die Lunge, die Milz und die Ovarien (Abb. 6.12).

Die angiographischen Zeichen der polyzystischen Nierenerkrankung

Arterielle Phase: Die Niere ist durchsetzt von multiplen Zysten unterschiedlicher Größenordnung; entsprechend zeigen sich mehr oder weniger ausgeprägte Verlagerungen, Kompressionen und Streckungen der insgesamt rarefizierten Gefäße. Die A. renalis vermindert ihr Lumen im Verhältnis zum Funktionsverlust.

Parenchymphase: Es findet sich ein pathognomonisches Bild mit multiplen, scharf abgesetzten Aufhellungen von 0,5–10 cm Durchmesser, die die gesamte Niere durchsetzen („Schweizer Käse").

Das konstrastmitteleinlagernde Restparenchym erlaubt eine Abschätzung der verbliebenen Funktion. Die Oberfläche der Niere ist je nach Größe der peripher gelegenen Zysten gebuckelt (Abb. 6.10).

Retrogrades Phlebogramm: Bei der Einfachheit der Diagnose im arteriellen Angiogramm ist nur gelegentlich die selektive retrograde Darstellung notwendig.

Entsprechend dem erhöhten Druck in den zystischen Nieren ist die venöse Darstellung erschwert. Es zeigen sich Verlagerungen der Venen, gewöhnlich parallel zum arteriellen Verlauf, jedoch können wegen der Druckverhältnisse ungewöhnliche Umgehungskreisläufe gefunden werden.

Die Differentialdiagnose betrifft nahezu ausschließlich die Angiomyolipome bzw. Angiomyolipomatose der Niere: Die klinischen Zeichen der tuberösen Sklerose sowie die im Kapitel 8 beschriebenen arteriellen Gefäßveränderungen lassen diese Krankheit meist sicher abgrenzen.

Der Ausschluß einer Niere mit multiplen Zysten gelingt leicht.

6.10a/b
6.11a/b

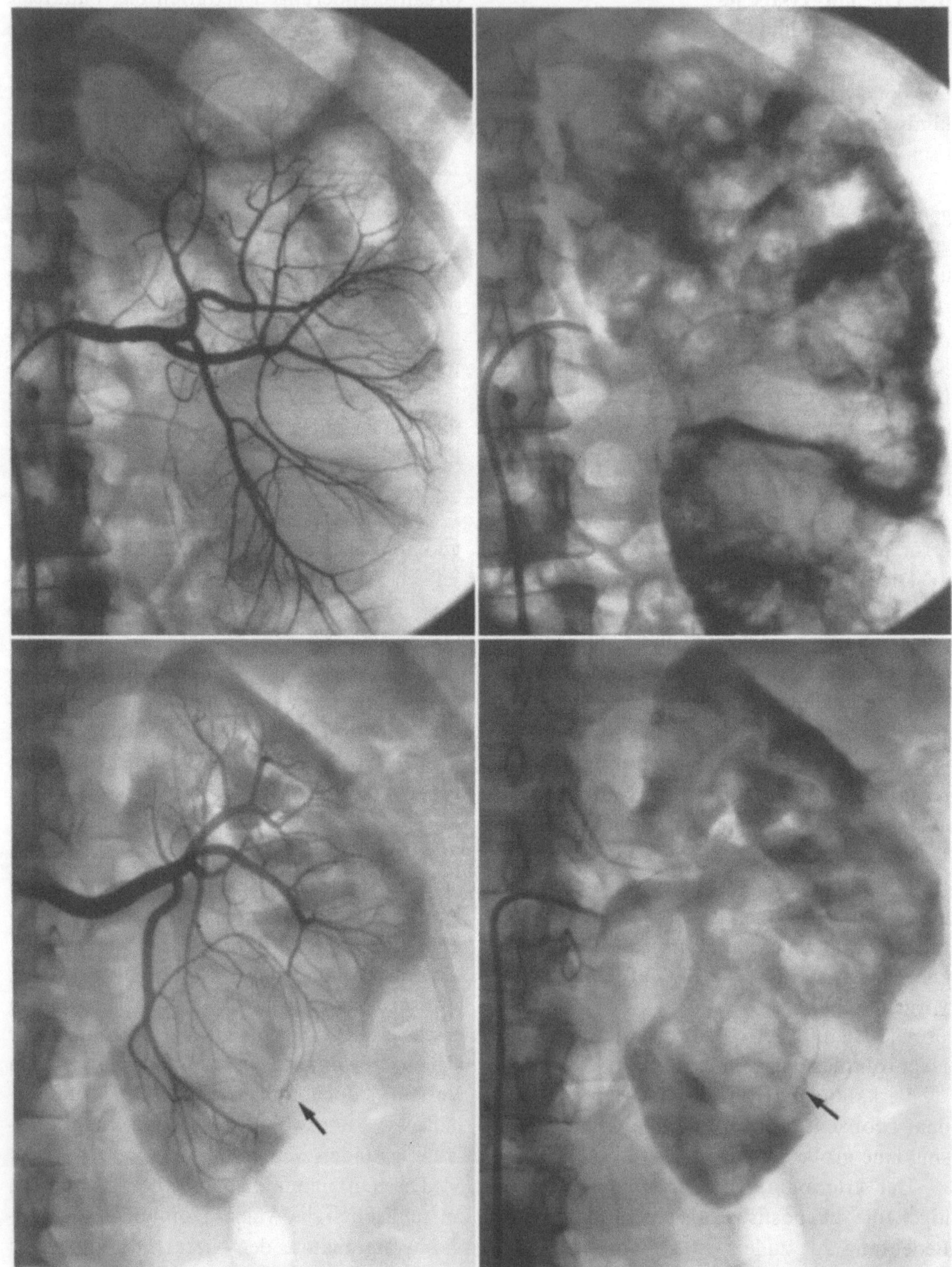

Abb. 6.10a u. b. Polyzystische Nieren. Fortgeschrittenes Stadium. Vergleiche Abb. 8.6a u. b. (a) Die Arterien umfassen bogig gestreckt die größeren Zysten. Rarefizierung des Gefäßbaums. Erhebliche Organvergrößerung. Schmale Nierenarterie mit arteriosklerotischem Plaque. (b) Typisch wabiges Bild mit unterschiedlich großen Zysten

Abb. 6.11a u. b. Hochdifferenziertes Adenokarzinom in polyzystischer Niere: Kontrastmittelseen mit Resten arterieller Füllung (Dr. M. Meves, Klinikum Charlottenburg, Berlin)

6.4. Renale Dysplasien

6.4.1. Die multizystische Niere
(Blastemzyste, „Knollenniere", unilateral multicystic kidney)

Die multizystischen Nieren ähneln einem Bündel Trauben unterschiedlicher Größe. Ihr Durchmesser wird von 0,5–8 cm angegeben. Die Zysten kommunizieren nicht miteinander, und normales Gewebe wird nicht gefunden. Die Zystenwandungen neigen zu Kalkeinlagerungen, die als typische Ringschatten zu erkennen sind. Das Nierenbeckenkelchsystem ist rudimentär oder total verödet, der Ureter ist fast immer hypoplastisch oder atretisch.

Urographisch ist die Niere stumm. Vielfach wird fälschlich eine Agenesie angenommen.

Oft ist die Arterie zu klein, um aortographisch sichtbar zu werden.

Eine selektive Darstellung ist wegen der Enge des Nierenarterienlumens selten durchführbar, zumal das Gefäß häufig genug verschlossen ist. Bei freier Durchgängigkeit der A. renalis finden sich feine, annähernd fächerförmig verlaufende Gefäße, die die isoliert liegenden Zysten umspinnen (Abb. 6.13).

Abgesehen von den Blastemzysten ist das Bild mit demjenigen einer „normalen" Aplasie identisch (Abb. 3.2).

6.4.2. Multilokuläre Nierenzysten

Diese Dysplasie ist in ihrer Morphogenese von anderen zystischen Nierenerkrankungen abtrennbar, läßt sich aber urographisch nicht hinreichend differenzieren.

Makroskopisch findet sich neben einem normalen Parenchymrest eine zystische Veränderung mit multiplen Septen.

Angiographisch liegen nur wenige Berichte vor. Die Untersuchung ist im wesentlichen zum Ausschluß von malignen Neubildungen angezeigt (Abb. 6.15).

Dysplasien sind Mißbildungen, deren Nephren und Sammelrohre eine diffus oder lokal gestörte Differenzierung aufweisen. Unterschiedliche Auffassungen über ihre Entstehung haben zunächst zu einer Vielzahl von Bezeichnungen geführt. Eine einheitliche Morphogenese der renalen Dysplasien haben 1964 Arbeiten von OSATANONDH und POTTER ergeben (s. Tabelle). Dominierendes angiographisches Zeichen der Dysplasien sind zystische Veränderungen.

Morphogenetische Einteilung zystischer Nierenerkrankungen nach OSATANONDH und POTTER

	Bezeichnungen	Entstehungsmechanismen
POTTER I Erblich Homozygotes rezessives Gen	Hamartöse Zystenniere Schwammniere der Neugeborenen Polyzystische Niere der Neugeborenen Honigwabenniere	Hyperplasie der interstitiellen Anteile der Sammelrohre = lokalisierter Gigantismus der Sammelkanälchen. Ampullärer Teil der Sammelrohre ist normal entwickelt
POTTER II Keine genetischen Zusammenhänge Mögliche exogene Einflüsse	Dysplasien 1. Hypoplastische oder dysgenetische Zystenniere, Knollenniere, Nierenblastemzyste 2. Multizystische Nieren bei einseitigem Befall 3. Multilokuläre Zysten bei umschriebener Ausbildung oder Zystadenome	Hemmung der Ampullenaktivität
POTTER III Erblich Autosomal dominanter Erbgang	Polyzystische Nieren der Erwachsenen Zysten bei tuberöser Sklerose Markschwammniere	Störung der Nierenentwicklung sowohl im Bereich der Ureterknospe als auch des metanephrogenen Blastems
POTTER IV	Zystische Veränderungen bei kongenitalen Stauungsnieren	Ampullenschädigung durch Rückstau bei Ureterverschluß

6.12a/b
c

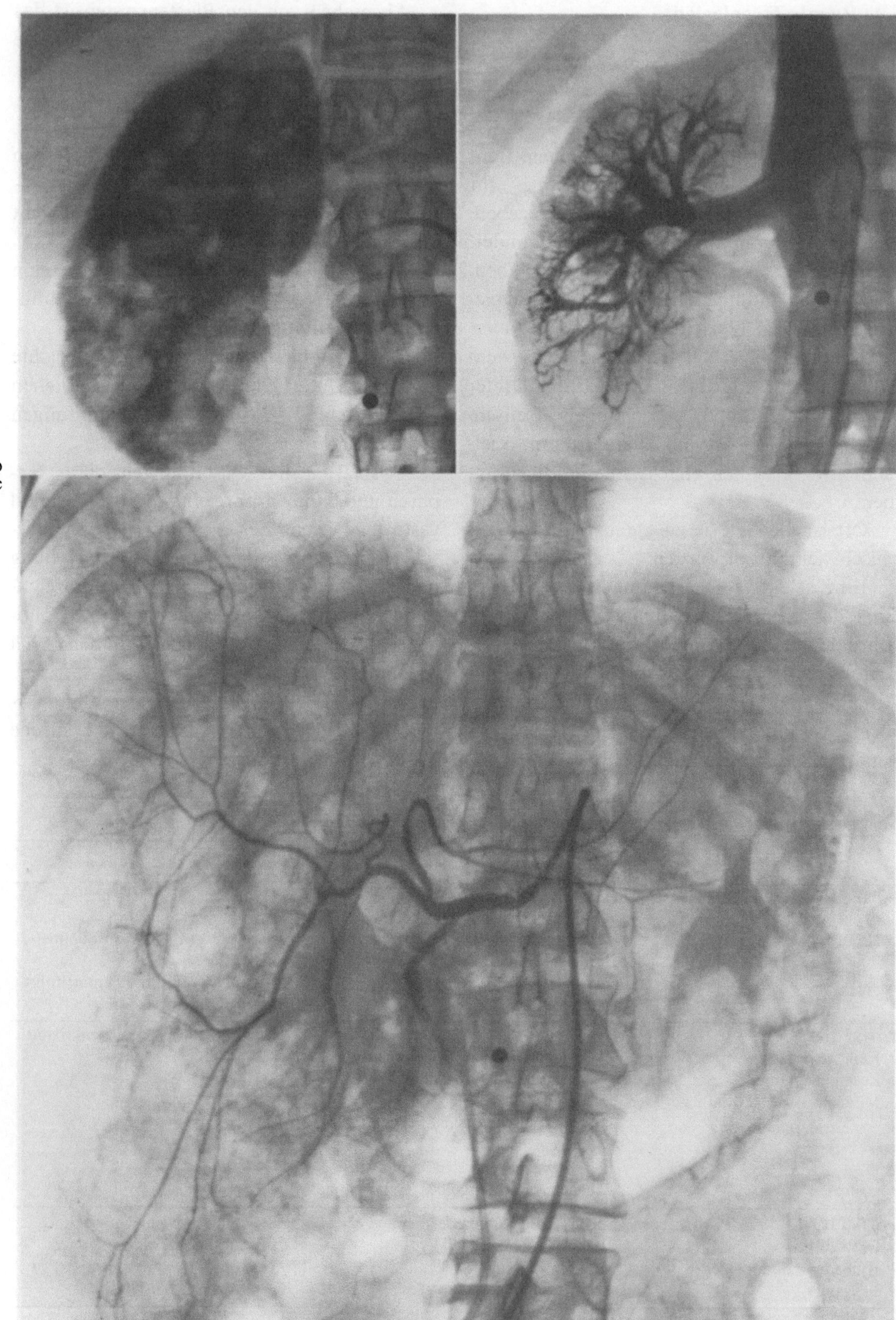

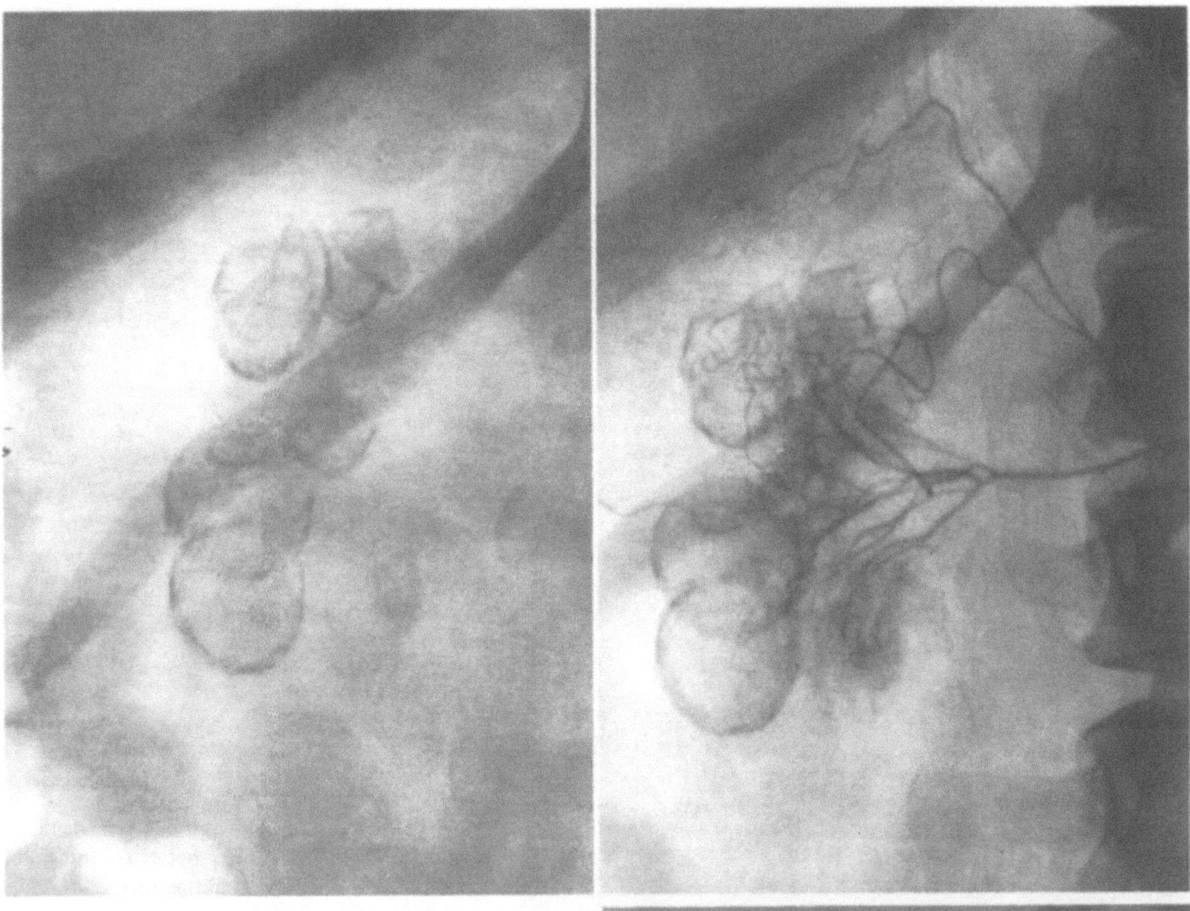

Abb. 6.13a–c. Multizystische Niere (Knollenniere). (a) Pathognomische, schalenförmige Kalkringschatten unterschiedlicher Größe in der Übersicht. (b) Arteriogramm: Rudimentäre Nierenarterie ohne Parenchymnachweis. (c) Früher venöser Rückstrom. Ausgeprägtes perirenales Gefäßnetz, Nebenniere an regelrechter Stelle

6.13a/b
c

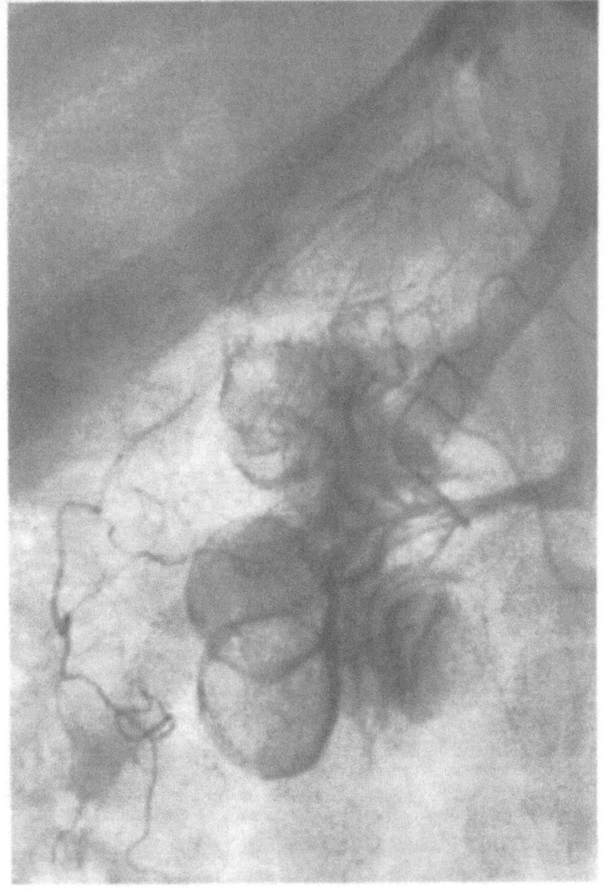

◁ Abb. 6.12a–c. Polyzystische Nieren mit Leberbeteiligung. (a) Parenchymphase: Mäßig ausgeprägte zystische Aufhellungen. (b) Retrogrades Phlebogramm, Verlagerungen der Vv. interlobares um die zystischen Hohlräume. (c) Hepatogramm: Hepatomegalie mit multiplen, bis mandarinengroßen zystischen Veränderungen in beiden Leberlappen

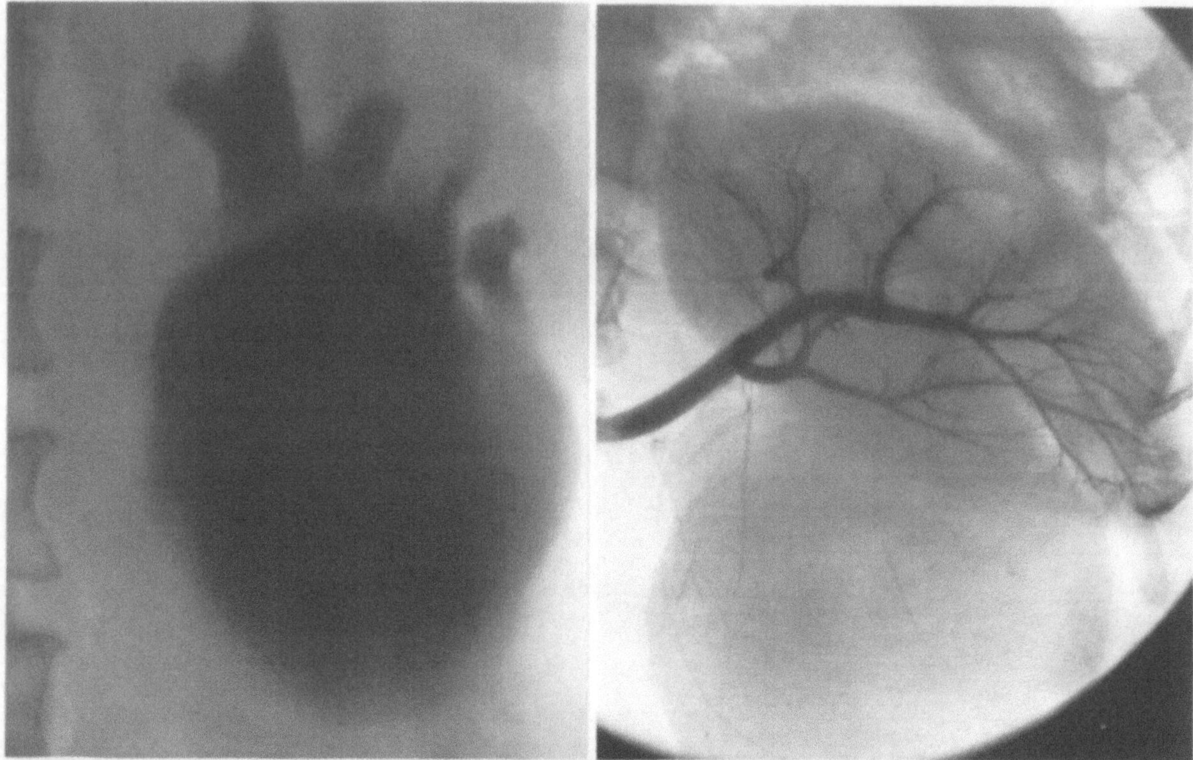

6.14a/b
6.15

Abb. 6.14a u. b. Posttraumatisches Urinom.
(a) Späturogramm. Faustgroßes kontrastiertes
Extravasat. (b) Abkippung der Niere mit mäßiger Rarefizierung des Gefäßbaums

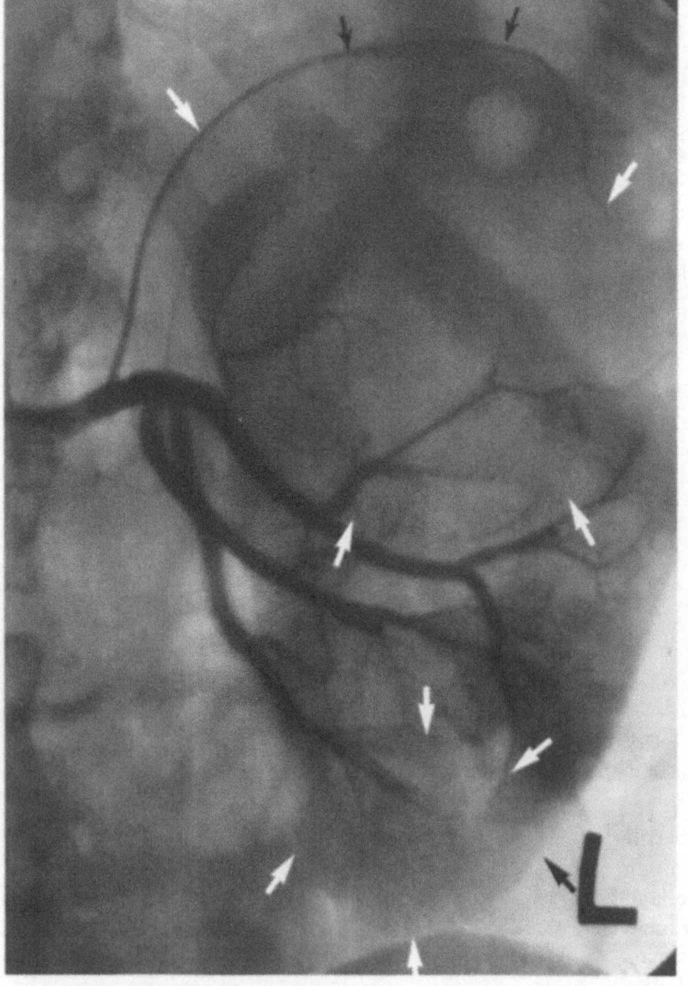

Abb. 6.15. Dysgenetische Nierenzyste (multilokuläre Nierenzyste). Organvergrößerung. Gefäßleerer verbreiterter oberer Nierenpol von der
kranialen Kapselarterie umspannt (Pfeile; Aufhellungsbezirk auch im kaudalen Nierenpool:
Pfeile)

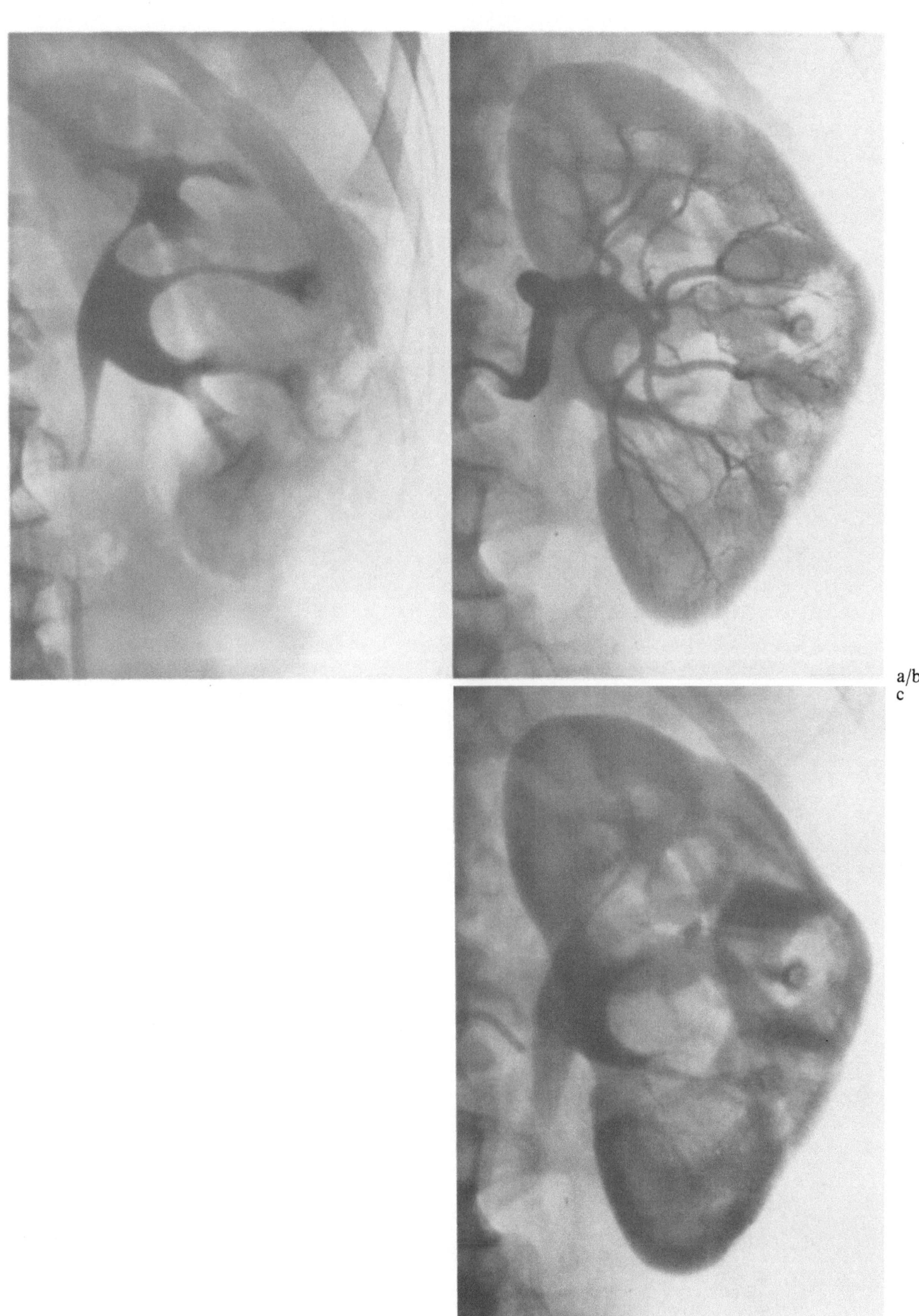

Abb. 6.16a–c. Fibrolipomatose. (a) Urogramm. (b) Arterielle Phase. (c) Parenchymphase

7. Hydronephrose

P. Meiisel

Die Hydronephrose wird im allgemeinen urographisch oder durch retrograde Pyelographie erkannt.

Die Angiographie ist indiziert, wenn diese Methoden nicht zur Diagnose führen, z.B. bei fehlender Kontrastmittelausscheidung oder Gefahr der Keimverschleppung.

Patho-physiologisch bewirkt die Harnstauung über die Druckerhöhung eine Ausweitung des Nierenbeckenkelchsystems und eine Atrophie des Nierenparenchyms. Diese wirkt sich primär an den Markkegeln aus und setzt sich dann auf das gesamte Parenchym fort. Parallel dazu kommt es zur Kompression intrarenaler Gefäße und zur Flußverlangsamung mit der Folge zusätzlicher Parenchymatrophie. Diese Veränderungen wirken sich zunächst an den peripheren Gefäßen aus. Bei diesem Prozeß sind die Tubuli primär befallen; die Glomerula werden aber immer mit einbezogen. Aus diesen Vorgängen lassen sich die angiographischen Befunde ableiten (Abb. 7.1–7.3).

1. Arterielle Phase

Die Segmentarterien verlaufen bogig ausgespannt über das erweiterte Nierenbeckenkelchsystem. Es kommt zur Streckung und Einengung der Arterien und disproportionaler Verminderung in Größe und Anzahl der peripheren Äste (Rarefizierung). Die Kaliberreduktion greift, peripher beginnend, auf die A. renalis über. Die Aa. interlobares und Aa. arcuatae füllen sich verspätet.

2. Parenchymphase

Nur erhaltene Funktionselemente lagern Kontrastmittel ein. So wird das Bild der Parenchymphase von unregelmäßigen Aufhellungen bei lokaler Atrophie bis zu fehlender Kontrastmitteleinlagerung variieren. Die Nierenkontur ist gebuckelt. Die Einziehungen entsprechen den geschrumpften Columnae renales, die Buckel den ausgeweiteten Kelchen.

3. Venöse Phase

Der venöse Rückfluß ist in Abhängigkeit von der Parenchymreduktion zunehmend vermindert.

Das retrograde Pharmakovenogramm spiegelt die Druckverhältnisse in der Niere sta-

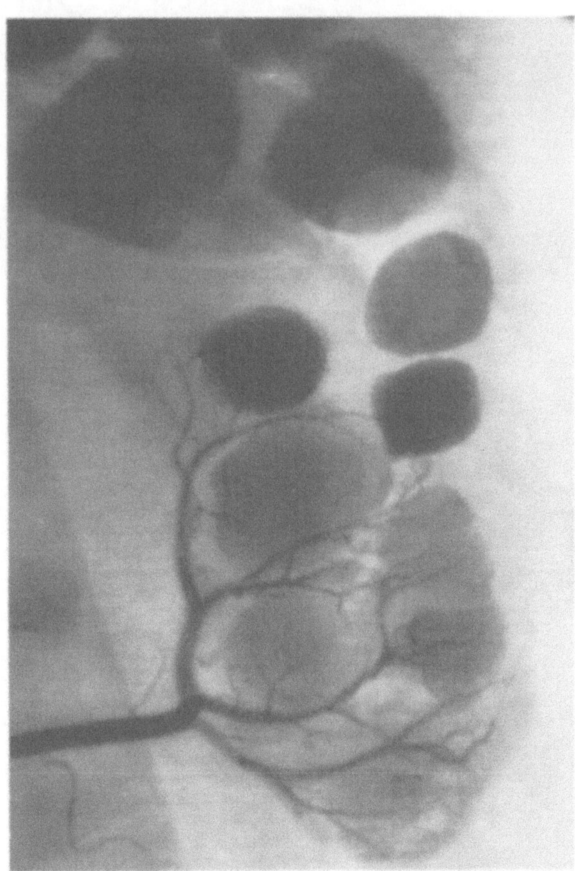

Abb. 7.1. Hydronephrose, dargestellt am Angiogramm einer unteren Polarterie

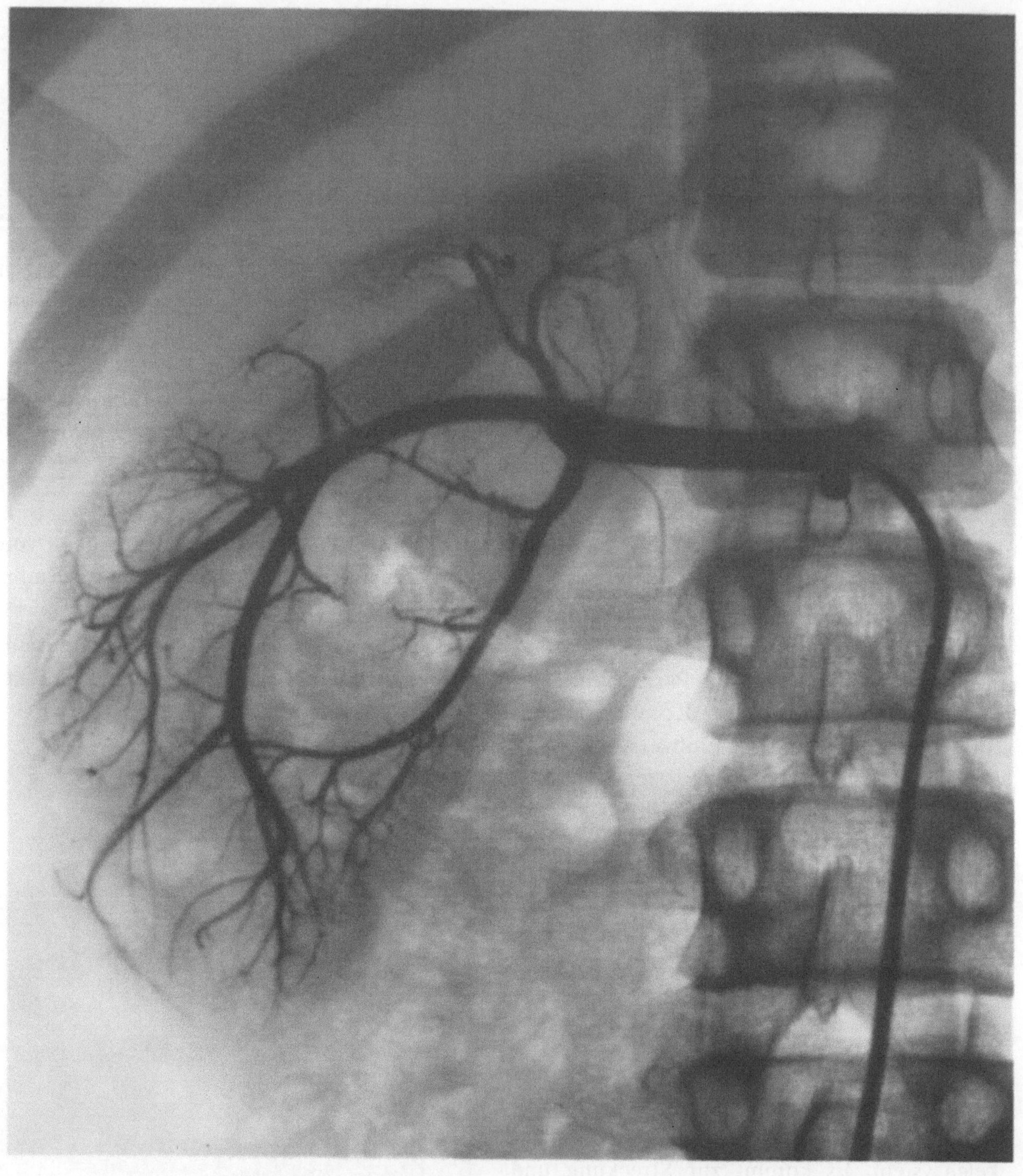

Abb. 7.2a u. b. Hydronephrose im Intermediärstadium. (a) Arteriographie. (b) Parenchymphase. Die Aufhellungen entsprechen den gestauten Kelchen

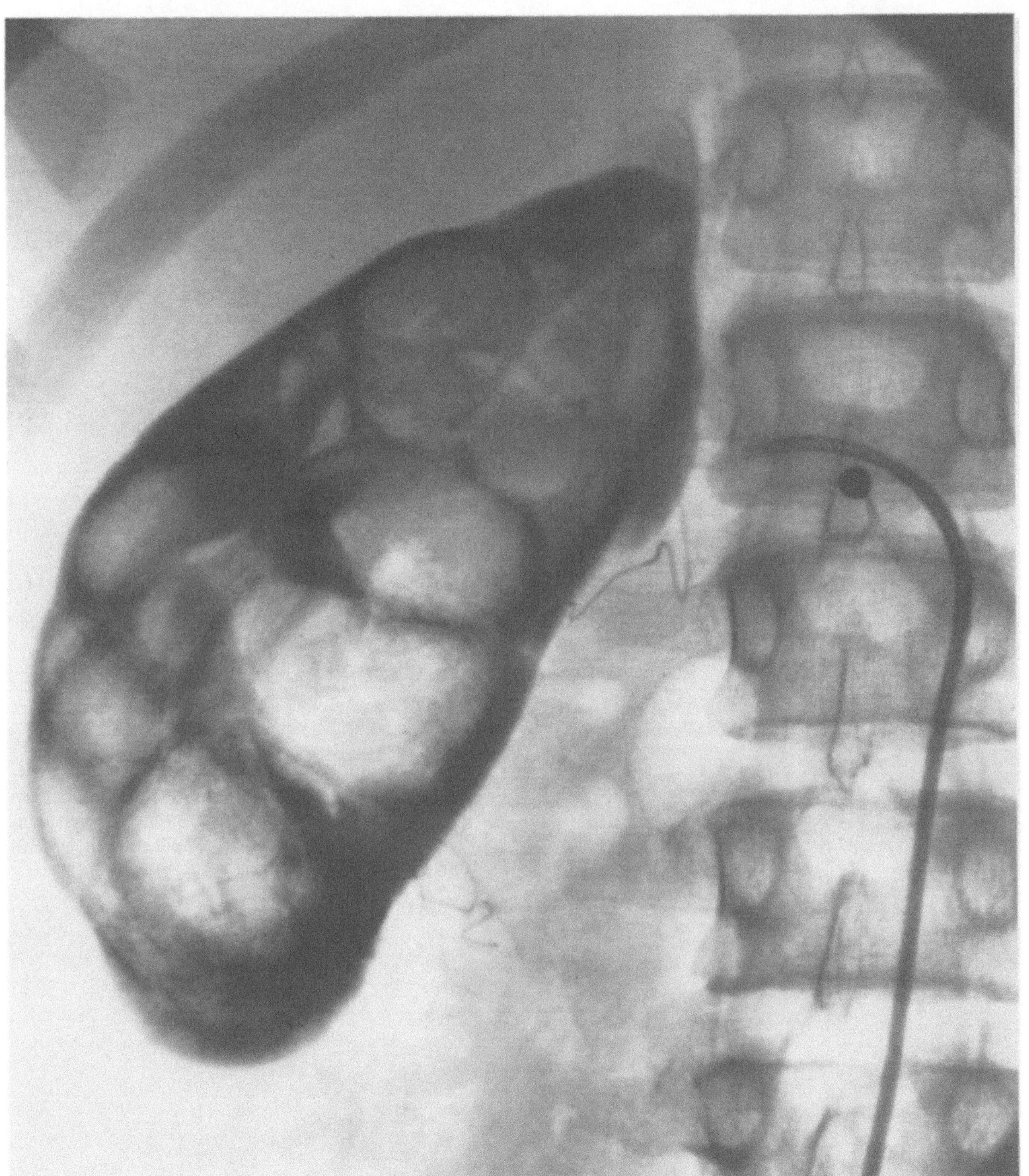

b

a/b
c

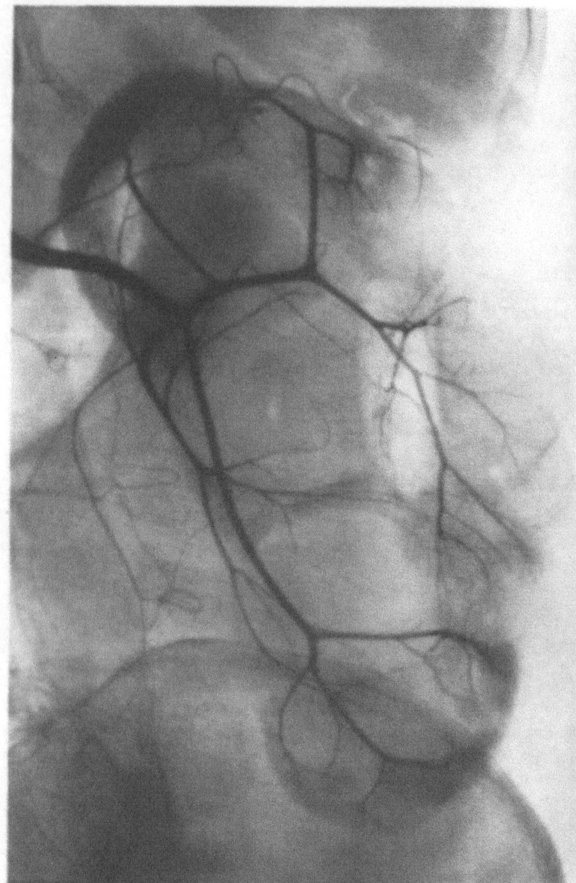
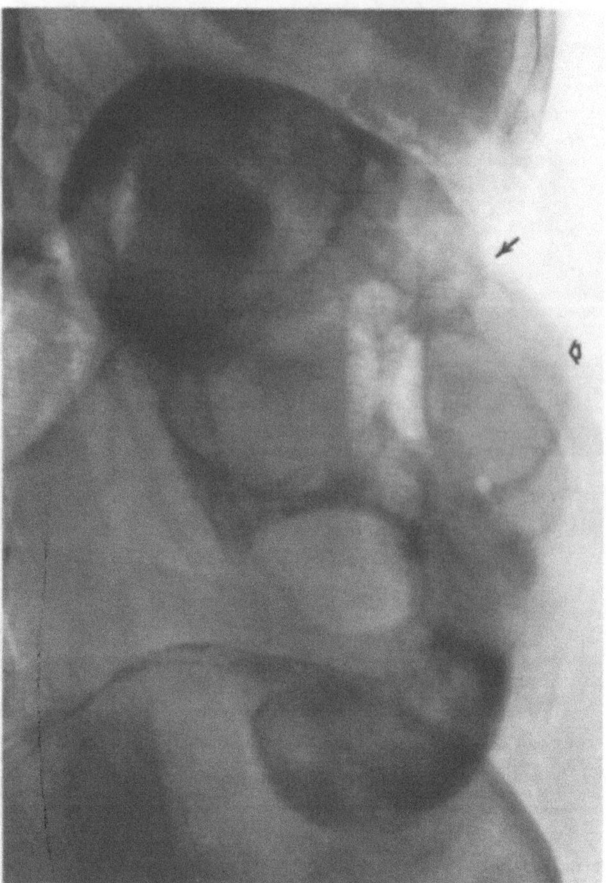

Abb. 7.3a–c. Hydronephrotischer Endzustand. (a) Arteriographie. (b) Parenchymphase. Die Kontureinziehungen entsprechen den geschrumpften Bertinschen Säulen (langer Pfeil), die Buckel ausgeweiteten Papillen (breiter Pfeil). (c) Retrogrades Phlebogramm

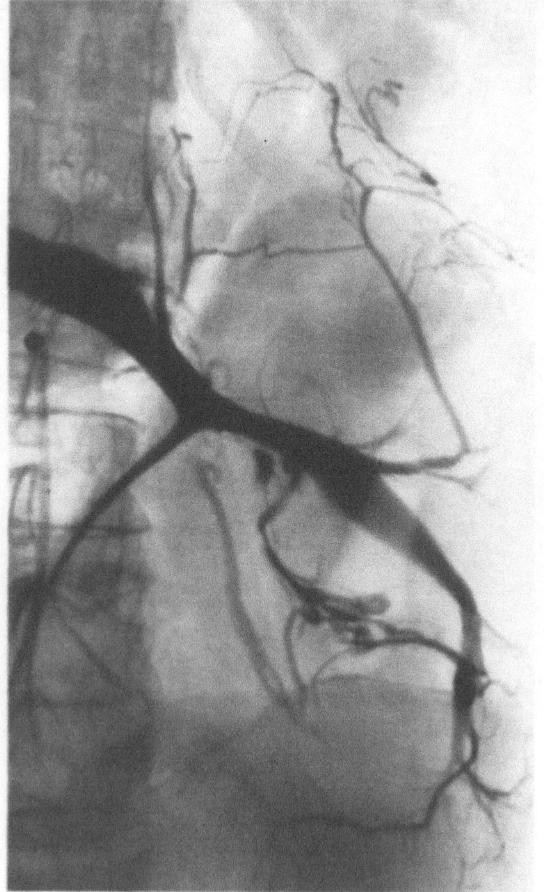

Abb. 7.4a–d. Hydronephrose. Untersuchung 68 Tage ▷ nach Ureterligatur. (a) Schnelle Verjüngung und Rarefizierung der peripheren Äste im arteriellen Bild. (b) Gut erhaltenes Parenchym. (c) Retrogrades Venogramm. (d) Urogramm 6 Monate nach Ureterplastik: Geringe Kelchverplumpungen bei regelrechten Ausscheidungsverhältnissen

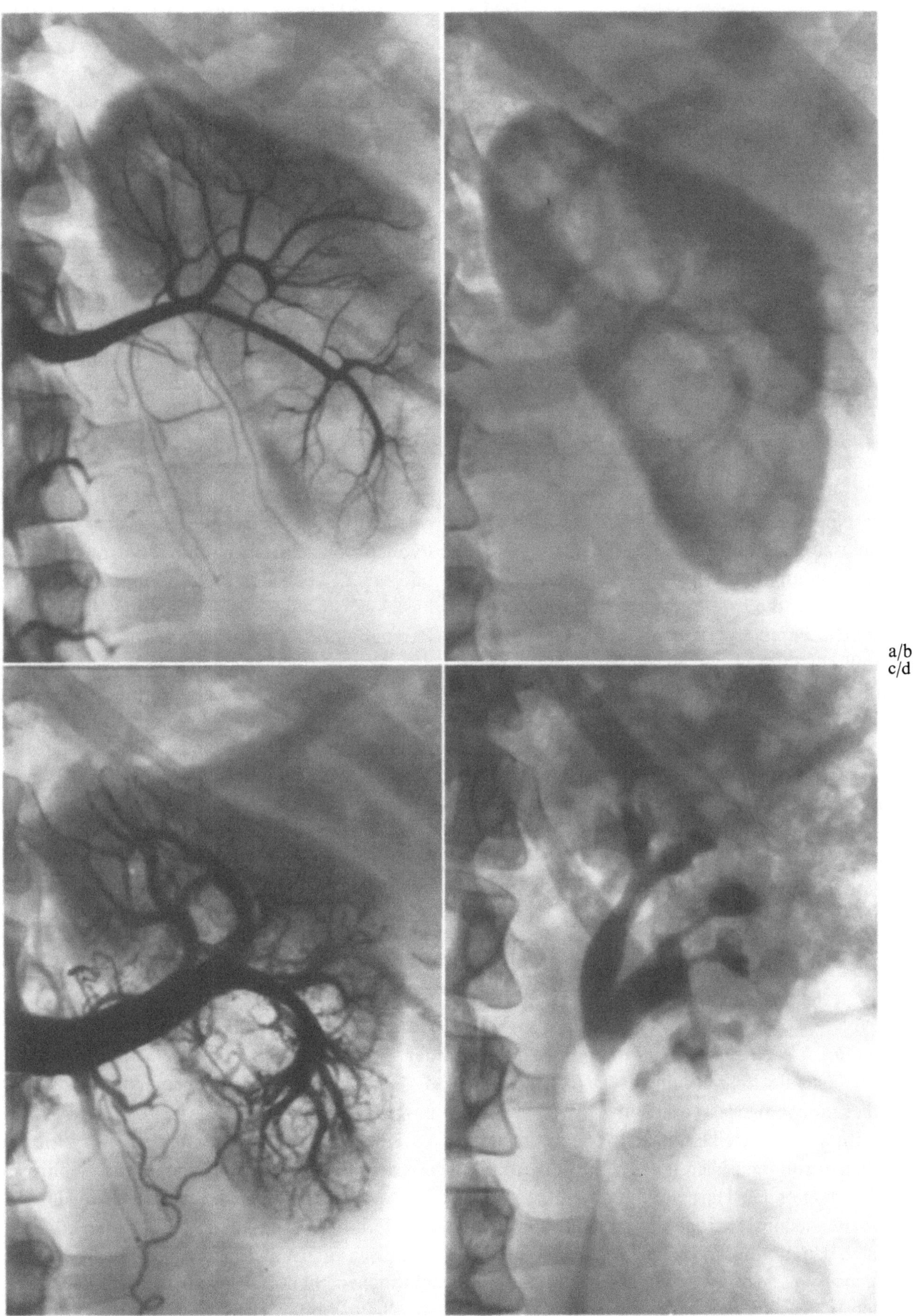

a/b
c/d

dienabhängig und regionbezogen wider. Die Venen zeigen analoge Verlagerungen und Rarefizierungen wie die korrespondierenden Arterien. Das Bild ist jedoch durch entstehende Umgehungskreisläufe, wie sie durch die Druckerhöhungen intrarenal auftreten, regelloser.

Das *Ausmaß der angiographischen Befunde* ist von Dauer und Wirksamkeit der Obstruktion abhängig. Bei der akuten Hydronephrose fehlen angiographische Veränderungen ebenso wie bei lange bestehender, aber kompensierter Harnstauungsniere. Zur *Voraussage der Funktionskapazität* kann der Durchmesser der A. renalis herangezogen werden, der sich in Abhängigkeit vom Funktionsverlust reduziert. Bei einer Minderung des Nierenarteriendurchmessers um 50% im Vergleich zur Gegenseite ist eine Erholung der Nierenfunktion nicht mehr zu erwarten. Daneben ist die Beurteilung des Nierenparenchyms wichtig. LEARY (1972) fordert für die Erholungsfähigkeit einen 5 mm breiten Parenchymsaum. Nach SPJUT (1961) muß ein Fünftel des Nierenparenchyms noch angiographisch nachweisbar sein.

Eine hochgradige Rarefizierung der Aa. arcuatae spricht ebenfalls gegen eine mögliche Organerholung. So kann die angiographische Beurteilung der Nierenfunktion das Vorgehen — Organerhaltung oder Nephrektomie — mitbestimmen. Die Frage, nach welcher *Dauer einer Stase* irreparable Schäden am Nierenparenchym auftreten, kann für den Einzelfall nicht beantwortet werden. Wir haben eine Wiederkehr der Funktion nach kompletter Ureterligatur noch nach 68 Tagen gesehen (Abb. 7.4).

Die *Ursachen* der Hydronephrose umfassen fast alle Erkrankungen des Harntraktes, aber nur wenige lassen sich über das Gefäßbild in ihrer Ätiologie klären. Bei 75% der urographisch stummen Nieren liegt eine Obstruktion der ableitenden Harnwege zugrunde.

Bei jeder Hydronephrose muß sorgfältig nach den angiographischen Zeichen eines *Nierenbecken- oder Uretertumors* gefahndet werden (s. Kapitel 8.2).

Ein quer über den pelveo-ureteralen Übergang ziehendes Aufhellungsband kann durch ein Überschneidungsphänomen durch Arterien oder Venen zustande kommen. Sie verursachen primär eine Obstruktion oder begünstigen sekundär eine Stenose. Die häufig bei Hydronephrose gefundene Mehrfachversorgung hat zu einer Überbewertung dieser *Kreuzungsphänomene* für die Pathogenese der Hydronephrose geführt. Sicher kann die Angiographie, wenn Aufhellungsband am Ureter und Gefäßverlauf nicht korrespondieren, eine gefäßbedingte Komponente ausschließen und in anderen Fällen die Ursache oder Ursachenbeteiligung nahelegen. Vielfach wird erst die Operation die Zusammenhänge klären können (Abb. 7.9).

Eine die Harnstauungsniere *komplizierende Infektion* kann aus der Angiographie abgeleitet oder doch vermutet werden. Bei der Pyonephrose kommen zum Hydronephrosebild die Zeichen der Entzündung. Als auffälligstes Kriterium stellen sich die erhaltenen Parenchymreste verwaschen und unscharf dar; gelegentlich treten hyperämische Randzonen auf. Die Nierenberandung ist nicht scharf gezeichnet, die Kapselgefäße sind häufig erweitert (Abb. 7.5). Bei der *hydronephrotischen Schrumpfniere* sind Rückstauung und Entzündung gleichzeitig aufgetreten. Die Niere ist narbig verkleinert, die Gefäße lassen Schlängelungen wie bei chronischer Pyelonephritis erkennen, die von den angiographischen Zeichen der Hydronephrose überlagert sind. Pathognomonisch ist im Ausscheidungsurogramm die Pyelektasie bei verkleinerter Niere (Abb. 7.7).

Die *Nierentuberkulose* kann bei weitgehender Zerstörung des Parenchyms ähnliche Bilder wie bei der fortgeschrittenen Hydronephrose verursachen (Abb. 5.24).

Kelchhalsstenosen können eine *Kaliektasie* mit den Zeichen einer lokalen Hydronephrose im Angiogramm verursachen. Die auslösenden Faktoren sind mannigfaltig; sie können spezifisch oder unspezifisch sein und z.B. entzündlichen Stenosen in einem Steinlager entsprechen (Abb. 7.6).

Die angiographischen Zeichen einer partiellen *Hydronephrose bei gedoppeltem Nierenbeckenkelchsystem* (Abb. 7.8) bieten keine besonderen Kriterien. Ohne Vorliegen eines Pyelogramms kann die Differentialdiagnose zu raumfordernden Prozessen schwierig sein. So muß bei erhaltenem Parenchymsaum auch an einen nekrotisch zerfallenden Tumor oder einen Abszeß gedacht werden. Beide sind durch einen Randsaum charakterisiert. Auch ein avaskulärer Tumor muß in die *Differentialdiagnose* einbezogen werden. Selten wird der Parenchymsaum so verschmälert sein, daß eine Ähnlichkeit zur strichdünnen Zystenbegrenzung besteht.

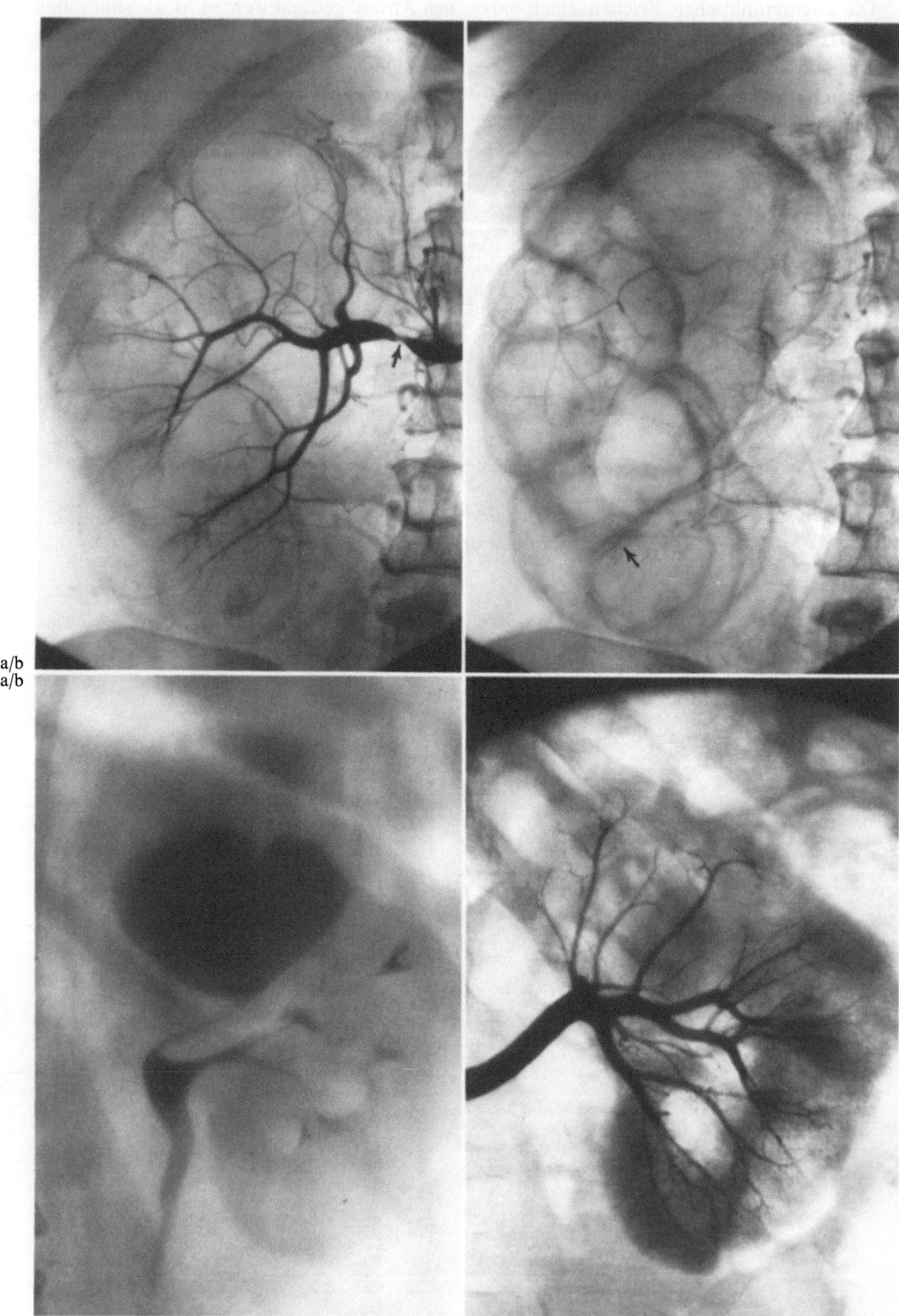

7.5a/b
7.6a/b

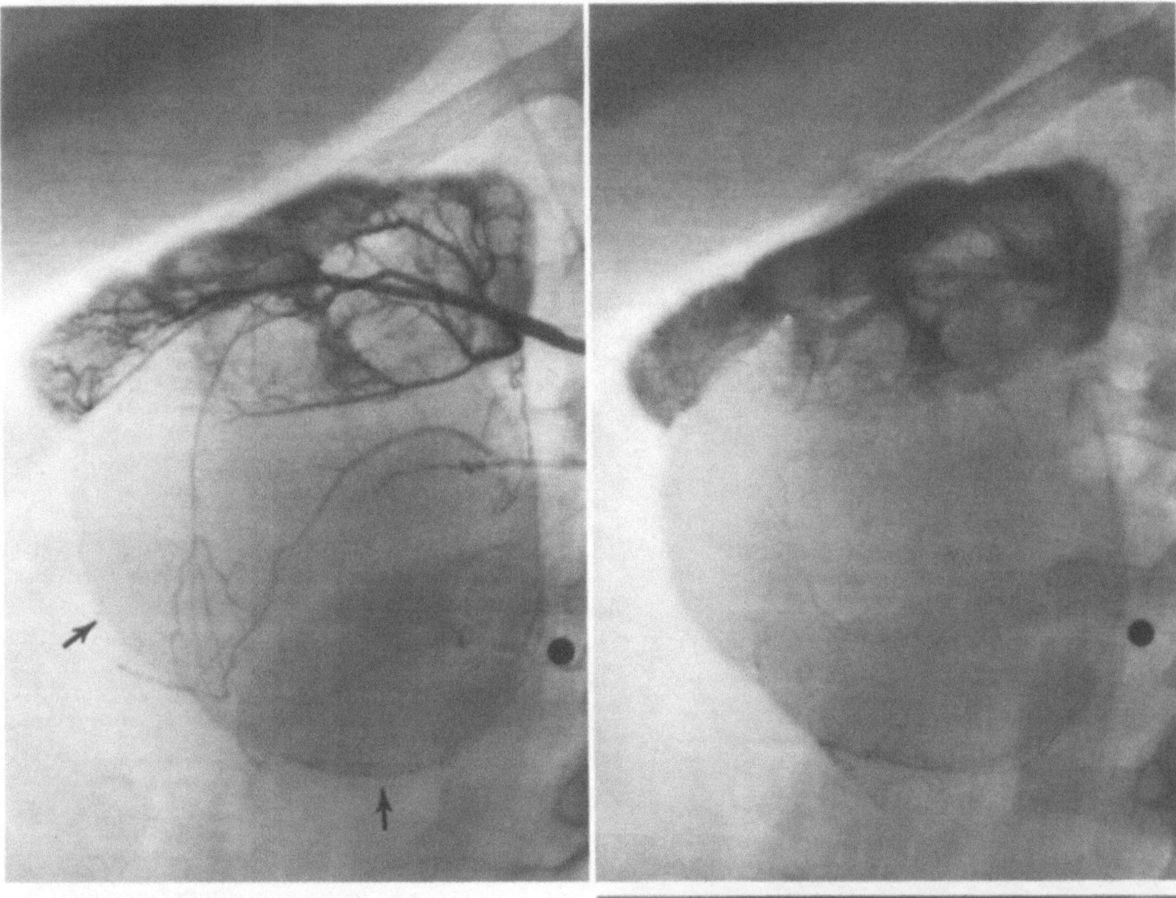

7.7 a/b
c

Abb. 7.7 a–c. Hydronephrotische Schrumpfniere. (a) Arterielle Phase. Zeichen der Pyelonephritis. Aufgeweitetes Nierenbecken (Pfeile). (b) Erhaltene Parenchymanfärbung. (c) Retrogrades Phlebogramm. Fehlende Füllung der Vv. interlobulares

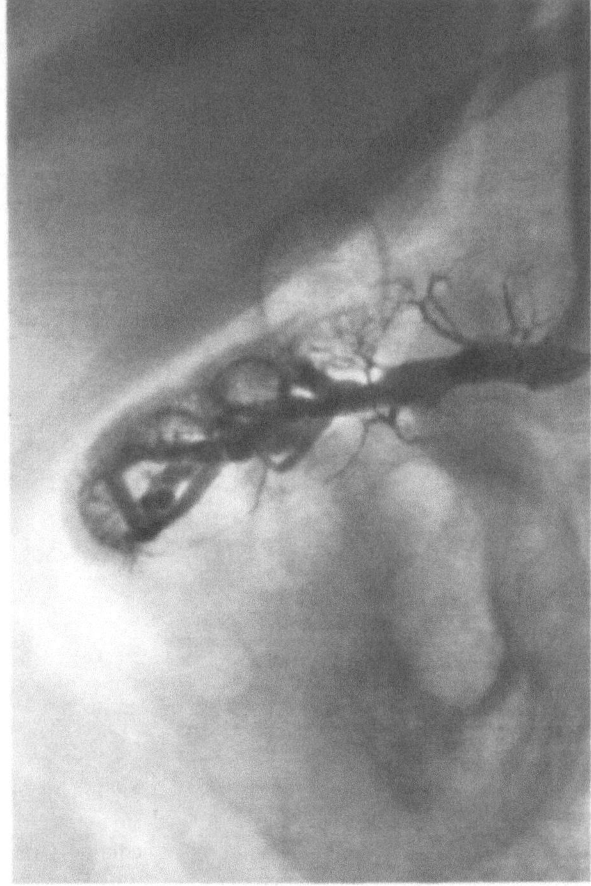

◁ Abb. 7.5a u. b. Endstadium einer Hydropyonephrose. (a) Arteriogramm. Intimafibrose der Nierenarterie (Pfeil). (b) Columnae renales verwaschen (Pfeil). Hyperämische Randsäume

Abb. 7.6a u. b. Ektasie der oberen Kelchgruppe bei Kelchhalskonkrement. (a) Nephrotomogramm. (b) Zugehöriges Arteriogramm

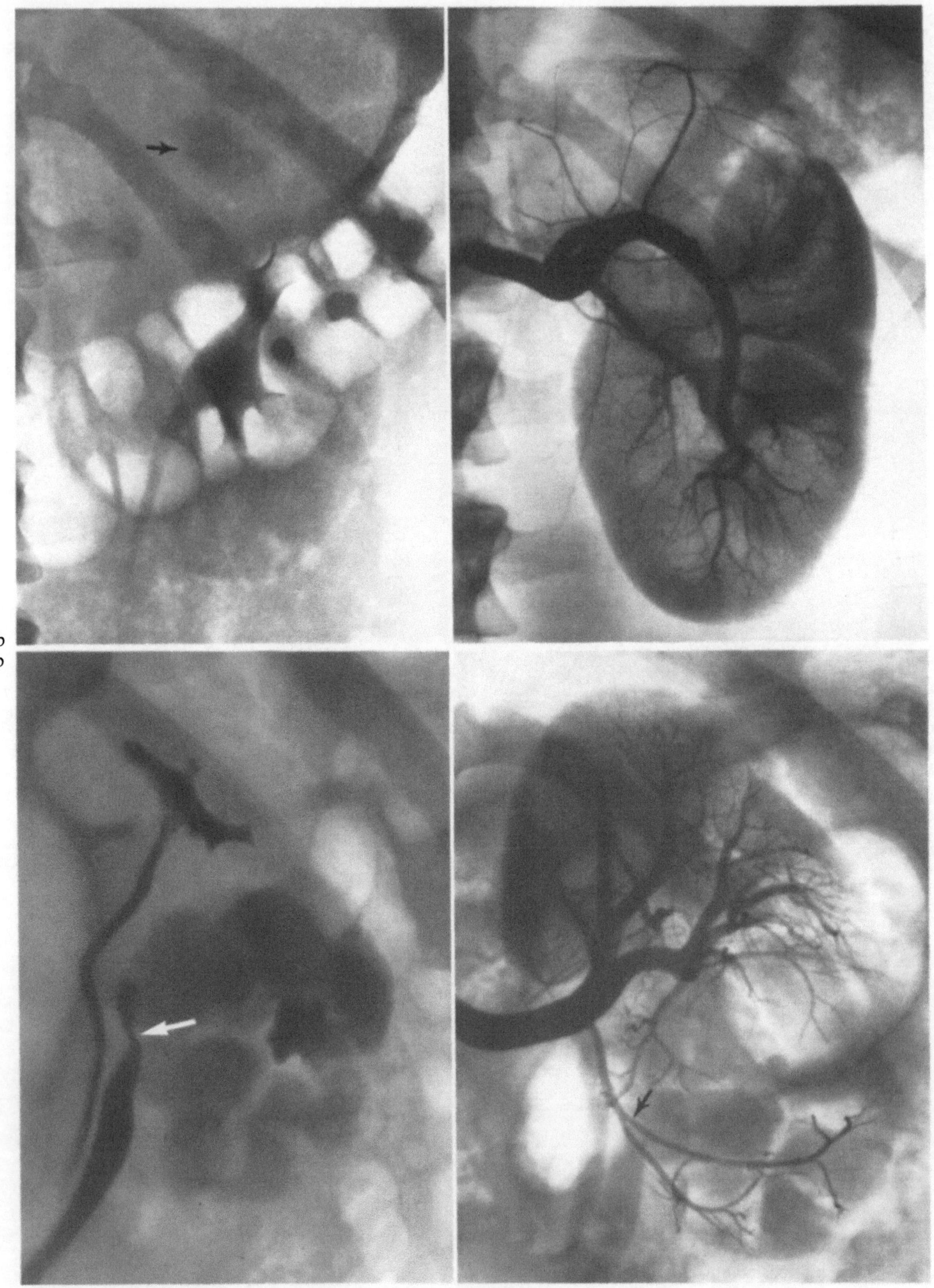

7.8 a/b
7.9 a/b

Abb. 7.8a u. b. Hydronephrose der oberen Nierenanlage bei Ureterkonkrement. (a) Ausscheidungsurogramm. (b) Zugehöriges Arteriogramm

Abb. 7.9a u. b. Hydronephrose durch gefäßbedingte Ureterstenose bei Doppelniere. (a) Urogramm. Pelveo-ureterale Ureterstenose (Pfeil). (b) Aberrierendes Gefäß als Stenoseursache (Pfeil)

8. Nierentumoren

D.E. Apitzsch

Die Diagnostik von Nierentumoren stellt eine Hauptaufgabe der renalen Angiographie dar. Die Methode erreicht hier eine Treffsicherheit von 95–97%.

Anforderungen an den Angiographen:
Die Gefäßdarstellung soll Auskunft geben über die Dignität einer renalen Raumforderung und möglichst die Artdiagnose angeben können. Zudem muß sich das Ausmaß der Geschwulst, ihre Lage und Nachbarschaftsbeziehung bestimmen lassen. Bei Malignomen sind darüber hinaus wichtig die prognostisch entscheidende Angabe einer Nierenveneninvasion bzw. Hohlvenenbeteiligung, der Nachweis von parasitären Gefäßen hinsichtlich einer Leber- oder Darminvasion sowie der Einbruch in das Nierenbecken. Gleichzeitig verlangt der Behandelnde eine exakte präoperative Darstellung der Gefäßtopographie der erkrankten Niere sowie eine sichere Angabe über den Zustand der gesunden Seite.

Minimalforderungen für die Untersuchung sind:

1. Übersichtsaortographie in Höhe der Nierenarterienabgänge.
2. Selektive Nierenarteriographie beidseits, auf der befallenen Seite möglichst in zwei Ebenen.

Zusätzliche Untersuchungen bei bösartigen Tumoren sowie schwieriger Differentialdiagnose:

→ Bei fehlender Darstellung der Nierenvene bis zu 20 sec p.i. oder bei Fehlen nach arterieller Gabe einer Kontrastmitteldosis von 20–40 ml (high dose arteriography nach Simpson u.Mitarb., 1973) muß die Frage einer Venenbeteiligung (V. renalis oder V. cava) durch Kavographie und eventuell selektive retrograde Venendarstellung geklärt werden. Die Kleinheit eines Nierenmalignoms ist keine Gewähr für eine Nichtbeteiligung der Hohlvene. Auch bei tumorösem Befall der Vena cava inferior muß noch keine Inoperabilität vorliegen, da moderne chirurgische Verfahren die Ausräumung des Gefäßes oder die en bloc-Resektion mitsamt der tumortragenden Niere ermöglichen.

→ Bei freier Durchgängigkeit der Vena cava inferior orientiert die retrograde Phlebographie der Niere über die Venenbeteiligung. Diese Untersuchung ist zudem hilfreich zur Klärung von differentialdiagnostischen Problemen; sie ist damit der high dose arteriography überlegen, die nur auf die Frage der Venenbeteiligung bei einem gesicherten malignen Tumor abzielt.

→ Eine zusätzliche selektive Darstellung der Vena lumbalis ascendens läßt die retroperitoneale Metastasierung eines Nierentumors meist gut angeben (Ritter u.Mitarb., 1972); diese ist jedoch auch durch die Übersichtsaortographie oder, sicherer, durch Injektion in parasitäre Intercostal- und Lumbalarterien erfaßbar.

→ Die Pharmakoangiographie (s. unten) mit Vasokonstriktoren hat sich bei der Differential-Diagnose von hypovaskulären Raumforderungen sowie zur besseren Erkennung der Ausdehnung eines malignen Tumors bewährt, so daß sie in diesen Fällen Anwendung finden sollte.

→ Erst durch selektive Darstellung von parasitären Gefäßen kann das ganze Ausmaß eines Tumors über die Organgrenzen hinweg voll erkannt werden. Bei dorsalgelegenen Malignomen kann daher im Einzelfall die Injektion in die Aa. lumbales, intercostales, phrenicae, suprarenales, ureterales und spermaticae (ovaricae) wichtig sein. Liegt eine größere Neubildung ventral in der Niere vor, sollte durch selektive Sondierung von A. coeliaca, mesenterica superior oder inferior die Frage einer Leber- oder Darmbeteiligung geprüft werden.

➡ Bei unübersichtlichen, nicht überlagerungsfreien Bildern in der Übersichtsaortographie und technisch schwierigem oder unmöglichem selektiven Zugang zu den Nierengefäßen kann eine Angiotomographie wertvoll sein (vgl. Abb. 8.30).

➡ Nicht primär angiographische Maßnahmen wie Feinstfocus- und Vergrößerungsaufnahmen und Anfertigung von Subtraktions- und stereoskopischen Bildern zur Verbesserung der diagnostischen Ausbeute seien nur kursorisch erwähnt. Der Einsatz von Farbstoffverdünnungsmethoden (Messung von Shuntvolumina) oder von inerten radioaktiven Gasen zur Durchblutungsmessung (Xenon-133) kann im Einzelfall nützlich sein. Der Wert der Angioszintigraphie ist umstritten.

Besonders vielversprechend im Rahmen der Angiographie sind in neuerer Zeit entwickelte therapeutische Maßnahmen wie präoperative Tumorembolisation mit autologem oder heterologem Material, Instillation von radioaktiven Substanzen bei nicht operablen Fällen oder von Vasoconstrictoren bei chirurgisch nicht angehbaren Blutungen. Hier zeichnet sich eine neue Dimension in der Angiographie ab, die Angiotherapie.

Zur Übersicht und Orientierung sei eine Einteilung der Nierentumoren vorangestellt, wobei man unterscheidet zwischen solchen, die primär von Gewebselementen des Parenchyms ausgehen — kortikale oder Parenchymtumoren (Kapitel 8.1) — und Tumoren des Nierenbeckenkelchsystems (Kapitel 8.2). Die Klassifizierung erfolgt nach der Angabe von EMMETT und WITTEN, 1971.

8.1. Kortikale (parenchymale) Nierentumoren

1. Benigne kortikale Tumoren
1.1. Epitheliale Tumoren
 (Ursprungsgewebe: Nierentubuli)
 Adenome   Papilläre oder Zystadenome
             Alveoläre Adenome
             Tubuläre Adenome

1.2. Mesenchymale Tumoren (Ursprungsgewebe: Bindegewebe der Nierenrinde oder der Nierenkapsel)
 Fibrome, Myome (Leiomyome), Lipome, Myxome, Angiome (Hämangiome, Lymphangiome), Hamartome (Angiomyolipome)

Nicht klassifiziert: Dystopien in der Niere (z.B. Endometriose).

2. Maligne kortikale Tumoren
2.1. Epitheliale Tumoren (Ursprungsgewebe: Nierentubuli)
 Hypernephroide Karzinome (Synonyma: Grawitz-Tumoren, Hypernephrome, Adenokarzinome, clear cell carcinoma, Nierenkarzinome, Granularzell-Karzinome)
2.2. Mesenchymale Tumoren (Ursprungsgewebe: Bindegewebe der Nierenrinde oder der Nierenkapsel)
 Sarkome
2.3. Embryonale Tumoren (Ursprungsgewebe: embryonales Nierenblastem)
 Wilms-Tumoren (Synonyma: Birch-Hirschfeld-Wilms-Tumoren, Adenosarkome, Nephroblastome)
2.4. Sekundäre Nierentumoren (Ursprungsgewebe: außerhalb des Nierengewebes)
 Metastasen anderer Organtumoren
 Beteiligung bei malignen Systemerkrankungen

Abbildungen:
Sämtliche Beispiele histologisch gesichert, sofern nicht ausdrücklich anders vermerkt.

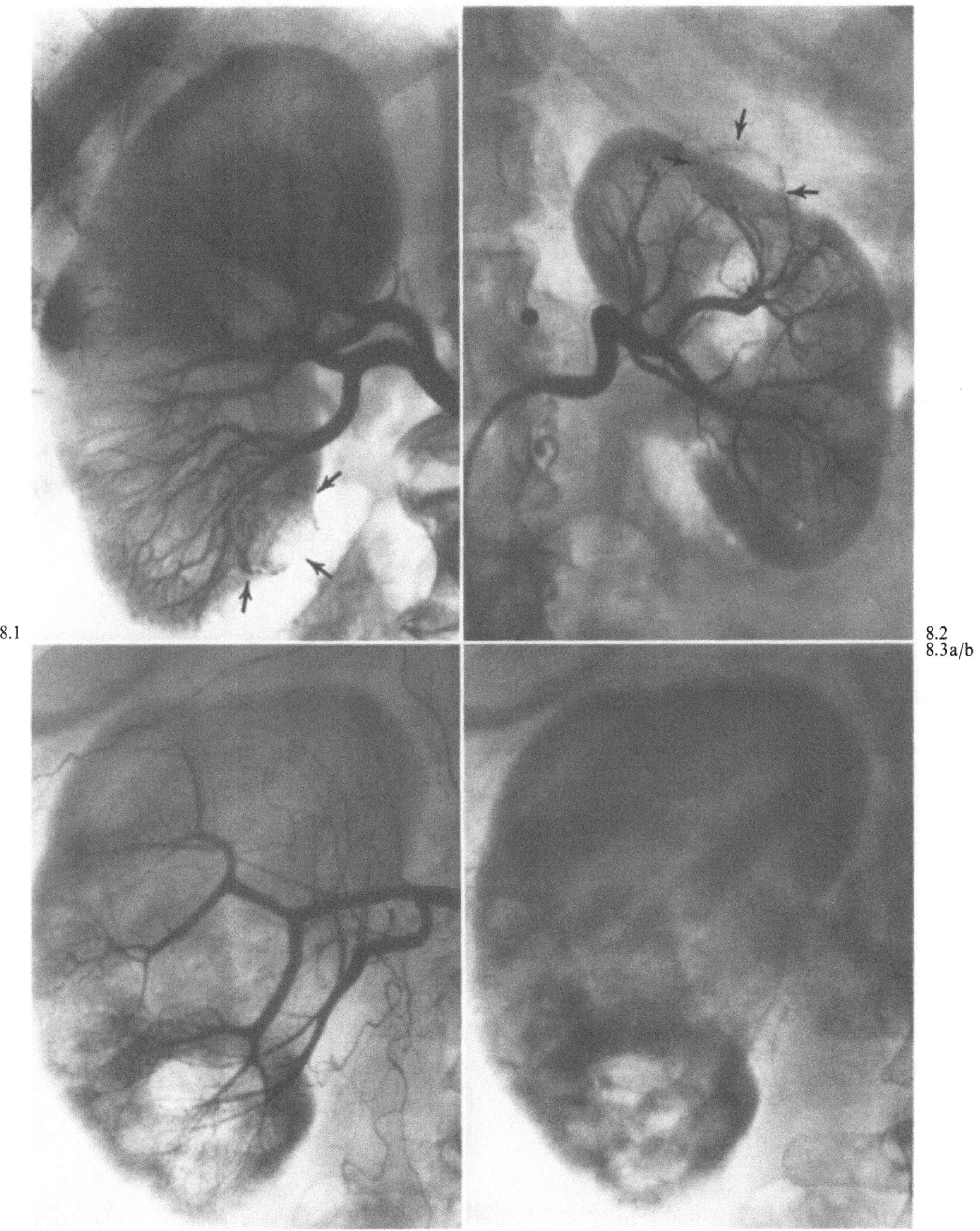

8.1 8.2 8.3a/b

Abb. 8.1. Kirschgroßes, papilläres Adenom am kaudalen Pol (Pfeile)

Abb. 8.2. Kleines papilläres Adenom kranio-lateral (Pfeile) von hypovaskulärem Charakter

Abb. 8.3a u. b. Ungewöhnlich großes, papilläres Adenom, angiographisch als wahrscheinliche Zyste gedeutet (Zystadenom!). Ultraschalluntersuchung präoperativ: solide Elemente im Tumor

8.4a/b
8.5a/b

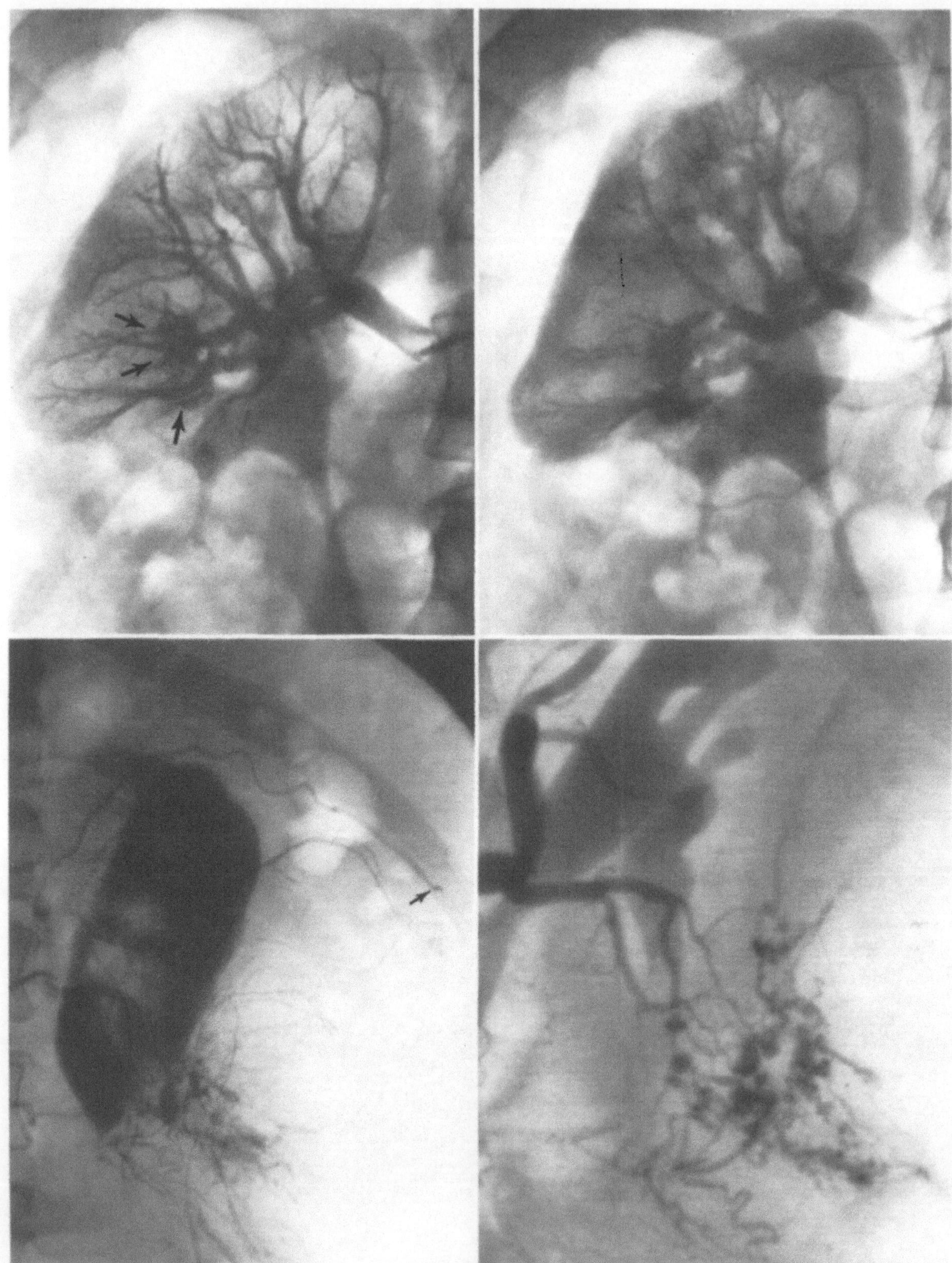

Abb. 8.4a u. b. Hämangiom der Niere (Pfeile). Klinisch Hämaturie. Keine Größenzunahme in 2 Jahren (keine Histologie). Nebenbefund: Kaudale Polarterie (Frau Dr. R. Sörensen, Klinikum Steglitz, Berlin)

Abb. 8.5a u. b. Großes Angiomyolipom am unteren Pol der linken Niere. (a) Traubenartige kleine und kleinste Aneurysmen. Kapselarterie mit kleinem Aneurysma (Pfeil) umspannt große Nekrosezone. Verzögerte Passagezeit: Normales Parenchym zeigt nephrographischen Effekt, Tumor noch arterielle Phase. Keine frühe Vene! (b) Nach Adrenalininjektion: Konstriktion der normalen, Füllung der Tumorgefäße (Ausschnittsvergrößerung)

8.1.1. Gutartige Nierenrindentumoren

a) Von den drei histologisch unterschiedlichen Formen der *Nierenadenome,* den tubulären, alveolären und papillären oder Zystadenomen, sind letztere am häufigsten anzutreffen; insgesamt sind diese gutartigen Tumoren jedoch selten angiographisch zu diagnostizieren, da sie selten eine klinische Symptomatik verursachen. Von einem kritischen Durchmesser von 3 cm an wird von vielen Autoren das Adenom als maligne oder zumindest potentiell maligne angesehen (ROBBINS, 1967; EVANS und BOSNIAK, 1971). Adenome sind in der Regel subkapsulär gelegene, meist kleine Neubildungen, die nur gelegentlich am Nierenbeckenkelchsystem Verdrängungen hervorrufen. Sie sind spärlich, weniger häufig gut vaskularisiert und damit von hypovaskulären malignen Neubildungen angiographisch nicht oder nicht sicher abzugrenzen. Die Unterscheidung von Zysten — Transparenz in der Parenchymphase (Zystadenome!) — ist durch die immerhin vorhandene Neovaskularisation meist möglich. Angiographisch sind die verschiedenen histologischen Formen nicht trennbar. Gelegentlich wurde ein fehlender Vasokonstriktoreneffekt als Ausdruck der Gutartigkeit beobachtet sowie eine außerordentlich scharfe Abgrenzung gegenüber dem gesunden Parenchym und ein relativ harmonisches Muster der Neovaskularisation (Abb. 8.1–8.3).

b) Unter den *Bindegewebsgeschwülsten der Niere* sind angiographisch lediglich die Angiomyolipome bedeutungsvoll; die übrigen, meist durch Gefäßarmut und Verdrängungszeichen ohne Malignitätsanhalt gekennzeichneten Tumoren (Fibrome, Myome, Lipome) sind wegen ihrer Seltenheit und ihrer meist geringen Ausdehnung eher zufällig anzutreffen, wie die wenigen Einzelbeschreibungen zeigen. Die Differentialdiagnose zu zystischen Prozessen kann schwerfallen, weniger die wichtige Abgrenzung zum hypernephroiden Karzinom.

c) Das *renale Angiom* ist ein extrem seltener Tumor (ein Fall unter 30000 Autopsien bei BELL, 1938). Es gibt arterielle, venöse sowie kapilläre und kavernöse Formen, die in allen Nierenschichten vorkommen können. Während beim venösen Angiom in der späten Phase des Angiogramms erweiterte, fleckförmig imponierende Gefäßräume zur Ansicht kommen, weisen die kapillären und kavernösen Formen ein Gebilde mit korkenzieherartigen, dicht beieinanderliegenden kleinen Gefäßen sowie intensiver Anfärbung in der Parenchymphase auf (EVANS und BOSNIAK, 1971) (Abb. 8.4). Die ebenfalls seltenen angiomatösen arteriovenösen Mißbildungen (Angioma racemosum, Aneurysma cirsoideum, kongenitale arteriovenöse Fistel) sind durch die Angiographie exakt diagnostizierbar: Konvolute von erweiterten arteriellen Gefäßschlingen sowie frühzeitige Venendarstellung infolge Shuntbildung (Abb. 4.18). Diese kann systemisch zu einem Volumenhochdruck führen und auch zu einer Ischämie der Niere mit renaler Hypertonie.

d) Die gutartigen *Nierenharmartome oder Angiomyolipome* sind Mischgeschwülste aus Fettgewebe, angiomatösem Gewebe und Elementen von glatter Muskulatur. Eine sarkomatöse Entartung ist beschrieben worden (VIAMONTE, 1966), wird allerdings außerordentlich selten anzutreffen sein.

Zwei unterschiedliche Formen werden gefunden: Die häufigere Form (50–80%) tritt als eine mögliche Begleitveränderung beim Morbus Bourneville-Pringle auf, der tuberösen Sklerose, die zu der Gruppe der sogenannten Phakomatosen gehört.

Die Angiomyolipome werden als klein, häufig bilateral oder multifocal angeordnet angegeben; und sie sind bei gleichzeitigem Vorhandensein der klinischen Symptome einer tuberösen Sklerose, wie Naevus Pringle und Epilepsie mit intrazerebralen Verkalkungen, meist ohne Schwierigkeiten exakt einzuordnen.

Die zweite Gruppe besteht aus solitären, meist größeren Tumoren und ist bei Frauen in der 5. und 6. Lebensdekade anzutreffen.

Eine besonders ausgeprägte Form stellen jene Mischtumoren dar, die beide Nieren als Gesamtorgan erfassen; korrekterweise müßte man hier von einer Angiomyolipomatose oder

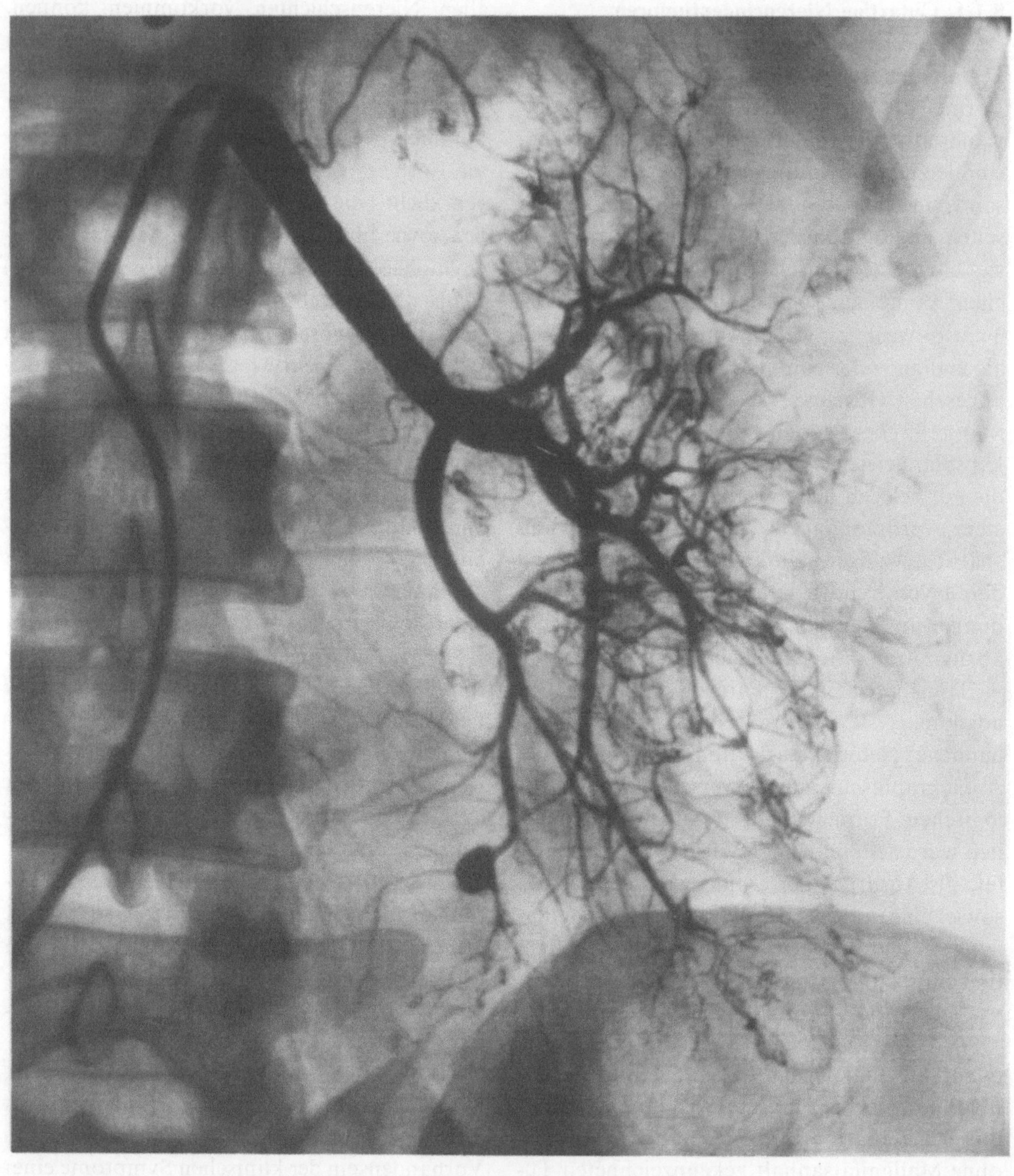

Abb. 8.6a. Beidseitige Angiomyolipomatose, arterielle Phase links. Multiple kleinere und kleinste Aneurysmen, Gefäßschlängelungen. Größeres Aneurysma kaudal (vgl. Abb. 6.10a u. b. Polyzystische Nierenerkrankung)

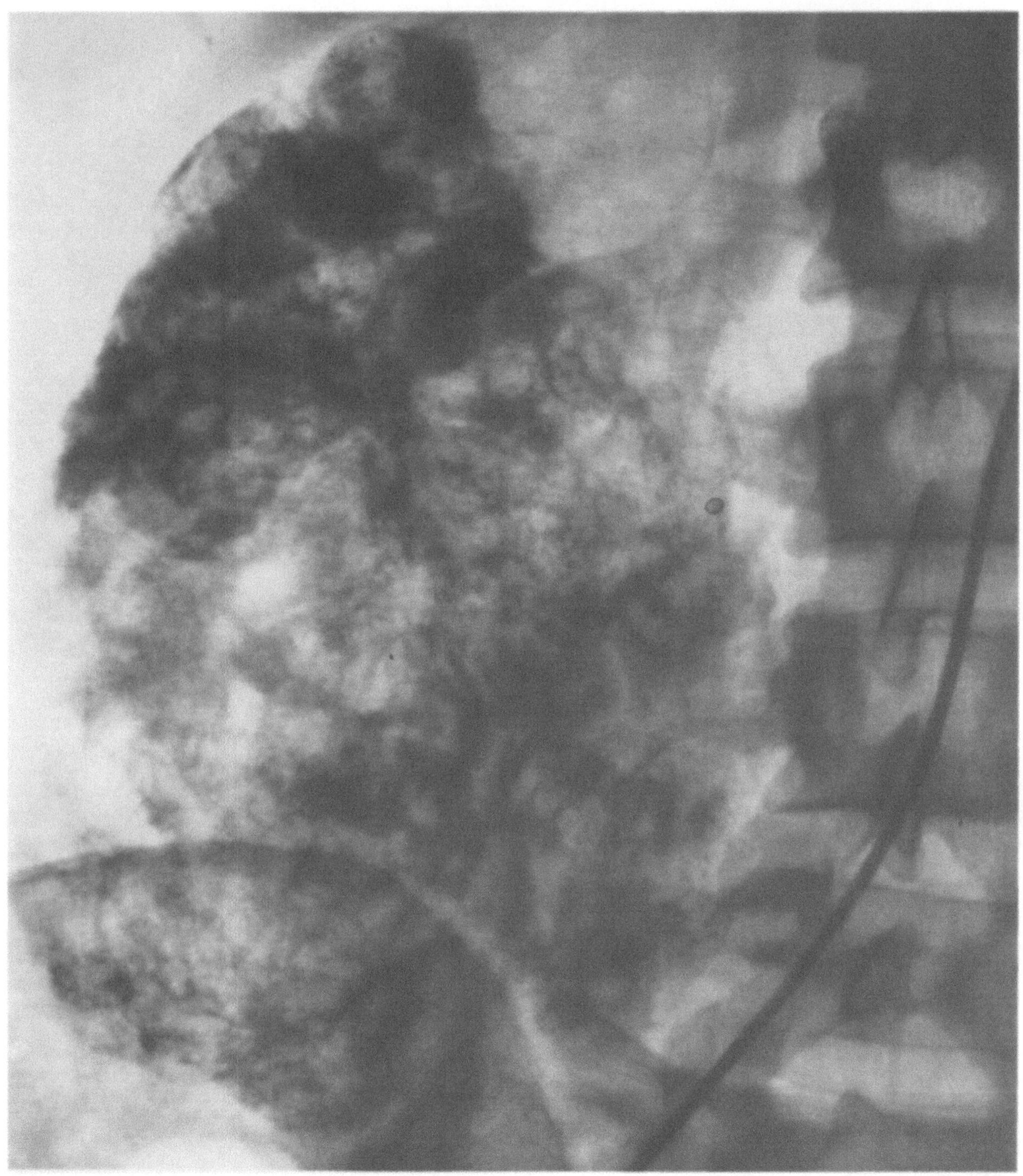

Abb. 8.6b. Beidseitige Angiomyolipomatose, Parenchymbild rechts. Vergrößerung des gesamten Organs. Kleine Aneurysmen noch angefärbt. Typische transparente Zonen durch Lipomanteil des Mischtumors. (Aus APITZSCH und KALK, 1974)

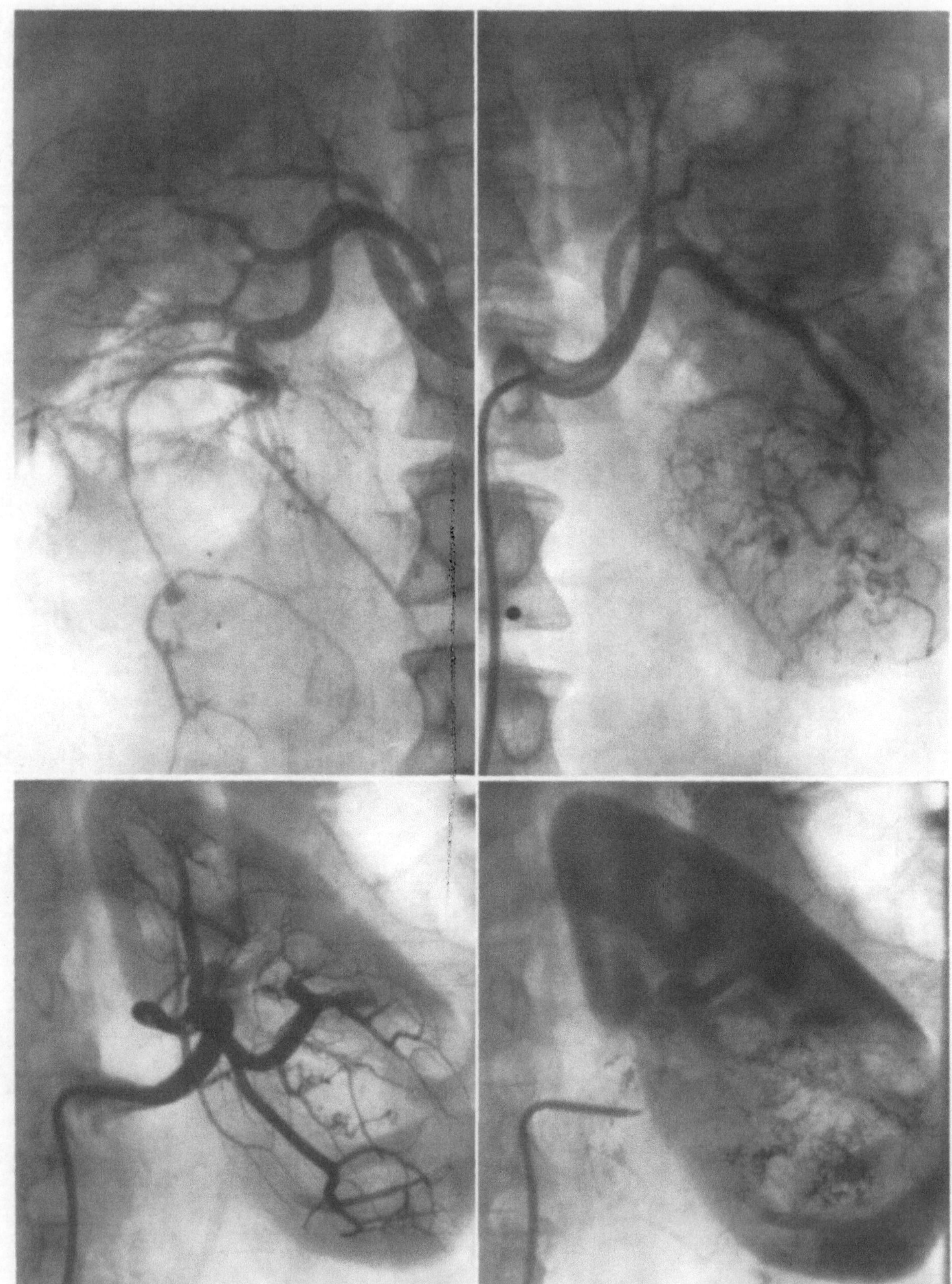

Abb. 8.7.a u. b. Beidseitige Angiomyolipome bei tuberöser Sklerose. Aneurysmen und Beidseitigkeit des Befundes lassen in Zusammenhang mit der Klinik die Diagnose sichern (keine Histologie)

Abb. 8.8a u. b. Angiomyolipom links. Organgrenze medial überschritten, Nierenachse gekippt (Dr. J. HOEVELS, Röntgendiagnostisches Zentralinstitut, Universität Lund, Schweden)

Abb. 8.9a u. b. Angiomyolipom und hypernephroides Karzinom in derselben Niere. (a) Übersichts-Aortographie, Parenchymphase. (b) Selektive Darstellung links. Zwei Tumorknoten im mittleren und unteren Nierenabschnitt, jedoch keine sichere Unterscheidung zwischen Angiomyolipom und hypernephroidem Karzinom. Der gutartige Tumor liegt kaudal (aus KAVANEY und FIELDING, 1975)

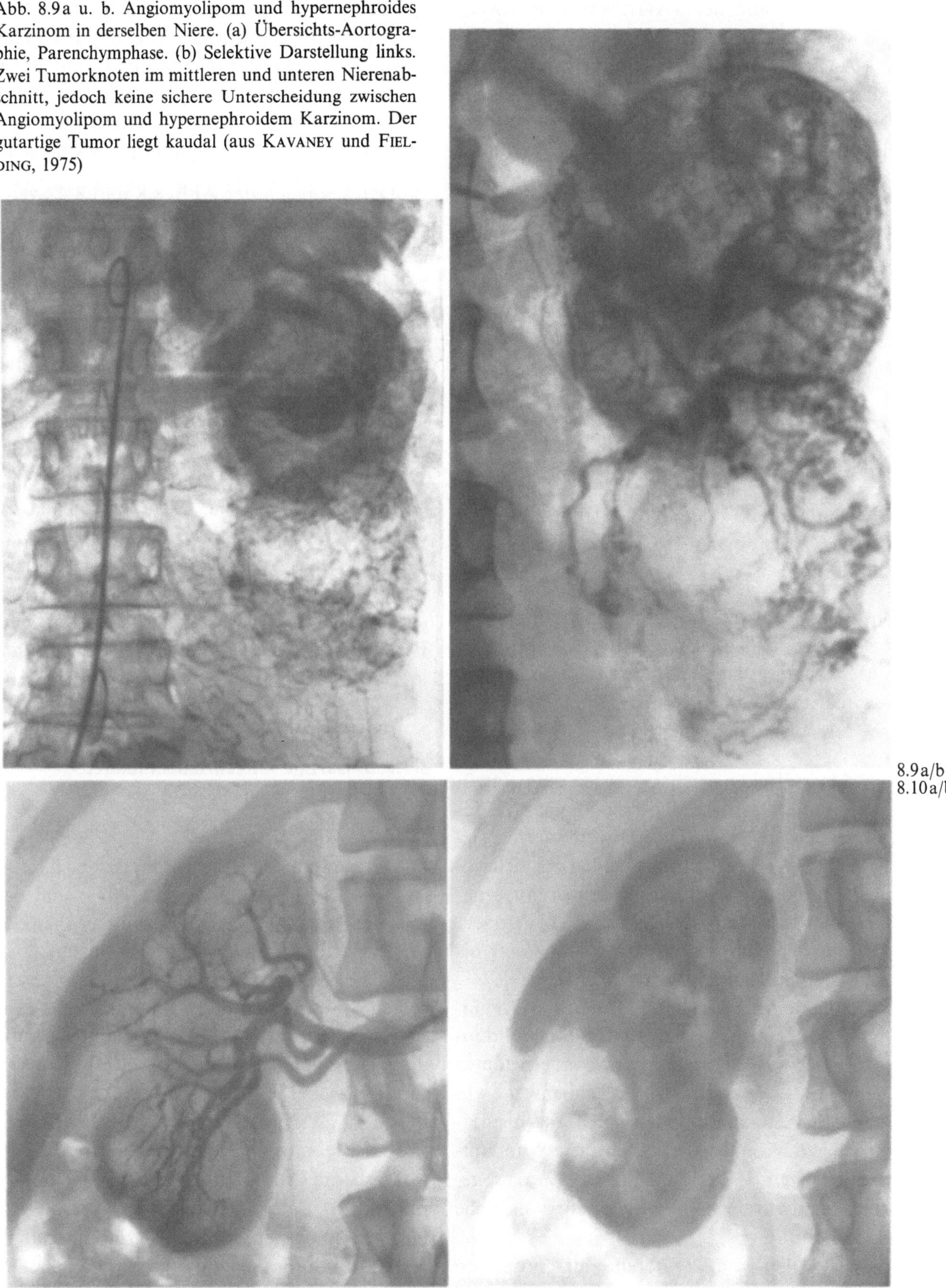

8.9a/b
8.10a/b

Abb. 8.10a u. b. Endometriose der Niere. Fehlen von Tumorgefäßen, glatte Demarkierung des avaskulären Prozesses sprechen für Gutartigkeit (a) Arterielle, (b) Parenchymphase (vgl. Abb. 4.23) (aus MAURER, MAURER und HALLVANG, 1976)

Hamartose sprechen (APITZSCH und KALK, 1974) (Abb. 8.6).

Ausnahmen von dieser Einteilung sind nicht selten, wobei einige Autoren der Meinung sind, daß renale Hamartome, die bei Patienten ohne weitere Stigmata einer tuberösen Sklerose auftreten, sogenannte „formes frustes" dieses Syndroms darstellen.

Die charakteristischen Gefäßzeichen des Angiomyolipoms sind folgende:

1. Gefäßreicher Tumor mit atypischen Gefäßen: korkenzieherartige Schlängelungen, unregelmäßige Verjüngungen und Dilatationen der Arterien.

2. Gehäufte Makro- und Mikroaneurysmen, oft weintraubenartig angeordnet.

3. Blutlakunen oder Kontrastmittelseen in der Parenchymphase (blood pools, puddling).

4. Multiple rundliche, zystenartig imponierende, meist kleinere Bezirke erhöhter Strahlentransparenz in der Parenchymphase, die dem Lipomanteil der Geschwulst entsprechen.

Als indirekte Zeichen werden eine Verzögerung der Passagezeit durch Stagnation des Blutes in den aneurysmatisch veränderten Gefäßen angegeben sowie das Fehlen von arteriovenösen Shunts. Letztere sind bei hypernephroiden Karzinomen häufiger zu finden, bei der hypervaskularisierten Form sogar bis zu 90% (BOIJSEN und FOLIN, 1961).

Histologisch handelt es sich beim Angiomyolipom um keine echten Gefäßneubildungen wie beim Hypernephrom, sondern um in Zahl und Größe sowie in der Lumenweite abnormale Arterien und Arteriolen, die histologisch jedoch einen dreischichtigen Wandaufbau besitzen (GAMILL u. Mitarb., 1976), sogenannte makro- und mikroaneurysmatische Degenerationen.

Bisweilen ist die Differentialdiagnose zum hypernephroiden Karzinom nur schwer oder gar nicht möglich, und zwar besonders unter zwei Bedingungen:

a) Wenn das Angiomyolipom nicht charakteristisch ausgeprägt ist, z.B. hypovaskulär und ohne Aneurysmenbildung, und wenn
b) ein hypernephroides Karzinom aufgrund einer ähnlichen Vaskularisation das Vorliegen eines Angiomyolipoms vortäuscht.

Der Vergleich der Abb. 8.8 und 8.47 zeigt die grundsätzliche Schwierigkeit der Unterscheidung zwischen beiden Tumoren sehr anschaulich. Auch der bislang einzige beschriebene Fall mit simultanem Auftreten eines Angiomyolipoms und eines hypernephroiden Tumors in derselben Niere (Abb. 8.9) läßt keine sichere Aussage zu, welcher der beiden Tumoren die Mischgeschwulst und welcher das Karzinom ist.

An dieser Stelle sei die Möglichkeit einer *Endometriosis* externa extraperitonealis in einer Niere erwähnt. Die Abgrenzung zur avaskulären Raumforderung anderer Genese ist angiographisch nicht möglich. Immerhin spricht die scharfe Absetzung gegenüber dem Parenchym sowie das Fehlen jeglicher pathologischer Gefäße für Benignität (Abb. 8.10).

8.1.2. Bösartige Nierenrindentumoren

a) Hypernephroide Karzinome

Das hypernephroide Karzinom ist der häufigste bösartige Nierentumor (ca. 80%) und damit die wichtigste angiographisch abzuklärende Erkrankung der Niere. Es macht etwa 3% aller Krebse beim Menschen aus. Wegen seiner außerordentlich vielfältigen Erscheinungsform bietet dieser Tumor häufig diagnostische Probleme. Trotz der hohen Gesamttreffsicherheit der angiographischen Methode mag es im Einzelfall richtiger sein, die Probefreilegung der Niere zu indizieren, als sich auf die Aussagefähigkeit der Angiographie allein zu verlassen.

Das hypernephroide Karzinom betrifft Männer und Frauen im Verhältnis 3:2. Der Altersgipfel liegt im 4.–6. Dezennium. Die Metastasierung erfolgt, der Häufigkeit nach, in die Lungen, Lymphknoten, in Leber, Knochen und Nebennieren. In der Regel findet sich ein knolliger, zusammenhängender Tumor im kranialen oder kaudalen Pol der Niere, häufig mit umgebender Kapsel, zumindest meist scharf gegenüber dem Parenchym abgesetzt. Infiltrierend wachsende Karzinome ohne scharfe Grenze sind seltener anzutreffen. Je nach Tumorgröße, Lokalisation und Invasionsfähigkeit wird die Organgrenze durchbrochen; je nach Wachstumsdruck und Vaskularisation sind im Inneren des Karzinoms oder den entfernteren Randpartien nekrotische Zonen zu erkennen.

In 100 untersuchten Malignomen fanden WATSON u. Mitarb. folgenden Vaskularisationsgrad:

Avaskulär	6%
Minimale Vaskularisation	16%
Mäßige Vaskularisation	16%
Ausgeprägte Vaskularisation	62%

Die avaskulären Tumoren sind nicht ohne Gefäßversorgung, nur liegt der Querschnitt der spärlichen Gefäße unter der Darstellungsgrenze von ca. 300 μm.

Eine angiographisch eindeutige Zuordnung zu histologischen Kriterien ist nicht möglich; immerhin erscheinen Tumoren mit wasserhellen Zellen am ehesten stark vaskularisiert, wohingegen gut ausdifferenzierte tubuläre und papilläre Karzinome häufig hypo- oder avaskulär sind.

Histologischer Einteilungsvorschlag der hypernephroiden Karzinome (nach RUBIN, 1961):

1. Nach dem Zelltyp:
   Wasserhelle Zellen (clear cell), granularzellig, Mischformen
2. Nach der Zellmorphologie:
   Differenziert bis verwildert (anaplasiert)
3. Nach der Wuchsform:
   Medullär, tubulär, zystisch und papillär

Die folgenden Zeichen gelten als wichtigste angiographische Kriterien für die Hypernephrom-Diagnose:

→ 1. Weite Arteria renalis im Vergleich zur Gegenseite.

→ 2. Darstellung von Tumorgefäßen (Neovaskularisation, pathologische Gefäße).

→ 3. Gefäßummauerung von nicht tumoreigenen Gefäßen (encasement), Verlagerung, Kompression und Abbruch von Parenchymgefäßen.

→ 4. Vorzeitige Venenfüllung („frühe Vene") durch arterio-venöse Shuntbildungen im Tumor.

→ 5. Anfärbung des Tumors in der Parenchymphase (staining, blush), evtl. Aussparung der Tumorbezirke bei Hypovaskularisation und/oder Nekrose (negatives Bild).

→ 6. Einbruch in die Vena renalis und die Hohlvene.

→ 7. Ausbreitung in die Umgebung mit Verlagerung und/oder Invasion von Nachbarorganen.

→ 8. Parasitäre Gefäßversorgung des Tumors.

→ 9. Nicht-Ansprechen der Tumorgefäße auf Vasokonstriktoren (im Rahmen der Pharmakoangiographie).

→10. Bei der retrograden selektiven Nierenvenendarstellung: pathologische Gefäße, Ummauerung, Kompression, Verlagerung und Verschluß.

Diskussion der Zeichen:

Eine signifikant weitere A. renalis auf der Tumorseite (1) ist Ausdruck der Adaptation des Gefäßes an die vermehrte Blutfülle im Tumor und/oder intratumorale Shuntbildungen. Bei hypovaskulären oder ausgedehnt nekrotischen Tumoren kann der gegenteilige Befund, Engstellung des Gefäßes, zu beobachten sein — bis zum arteriellen Einbruch mit Tumorverschluß der Arterie (Autoamputation). Eine echte differentialdiagnostische Bedeutung kommt somit diesem Zeichen nicht zu (Abb. 8.11 und 8.12).

Tumorgefäße (2) sind das wichtigste Einzelkriterium der Malignomdiagnostik. Sie kennzeichnen den ungeordneten Aufbau und das chaotische Wachstum der bösartigen Neubildung (z.B. Abb. 8.13). Am deutlichsten sind

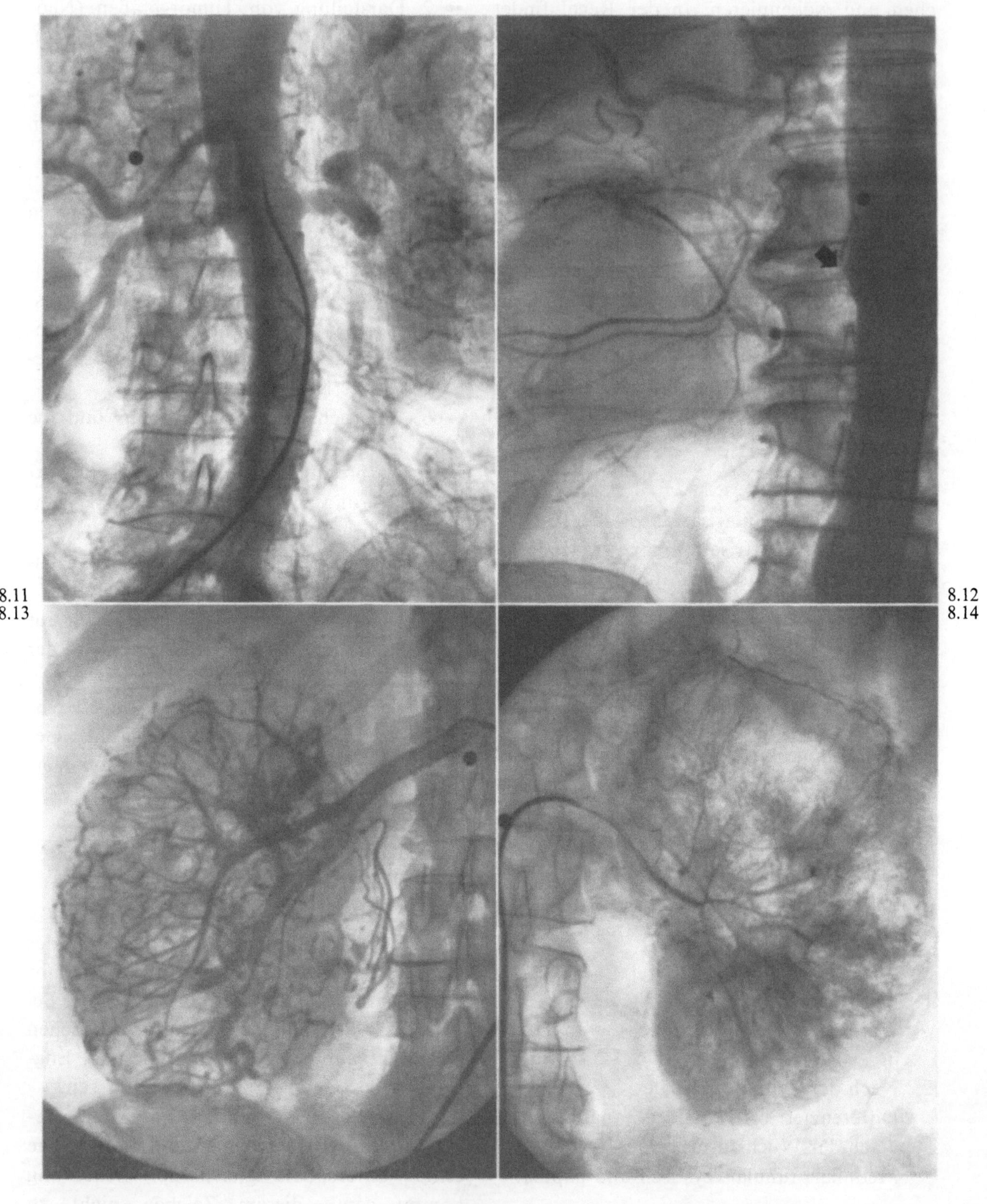

Abb. 8.11. Weite Arteria renalis links bei großem hypernephroiden Karzinom

Abb. 8.12. Tumorverschluß der A. renalis (Pfeil) bei hypernephroidem Karzinom. Parasitäre Lumbalarterienversorgung

Abb. 8.13. Hypervaskularisiertes Total-Karzinom der Niere. Weite A. renalis

Abb. 8.14. Hypovaskularisiertes Total-Karzinom. Schmale A. renalis. Nekrosezonen kranial sie in der Tumorperipherie ausgeprägt, wo das Wachstum noch nicht durch Druck behindert ist (zentrale Nekrose! Abb. 8.15). Pathologische Gefäße sind nicht nur ungeordnet verteilt und verzweigt, sondern weisen im histologischen Aufbau ihrer Wandung das Bild eines überstürzten Wachstums auf. Sie stellen entweder präformierte, zur Tumorversorgung „herangezogene" Gefäße dar oder echte embryonale Neubildungen, deren Ausdifferenzierung nicht mehr erfolgt ist (BILLING und LINDGREN, 1944):

Nach einer ersten Phase von soliden Epithelsprossungen, die von den Kapillaren ausgehen, bilden sich bei normalen sowie bei pathologischen Gefäßen durch Abbau der innersten Zellagen Lumina aus. In einem weiteren Reifungsprozeß werden bei normalen Gefäßen sodann mesenchymale Schichten ausdifferenziert bis zum bekannten histologischen Aufbau der Gefäßwand aus Intima, Media und Adventitia. Nicht so bei den Tumorgefäßen: Hier bleibt die Differenzierung aus, so daß Muskel- und elastische Fasern teilweise oder vollständig fehlen. Dadurch werden die unharmonischen Verjüngungen, Kaliberschwankungen, Aneurysmen und Ektasien erklärlich, die man charakteristischerweise bei ihnen antrifft. Die Termini: Blood pools, puddling und venous leaking — Kontrastmittelpfützen, -seen, -lakunen und -extravasate kennzeichnen den Summationseffekt solcher unharmonischen Gefäßaufweitungen auf der Kapillarebene.

Das Fehlen von kontraktilen Elementen wird speziell in der *Pharmakoangiographie (9)* ausnutzbar: Während normale Gefäße mit ihrer Muskelschicht auf Vasokonstriktoren ansprechen, können dies pathologische Gefäße nicht. Nach Adrenalingabe (ebenso Noradrenalin, Angiotensin) werden normale Parenchymgefäße infolge Konstriktion nicht mehr dargestellt, Tumorgefäße sind deutlich sichtbar (Abb. 8.44).

Dieser Effekt ist wichtig bei Überlagerungen und zur exakten Erfassung der Ausdehnung und Dignität einer Geschwulst, besonders bei hypovaskulären Prozessen. Eine kritische Haltung ist jedoch auch bei diesen tumortypischen Gefäßen und bei der diagnostischen Anwendung von Vasokonstriktoren am Platz:

Pathologische Gefäße sind nicht tumorpathognomonisch, da auch Entzündungen solche Gefäße hervorbringen können (Granulationsgewebe!). Auch sind sie nicht Malignom-spezifisch, wenn man Veränderungen bei gutartigen Neubildungen sowie bei Angiodysplasien vergleicht. Am augenfälligsten ist dies bei den Hamartomen der Fall (Abb. 8.5).

Ein positiver Vasokonstriktoreneffekt ist aus den gleichen Gründen nicht als sicheres Indiz für einen Tumor zu werten. Umgekehrt schließt das Fehlen eines solchen Effektes nicht das Vorliegen eines Malignoms aus, da bei erheblicher Konstriktion der Nierenhauptarterien unter Umständen gar kein Effekt peripher zustande kommen kann. Unter den gefäßaktiven Pharmaka wird daher das Angiotensin als bestes Mittel angegeben, da es mehr an den kleineren Arterien und weniger an der Arteria renalis eine Wirkung ausüben soll (ELKIN und MENG, 1966; EKELUND, 1974).

Daneben steht die *Gefäßummauerung (3)* — das encasement — den zweitwichtigsten Diagnosefaktor dar. Man versteht darunter die manschettenförmige Infiltration des perivaskulären Gewebes und der Arterienwandung, meist von Segment- oder Subsegmentarterien, durch Tumorgewebe, wodurch sich die Gefäße über eine umschriebene Strecke harmonisch, aber sozusagen unmotiviert, verjüngt darstellen. Die weiche Kontur und das Fehlen von scharfen Kanten lassen diese Veränderungen meist leicht von arteriosklerotischen Plaques abgrenzen; auch die Differentialdiagnose zur fibromuskulären Dysplasie fällt in der Regel nicht schwer (Abb. 8.16). Gehen Infiltration und Tumorproliferation weiter, kann es zum Gefäßabbruch durch Kompression, Thrombose oder Tumoreinbruch kommen (Abb. 8.18). Die Zeichen der Verlagerung und Verdrängung von Parenchymgefäßen sind unmittelbar verständlich, finden sich jedoch auch bei jeder anderen Form der Raumforderung.

Die „frühe Vene" (4) ist ein Zeichen, das bei mehreren unterschiedlichen Nierenerkrankungen anzutreffen ist: Nierentrauma, angeborene und erworbene arteriovenöse Fisteln

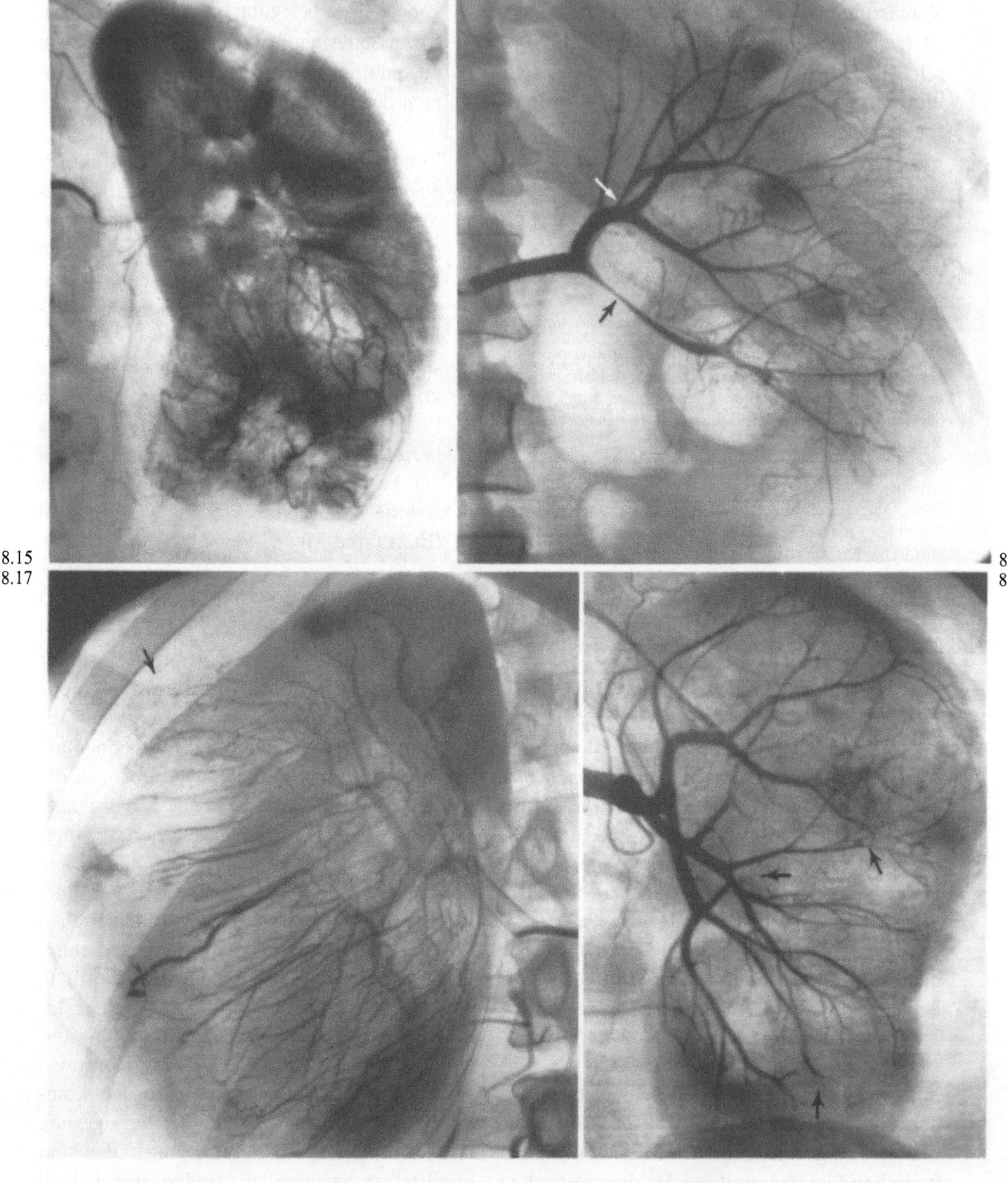

Abb. 8.15. Gut abgegrenzter, stark vaskularisierter Tumor mit zentraler Nekrose (Krebsnabel)

Abb. 8.16. Gering vaskularisierter, großer, infiltrativ wachsender Tumor. Gefäßverlagerung und encasement (Pfeile). Schmale A. renalis

Abb. 8.17. Hypernephroides Karzinom mit atypisch palisadenartigem Gefäßmuster. Organgrenze überschritten (Pfeil). Differential-Diagnose: Maligne Systemerkrankung (vgl. Abb. 8.58)

Abb. 8.18. Großes hypernephroides Karzinom mit Polauftreibung. Mehrfache Gefäßamputationen (Pfeile). Mäßige Vaskularisation, infiltratives Wachstum

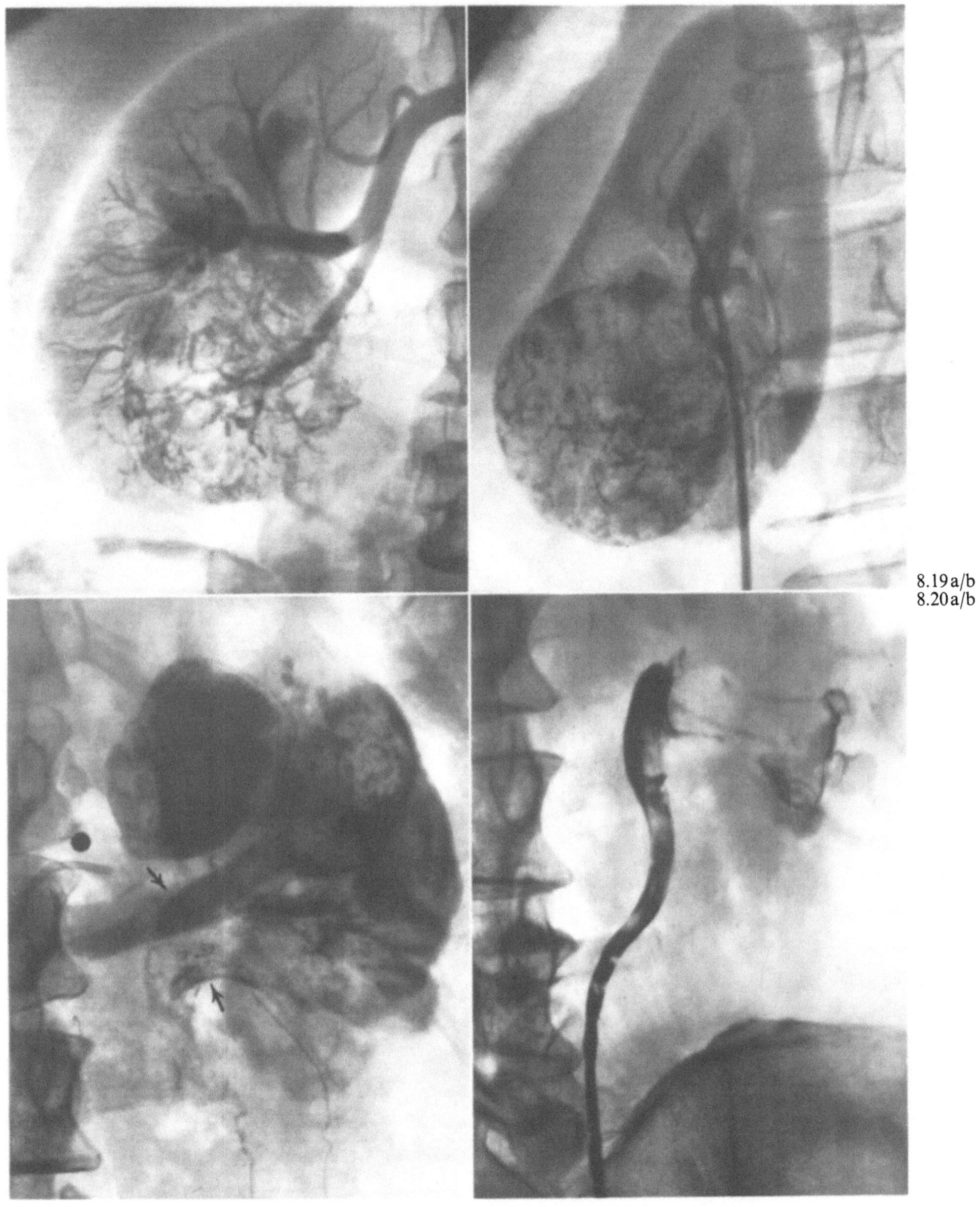

Abb. 8.19a u. b. Abgekapseltes hypernephroides Karzinom. Seitliche Aufnahme zeigt den ventralen Sitz des Tumors

Abb. 8.20a u. b. Abgekapselter Tumorbezirk kranio-medial, infiltrierendes Wachstum lateral. Einbruch in das Nierenbecken (Pfeile). (a) Angiogramm. (b) Urogramm

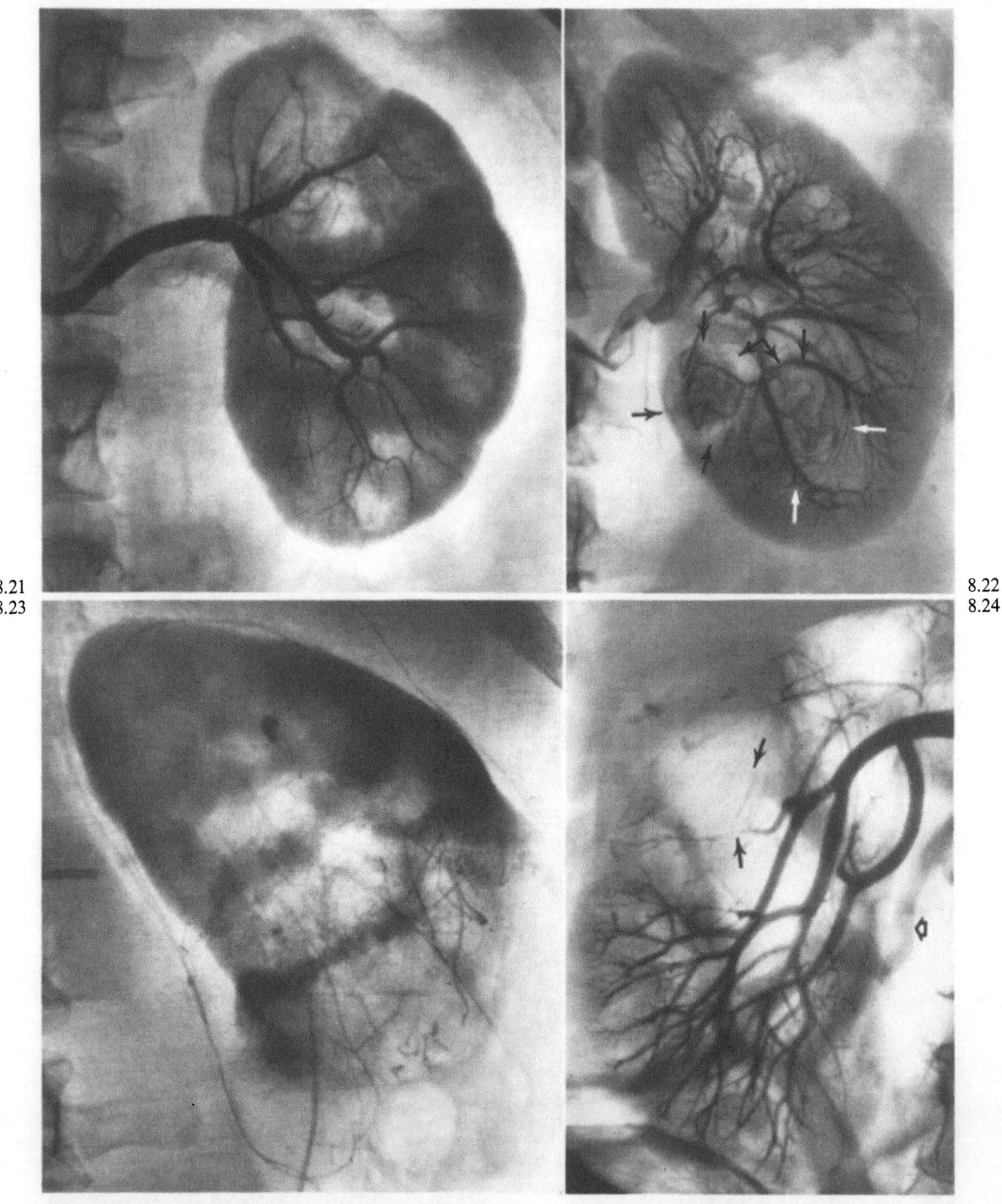

Abb. 8.21. Kleines Karzinom im kranialen Pol ohne Auftreibung. Spärliche pathologische Gefäße, infiltrierendes Wachstum

Abb. 8.22. Hypovaskuläres Karzinom kaudal, in Form von 2 Knoten wachsend (Pfeile). Gefäßverlagerungen, Polauftreibung, Tumoranfärbung

Abb. 8.23. Hypovaskuläres Karzinom mit Negativeffekt in der Parenchymphase. Diskrete pathologische Gefäße

Abb. 8.24. Nekrotisches, zystisch imponierendes hypernephroides Karzinom mit Ummauerungen und Gefäßverschlüssen (lange Pfeile). Frühe Vene! (kurzer Pfeil)

und bei Parenchymuntergängen verschiedener Genese. Bei Mißverhältnis zwischen Katheter und Arterienlumen sowie Verschluß des Lumens durch den Katheter und damit erhöhtem antegraden Druck tritt auch an der normalen Niere eine frühzeitige Venenfüllung auf (MENA, 1974). Sie kennzeichnet bei Nierenkarzinomen als indirektes Zeichen die arteriovenöse Shuntbildung im Kapillarbereich des Tumors; diese kann beträchtliche Ausmaße haben, so daß gelegentlich außer der Nierenarterienerweiterung und einem Goldblattmechanismus durch lokale Ischämie der Niere auch systemische Auswirkungen in Form eines Volumenhochdrucks mit Herzinsuffizienz resultieren (Abb. 8.26). Gewöhnlich liegen die Kurzschlüsse unterhalb der angiographischen Darstellbarkeit. Nur sehr selten wird über tumorbedingte a.-v.-Fisteln größeren Ausmaßes berichtet (BOSNIAK, 1965; WISE, 1967; ELKIN, 1971; SONDAG, 1973). Besondere differentialdiagnostische Wertigkeit kann die „frühe Vene" gegenüber den Angiomyolipomen besitzen, die fast nie einen Shunt zeigen.

Die Tumoranfärbung im Nephrogramm (5) läßt sich auf zwei Ursachen zurückführen: Zum einen ist die Anzahl von Gefäßen als auch der Summenquerschnitt im Tumor gegenüber dem gesunden Parenchym erhöht. Damit kommt eine höhere Kontrastdichte zustande. Zum anderen spielen strömungsphysiologische Besonderheiten eine Rolle: Das kontrastmittelangereicherte Blut der pathologischen Gefäße hat aufgrund ihres ungeordneten Aufbaus keine laminare Strömung und einen längeren Weg infolge von Schlängelungen und Irrwegen. Beides führt zu einer Flußverlangsamung, so daß in der Umgebung der Kontrast schon abgebaut ist, während sich das Konvolut von Tumorgefäßen noch kontrastiert darstellt (Abb. 8.19, 8.20, 8.22). Das umgekehrte Phänomen — Kontrastmittelaussparungen im Tumorareal — läßt sich leicht bei hypovaskulären Neubildungen vorstellen. Zusätzlich tritt es häufig umschrieben bei größeren Tumoren im Zentrum oder der hilusentfernten Peripherie auf und zeigt dann die Tumornekrose an.

Der vollständige Untergang von angiographisch darstellbaren Tumorbezirken als Totalnekrose stellt gegenüber der einfachen Nierenzyste gelegentlich vor erhebliche Schwierigkeiten (Abb. 8.25). Echte Spontanheilungen von hypernephroiden Karzinomen wurden beschrieben (HULTQVIST, 1944; ZAK, 1957; BARTLEY und HELANDER, 1962), bei denen die regressiven Veränderungen, Nekrose und Blutung im Tumor, zum Untergang sämtlichen vitalen Gewebes und zur Abkapselung geführt hatten. Die Tumorheilung schließt das Vorhandensein von Metastasen nicht aus. Ist auch die unregelmäßige, jedoch scharfe Abgrenzung des Tumors gegenüber dem Parenchym die Regel, so ist die Grenze bei hypovaskulären, avaskulären, nekrotischen und infiltrativen Prozessen meist unscharf.

Ein für die Zyste typischer harmonischer Rindensporn an der Stelle, an der sie sich von der Organgrenze abhebt, findet sich beim Tumor fast nie (Abb. 8.27).

Das von BALTAXE u.Mitarb., 1974, beschriebene sog. „Grübchenzeichen" (dimple sign), eine bei 4 kleinen avaskulären Karzinomen gefundene grübchenförmige Einsenkung der Nierenrinde distal des Tumors, kennzeichnet die Atrophie des normalen Parenchyms. Dieses Zeichen ist ebenfalls nicht tumorspezifisch; es wurde von GRONNER (1976) bei einer gutartigen Nierenzyste ebenfalls gefunden. Wir konnten es nie beobachten.

Die Beteiligung des Nierenvenenhauptstammes (6) ist neben der postoperativen histologischen Differenzierung das wichtigste Kriterium für die Prognose eines hypernephroiden Karzinoms. Die Fünfjahres-Überlebenschance beträgt bei Veneneinbruch 34%, ohne Befall der Vene liegt sie bei 64%. Zum Zeitpunkt der Untersuchung werden 46% aller Fälle schon mit Veneneinbruch angetroffen (MYERS u.Mitarb., 1968) und haben damit eine hohe Wahrscheinlichkeit von hämatogenen Metastasen.

Entscheidend wird gerade die Prognose der histologisch günstigeren (low grade tumor) hypernephroiden Karzinome durch die Venenbeteiligung beeinflußt; bei den anaplasierten Formen überwiegt der Einfluß der Histologie: So lauten die Zahlen der Fünfjahres-Überlebenschancen mit und ohne Venenbeteiligung bei low grade Histologie 39% und 72%, bei den bösartigeren Formen 27% und 32%.

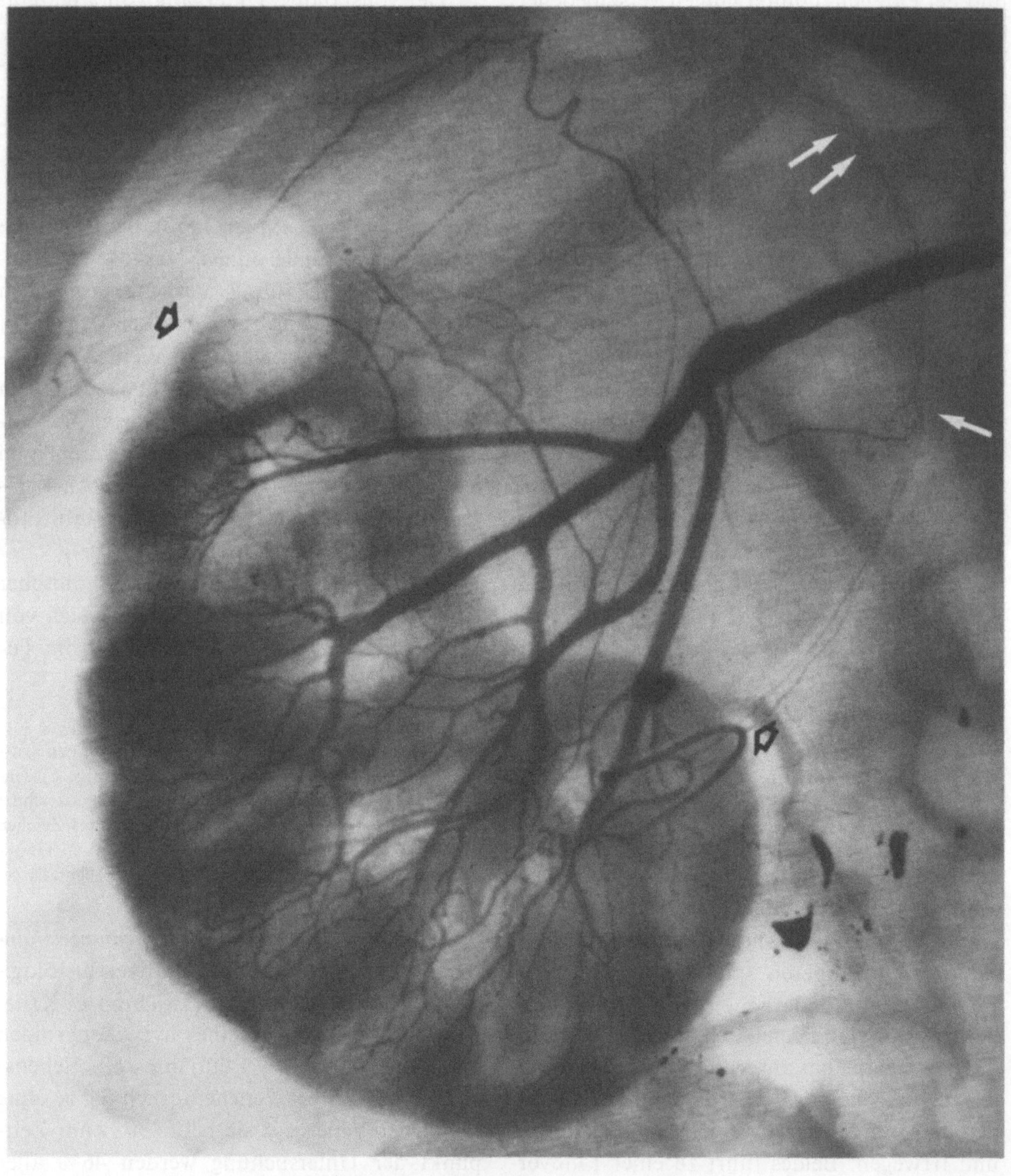

Abb. 8.25. Zystenartige Totalnekrose eines hypernephroiden Karzinoms. Sehr diskrete pathologische Gefäße nur medial (langer Pfeil). Kein Rindensporn an der Parenchym- „Zysten"- Grenze (kurze Pfeile). Schalenförmige Verkalkung kranial (Doppelpfeil). Granatsplitter als Nebenbefund

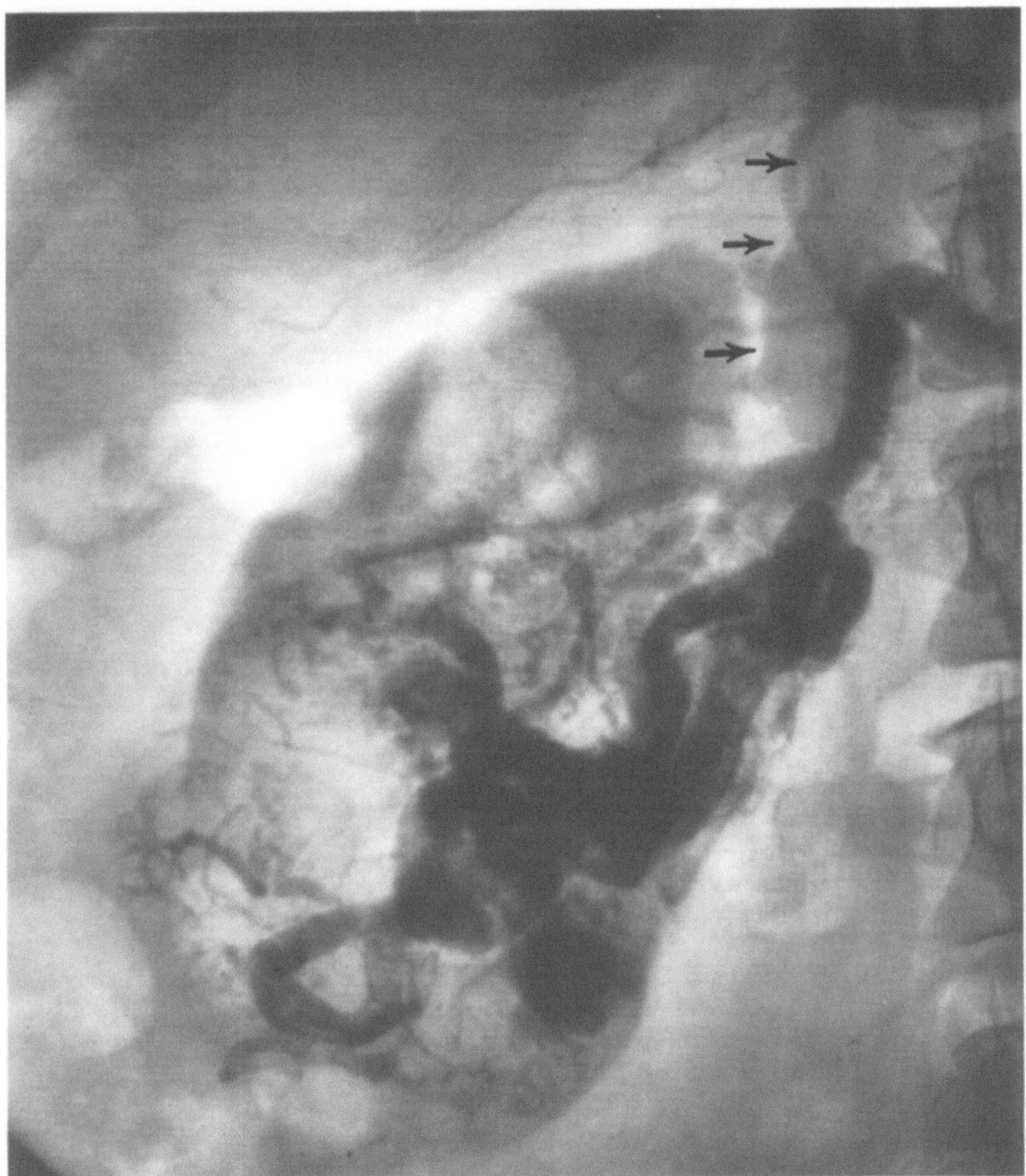

Abb. 8.26. Massiver a.-v.-Shunt mit „früher Vene" bei hypernephroidem Karzinom. V. cava inferior schon zum Zeitpunkt der arteriellen Füllung dargestellt (Pfeile). Organgrenze lateral durchbrochen

8.27
8.29 a/b
c

8.28

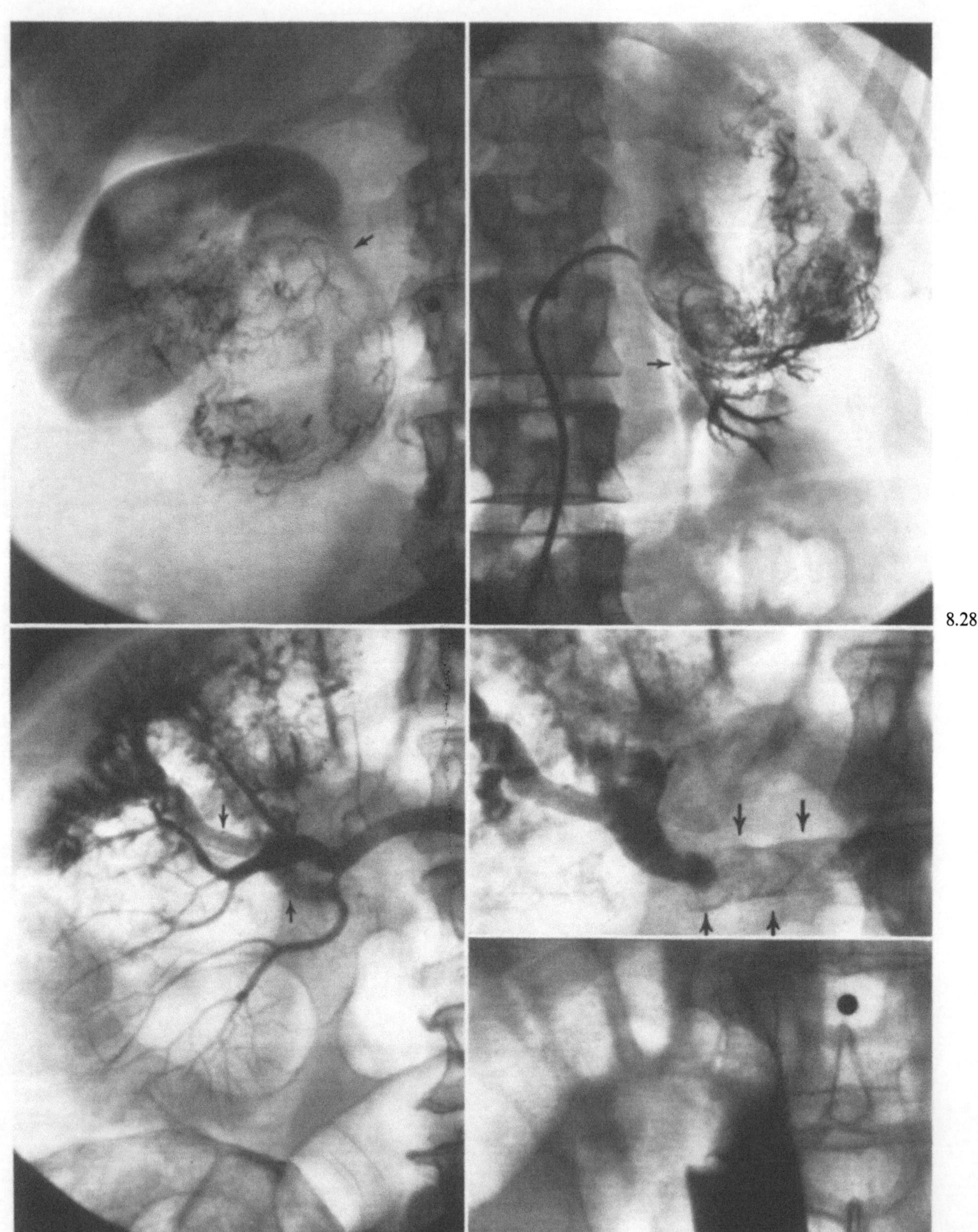

Abb. 8.27. Zentrale Nekrose eines exorenal entwickelten hypernephroiden Karzinoms mit Achsenfehlstellung der Niere. Rindensporn kranial! (Pfeil)

Abb. 8.28. Periphere Nekrose bei Karzinom. Zeichen für Nierenbeckeninvasion (Pfeil)

Abb. 8.29. (a) Stark vaskularisiertes Karzinom mit ausgeprägten a.-v.-Shunts und „früher Vene" (Pfeile). (b u. c) Vorzeitige Venenfüllung trotz ausgeprägter Tumorausdehnung in der V. renalis (Pfeile) und Tumorzapfen in der V. cava inferior

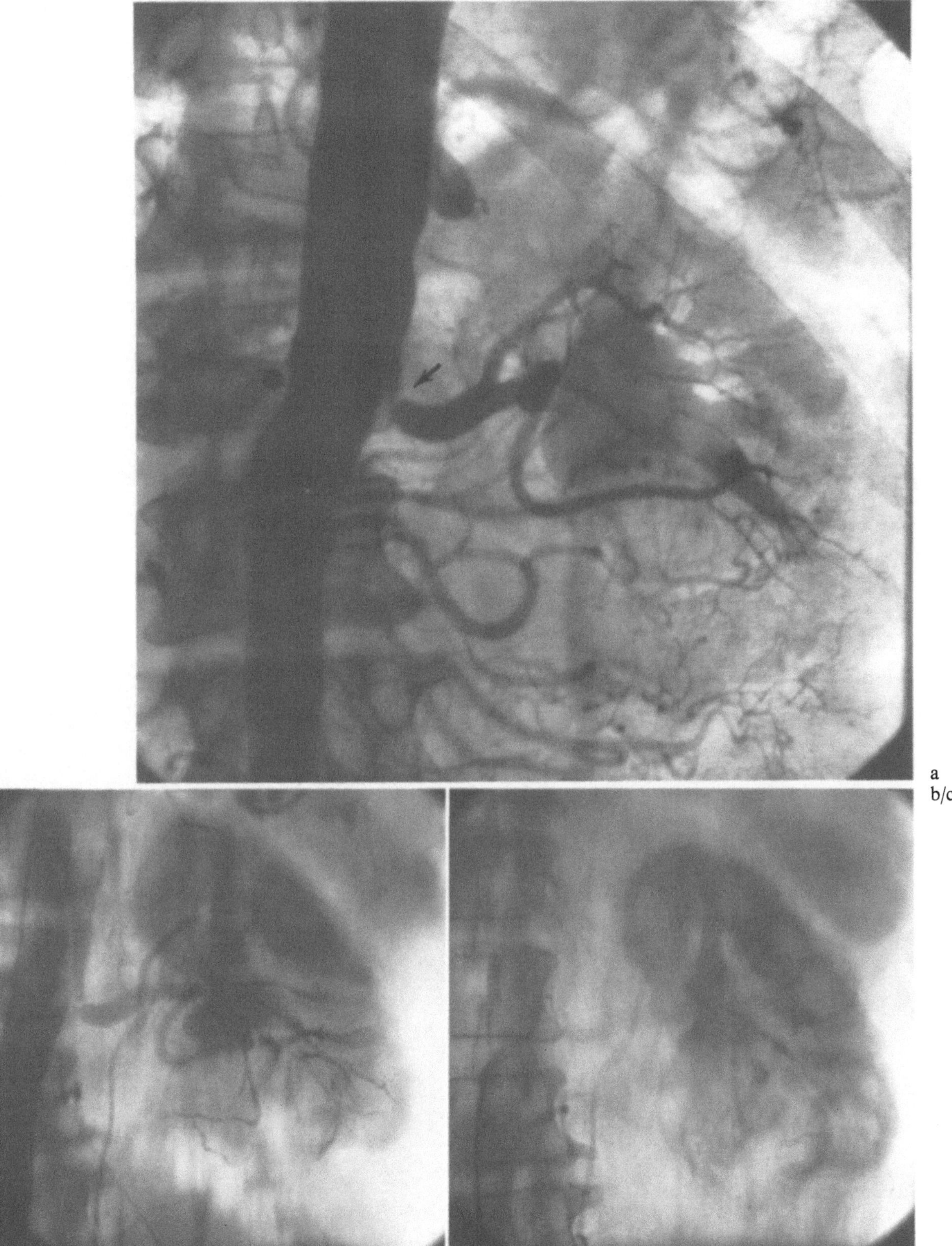

a
b/c

Abb. 8.30a–c. Wert der Angiotomographie. (a) Übersichts-Aortographie: Stenose am Abgang der linken A. renalis (Pfeil), selektive Sondierung nicht möglich. Keine sichere Beurteilung wegen Gefäßüberlagerungen. (b) Angiotomogramm: Deutliche Darstellung einer millimeterengen Stenose der A. renalis und eines suspekten Befundes am kaudalen Pol. (c) Angiotomogramm: In dieser Schichttiefe Befund eines spärlich vaskularisierten malignen Tumors eindeutig

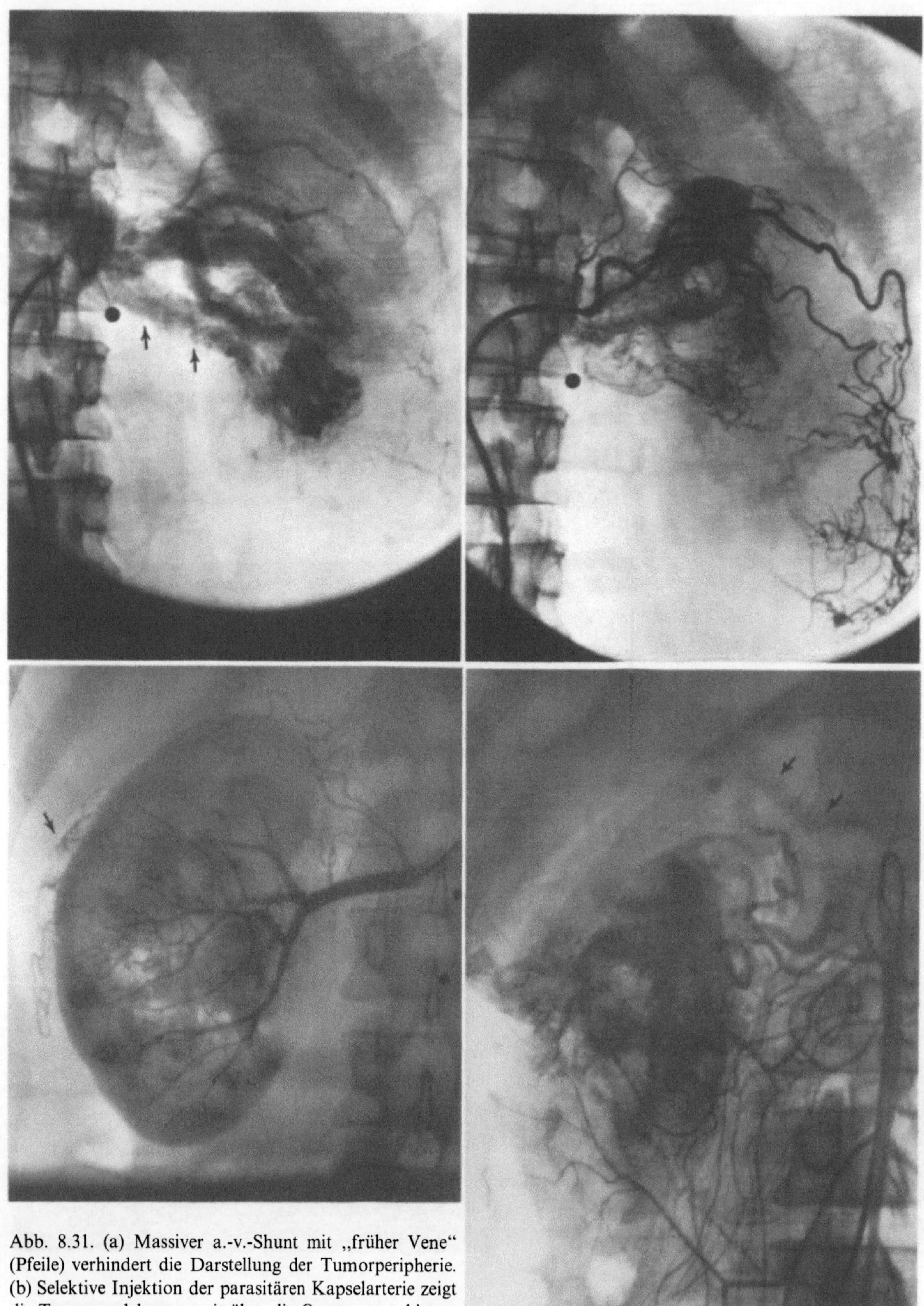

8.31 a/b
8.32 a/b

Abb. 8.31. (a) Massiver a.-v.-Shunt mit „früher Vene"
(Pfeile) verhindert die Darstellung der Tumorperipherie.
(b) Selektive Injektion der parasitären Kapselarterie zeigt
die Tumorausdehnung weit über die Organgrenze hinaus

Abb. 8.32. (a) Großes hypernephroides Karzinom, die Organgrenze überschreitend (Pfeil). (b) Parasitäre Tumorversorgung über A. mesenterica-Gefäße. Portalvenöse Drainage (Pfeile) über „frühe Vene" bei a.-v.-Shunt im Tumor.
Dieser hat Duodenum und Pankreaskopf befallen (aus Haertel und Kunz, 1975)

In der Spätphase des Angiogramms weisen 3 Zeichen auf die Möglichkeit des venösen Einbruchs hin: Ein kontrastmittelumflossener konstanter Füllungsdefekt in der Vena renalis, eine fehlende Darstellung der Vena renalis und eine kollaterale Venenzeichnung. Davon wird als beweisend nur der konstante Füllungsdefekt im Gefäß angesehen (Abb. 8.39–8.41). Eine fehlende Venendarstellung kann auch bei Kompression ohne Tumoreinbruch vorkommen. Insbesondere ist die rechte Nierenvene oftmals nicht ausreichend sicher zu beurteilen, da sie kürzer ist als die linke und das Kontrastmittel rasch mit Hohlvenenblut vermischt wird. Die fehlende Darstellung links ist demnach ein verläßlicheres Zeichen für Tumoreinbruch. Eine hochvolumige arterielle Kontrastmittelinjektion (s. oben) kann in Einzelfällen diese Frage klären (Abb. 8.35). Unbedingt ist bei Verdacht auf Venenbeteiligung die Untersuchung der Vena cava inferior, möglichst in 2 Ebenen, vorzunehmen, bei freiem Durchfluß kann dann die retrograde Phlebographie der Niere erwogen werden. Die Indikation hierzu muß die Möglichkeit einer Ablösung von Tumormaterial berücksichtigen! Eine blande Thrombosierung der Vena cava (aufgepfropfter Thrombus) ist nicht sicher von einem tumorösen Zapfen zu unterscheiden.

Venöse Kollateralen, definiert als venöse Ableitungen zusätzlich oder im Ersatz zur Hauptnierenvene, sind ein indirektes, ebenfalls jedoch unverläßliches Zeichen für Invasion der Vena renalis (Vv. capsulares, uretericae, spermaticae (ovaricae), Vena hemiazygos und azygos, lumbalis, phrenica inferior). Bei größeren Karzinomen wird sehr viel häufiger eine Kollateralvenenbildung zu sehen sein als ein Nierenvenenverschluß, da bei Überschreiten der Organgrenze benachbarte Strukturen am Zu- und Abfluß beteiligt werden, ohne daß ein Einbruch in die Hauptnierenvene erfolgt sein muß (Abb. 8.37).

Ausbreitung des Tumors in die Umgebung (7): Die Darstellung der zweiten Ebene zur Feststellung der dorsalen oder ventralen Lage eines Tumors ist für den Operateur nützlich; dadurch wird gleichzeitig eine Invasion in andere Organe oder Strukturen besser erfaßbar. Vor bioptischen Eingriffen ist die dreidimensionale Darstellung unerläßlich. Veränderungen der Topographie insgesamt sind am ehesten in der Übersichtsaortographie erfaßbar (Verlagerung von Aorta und Hohlvene, von anderen Organen).

Die Heranziehung von Gefäßen aus der Nachbarschaft zur Vorsorgung des Tumors (parasitäre Gefäße, cannibalism) (8) ist eine besonders ausgeprägte Eigenschaft der Hypernephrome. Tumorzellen und Endothelzellen der Kapillaren innerhalb eines Tumors befinden sich in einem integrierten ökologischen System: ihr jeweiliger Mitoseindex bedingt sich gegenseitig (FOLKMAN, 1971). Dadurch wird einerseits erklärlich, daß die Histologie des Primärtumors und nicht diejenige des befallenen Organs das Gefäßbild der Absiedelungen bestimmt, andererseits wird die Heranziehung von zusätzlichen Kapillaren und Gefäßprovinzen der Nachbarschaft verständlich. Ein weiterer Faktor für parasitäre Gefäßbildung scheint der geringe Gefäßwiderstand in hypernephroiden Karzinomen zu sein. Je nach Tumorgröße und -sitz werden folgende Arterien zur parasitären Versorgung herangezogen: Aa. lumbales, intercostales, phrenicae inferiores, suprarenales, ureterales, gonadales, A. coeliaca- und Mesenterialarterienäste (Abb. 8.31–8.34).

Die klinische Bedeutung des Auftretens von parasitären Gefäßen darf nicht überschätzt werden: In über 50% der Fälle können parasitäre Gefäße ohne extrakapsuläre Tumorausbreitung festgestellt werden. Selbst eine mesenteriale Versorgung eines Nierenkarzinoms wird gelegentlich bei rein intrakapsulärem Tumorsitz gefunden. Die Darstellung einer Tumorkapsel und eine scharfe Markierung können andererseits keine Gewähr für fehlende Penetration geben.

Als Beweis für Tumorausdehnung in andere Organe sind pathologische Gefäße im eigenen Organ-Ausbreitungsgebiet einer zur Tumorversorgung herangezogenen Arterie anzusehen. Die selektive Darstellung von vermuteten parasitären Gefäßen ist in dieser Hinsicht

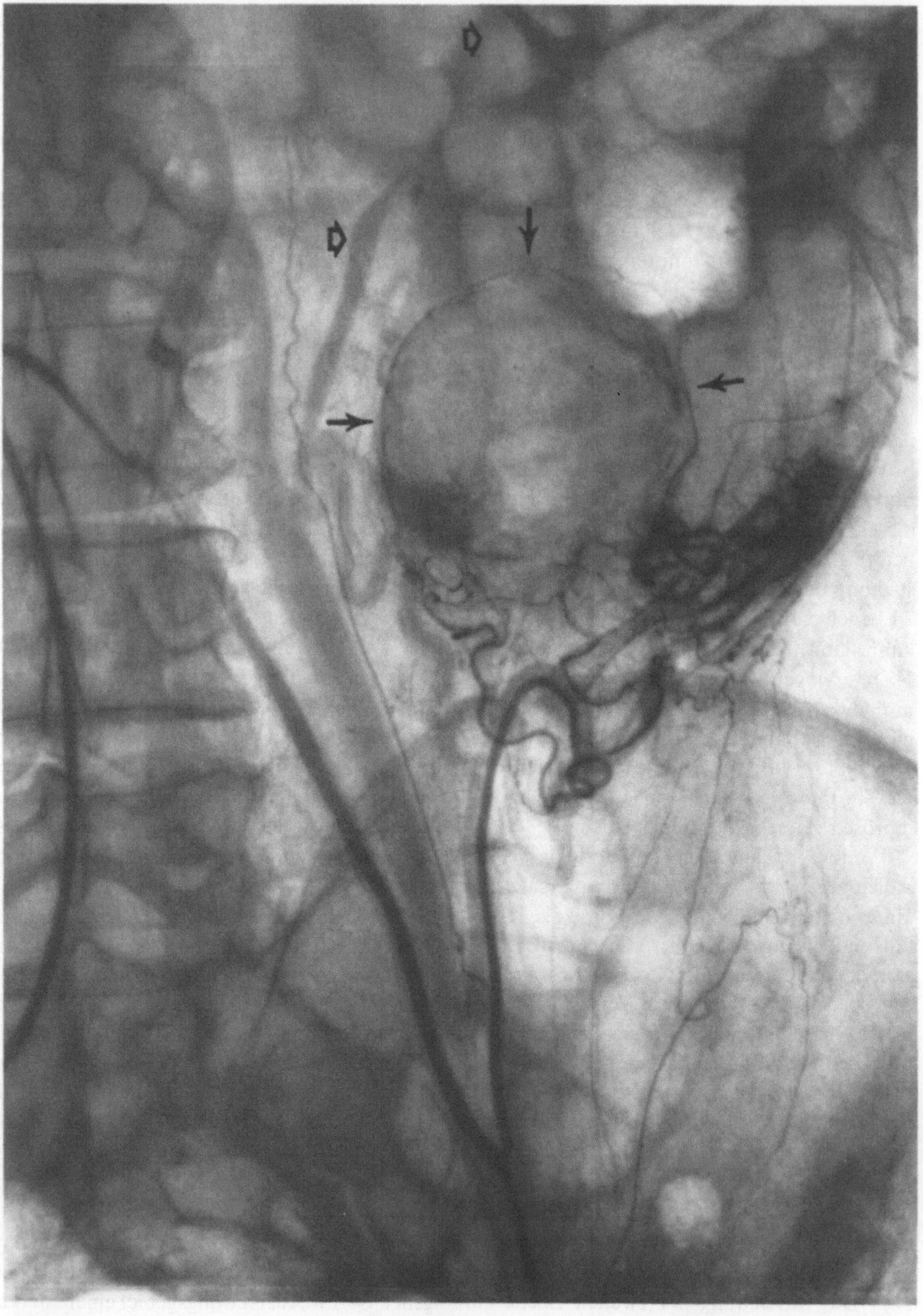

Abb. 8.33. Parasitäre Versorgung eines schalig verkalkten hypernephroiden Karzinoms (lange Pfeile) aus der A. mesenterica inferior. Kapsel lateral durchbrochen; frühe portalvenöse Drainage. Breite Pfeile: Ureter und Nierenbekken. Operation: Keine Darmresektion notwendig (aus HAERTEL und KUNZ, 1975)

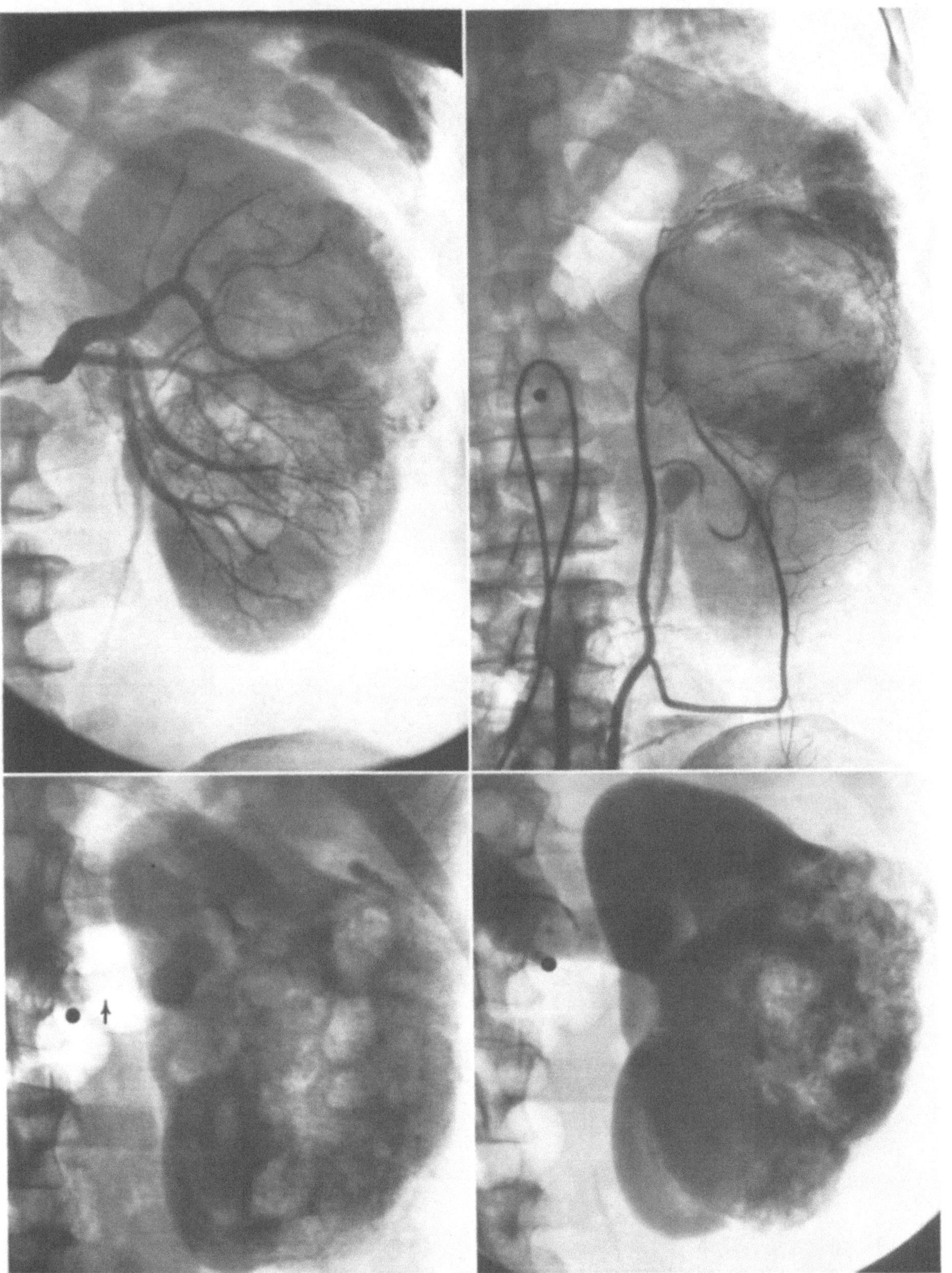

8.34a/b
8.35a/b

Abb. 8.34. (a) Großes Karzinom der linken Niere, über die Organgrenze gewachsen. (b) Ausgedehnte parasitäre Versorgung über die A. mesenterica inferior

Abb. 8.35a u. b. Wert der hochdosierten Injektion. (a) Übliche Technik. Keine Venendarstellung bei hypernephroidem Karzinom (Pfeil: Unterkante des Processus transversus). (b) Nach Gabe von 30 ml Kontrastmittel deutliche Venenfüllung. (a) u. (b) zu gleichen Zeiten p.i.

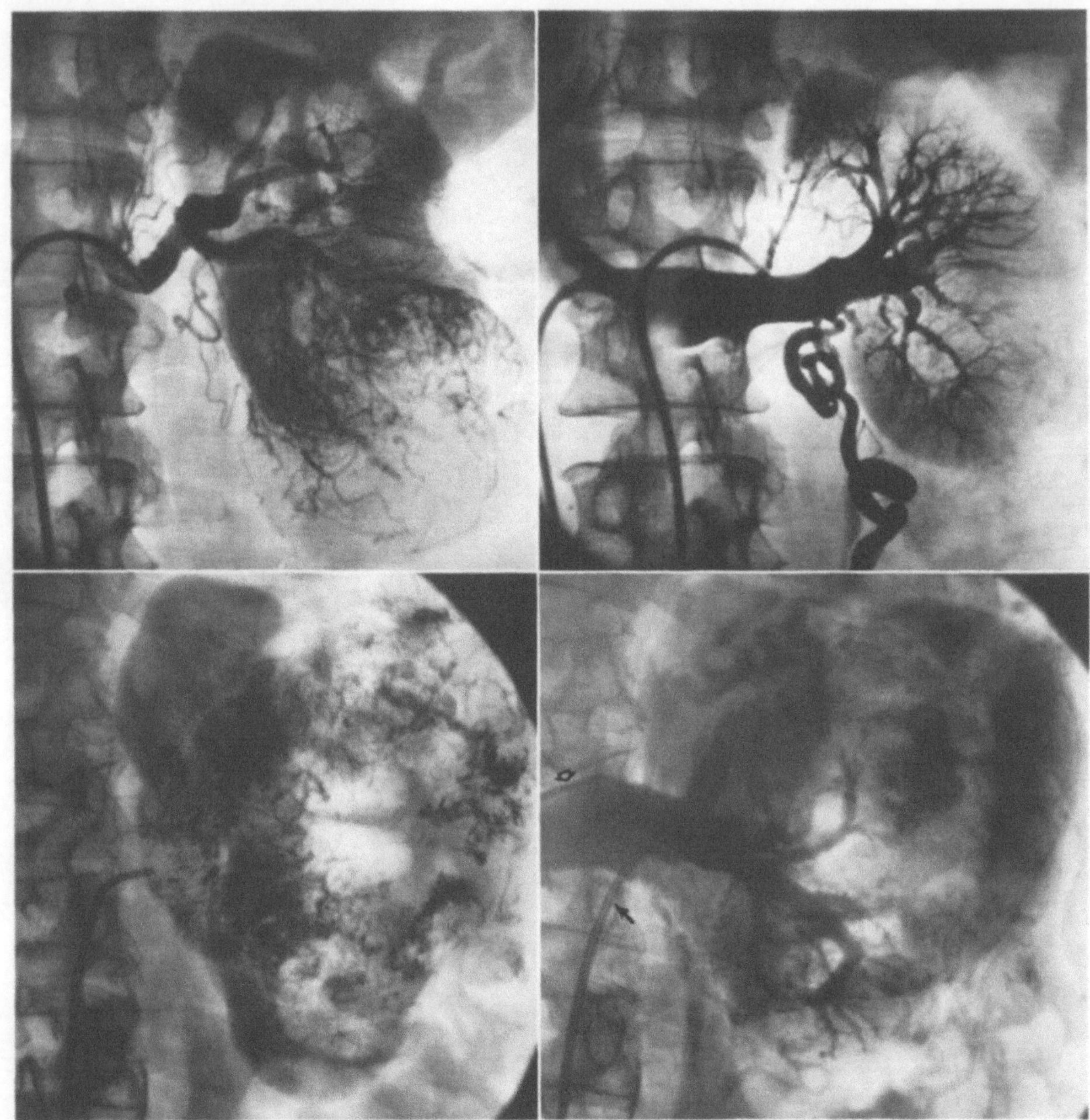

Abb. 8.36. (a) Hypernephroides Karzinom am kaudalen Pol. Fibromuskuläre Dysplasie der A. renalis. (b) Selektive Phlebographie: keine Beteiligung von V. renalis und Segmentvenen. Gefäßabbrüche und Gefäßunregelmäßigkeiten im Tumorbezirk. Geschlängelte V. spermatica

Abb. 8.37. (a) Stark vaskularisiertes, teilnekrotisches hypernephroides Karzinom mit Kapseldurchbruch. (b) Selektive Venendarstellung: Obwohl die Nierenvene frei ist, deutliche kapsuläre Kollateralenausbildung (langer Pfeil: arterieller Katheter; breiter Pfeil: venöser Katheter)

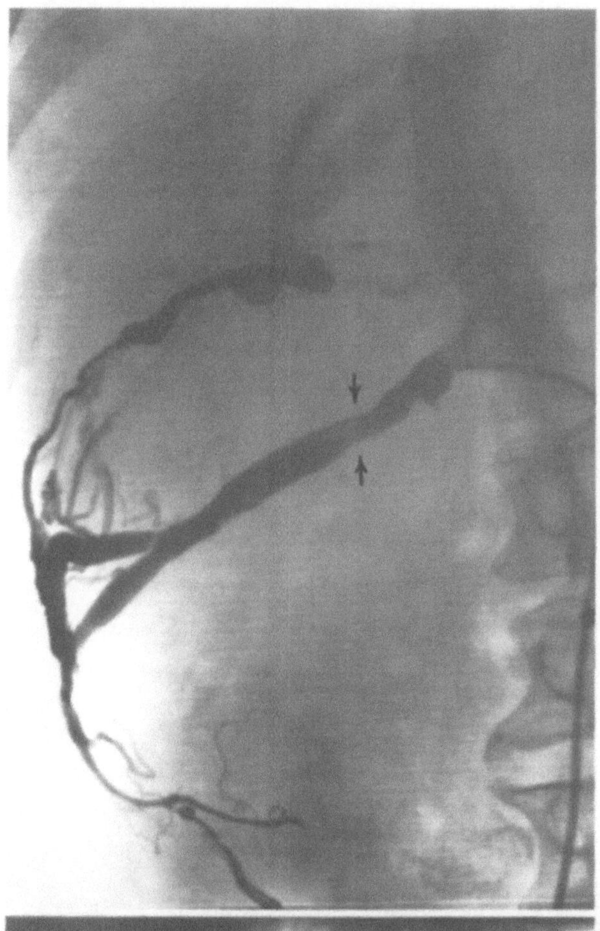

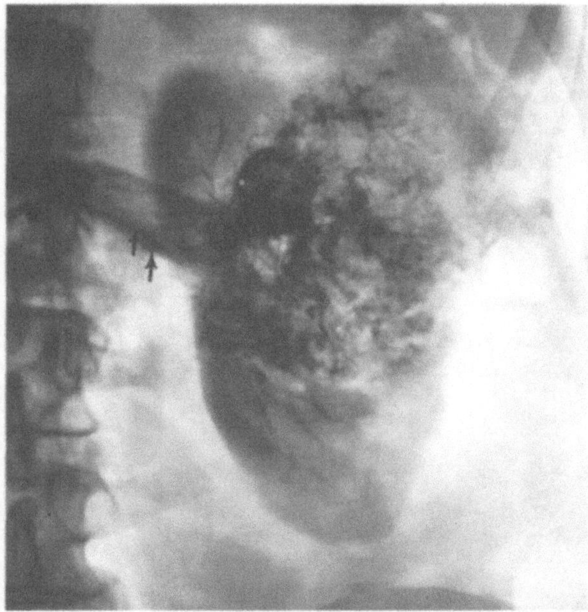

8.39

Abb. 8.38. Hypernephroides Karzinom. Venendarstellung. Hauptstamm durchgängig (Pfeile: encasement). Verschluß sämtlicher Vv. interlobares mit Kollateralen über Kapsel- und Nebennierenvenen

Abb. 8.39. Hypernephroides Karzinom. Antegrade Venendarstellung. Umspülter Thrombus in der V. renalis (Pfeile). Tumor überschreitet die Organgrenze

.38
.40

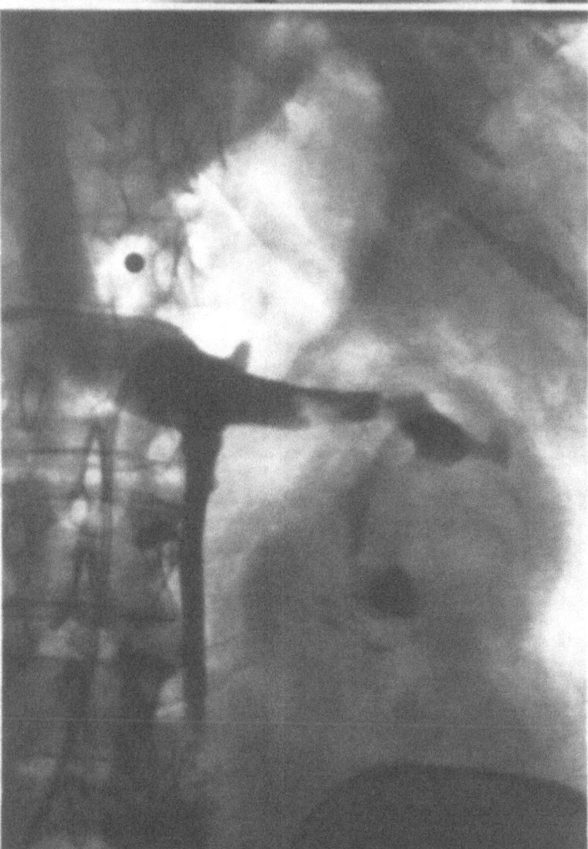

8.41

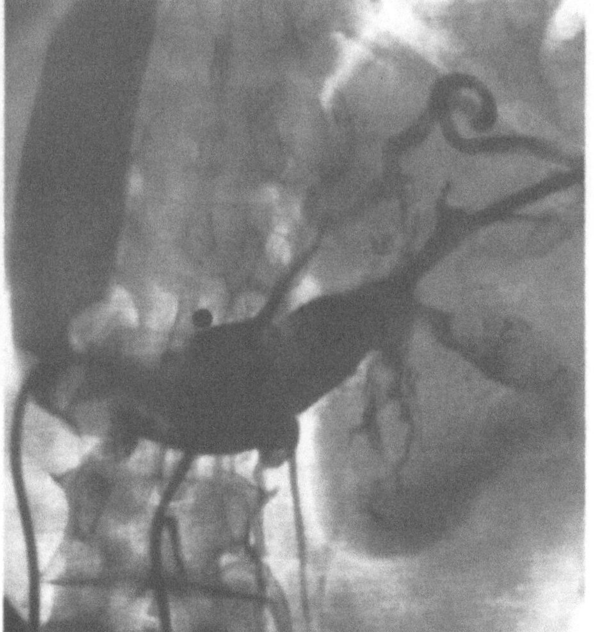

Abb. 8.40. Karzinom im kaudalen Nierenpol mit Einbruch in den Venenhauptstamm. Selektive Venendarstellung

Abb. 8.41. Phlebographie bei hypernephroidem Karzinom. Beteiligung der Vv. interlobares und kranialer wandständiger Tumorthrombus der erweiterten V. renalis bis zur Kava, Kollateralen

8.42 a/b
8.43 a/b

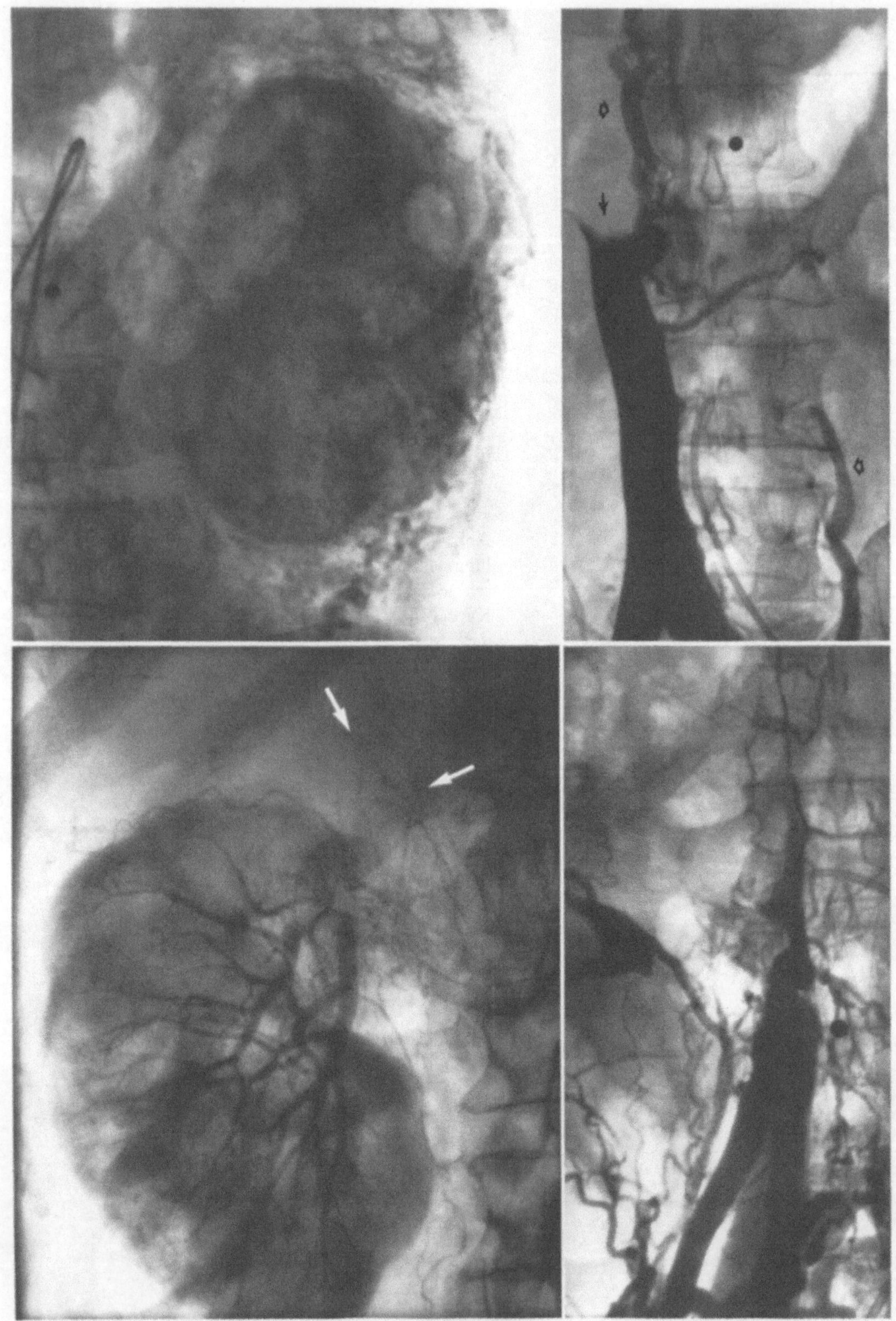

Abb. 8.42. (a) Total-Karzinom der linken Niere. Ausgeprägte Kollateralenbildung. Fehlende Darstellung der V. renalis.
(b) Kavographie: Tumorverschluß der Hohlvene (langer Pfeil). Drainage über Lumbalis-ascendens-Azygos/Hemiazygos-System (breite Pfeile)

Abb. 8.43. (a) Kleines hypernephroides Karzinom medio-kranial. Metastase in der Nebenniere (Pfeile). (b) Kavographie zeigt langstreckigen Tumorthrombus mit Hohlvenenverschluß. Umgehungskreislauf präoperativ für Therapie und Stadieneinteilung wichtig.

Die aufgeführten angiographischen Zeichen können bei hypo- und avaskulären Tumoren sowie bei der Differentialdiagnose gegenüber anderen Erkrankungen täuschen. Einen Beitrag zur Klärung dieses relativ kleinen Kontingentes kann die *selektive retrograde Nierenvenendarstellung (10)* leisten. Als gebräuchlichste Methode hat sich diejenige von SMITH u. Mitarb. (1975) und RÖSCH (1976) angegebene durchgesetzt. Auch hier sind pathologische Gefäße, Kompression, Amputation, Verlagerung und Thrombose die entscheidenden Kriterien für Malignität.

Die Differentialdiagnose des hypernephroiden Karzinoms umfaßt eine Reihe von gutartigen und bösartigen Tumoren (Adenome, mesenchymale Tumoren, Hamartome, Metastasen) sowie Entzündungen der Niere, hier insbesondere abszedierende und xanthogranulomatöse Pyelonephritis, Abszeß und perirenales Hämatom. Die angiographische Treffsicherheit bei retikulärer, geringer Vaskularisation von Raumforderungen kann, wenn keine Zusatzinformationen bestehen, in diesen seltenen Fällen bis auf 58% herabsinken! (LEVIN u. Mitarb., 1976). In Einzelfällen kann für die Diagnose das angiographische Bild nur in Zusammenhang mit den Ergebnissen klinischer und anderer röntgenologischer Untersuchungen wie Nephrotomogramm, Ultraschalluntersuchung sowie Zystenpunktion mit Kontrastmittelfüllung und zytologischer Untersuchung des Aspirates gedeutet werden. Bei ungeklärter Differentialdiagnose ist die Probefreilegung indiziert.

Die Differentialdiagnose: Nierenkarzinom-Nierenzyste bedarf einer besonderen Beachtung:

Nach GIBSON (1954) bestehen 4 Möglichkeiten des gemeinsamen Auftretens von Zyste und Tumor in derselben Niere:
1. Räumlich getrenntes Vorhandensein von Zyste und Tumor. Beide haben offenkundig keine gemeinsame Pathogenese (8.44–8.46).
2. Zyste entsteht in einem Tumor: entspricht der sog. zystischen Degeneration oder Totalnekrose eines hypernephroiden Karzinoms (selten, aber nicht ungewöhnlich) (Abb. 8.25).
3. Tumor entsteht in einer Zyste: dieser Fall wird am seltensten anzutreffen sein: Unter 1007 von EMMET u. Mitarb. (1963) untersuchten Fällen fand sich nicht einer! Gesichert scheinen die Fälle von LANG, 1971; SILVERMAN und KILHENNY, 1969; KHORSAND, 1965; REHN u. Mitarb., 1961; SRIMANNARAYANA u. Mitarb., 1975.
4. Zyste entsteht distal eines Tumors. Der Tumor verlegt Tubuli und Gefäßversorgung der Nierenrinde und ermöglicht damit eine Zystenbildung, die ihn später sogar umgeben kann und dessen Basis er bildet (selten, aber häufiger als 3). Diese Entstehungsform wurde von HEPLER anhand von Tierexperimenten nachgewiesen (Abb. 8.46??).

Die Häufigkeit von Zyste und Tumor in einer Niere wird nach der großen Sammelstatistik der Mayo-Klinik von 1963 unter 1% aller Zysten- und Tumorfälle und mit 2,3% aller Zystenfälle angegeben. Hierbei stellt die Kategorie 1. die Mehrzahl (8 von 10 Fällen). Auf die Beachtung von Verkalkungen einer zystisch erscheinenden Raumforderung, obwohl kein angiographisches Merkmal, muß besonderer Wert gelegt werden: Sie kennzeichnen das lange Bestehen eines expansiven Prozesses und sind solange als Ausdruck einer Malignität anzusehen, bis das Gegenteil bewiesen ist, da echte Zysten nur in 3–4% verkalken, hypernephroide Karzinome jedoch in 15–38% (Wilms-Tumoren und Neuroblastome: 8% bzw. 53%). Die Gesamtwahrscheinlichkeit, daß eine nicht-peripher verkalkte Expansivität der Niere maligne ist, beträgt 87%!

Bei der Interpretation von avaskulären Raumforderungen ist sorgfältige Suche nach kleinen pathologischen Gefäßen, encasement, unscharfen Innenkonturen sowie zarter Tumoranfärbung erforderlich, um ein maskiertes hypernephroides Karzinom entdecken zu können (Abb. 8.25). Die Angiographie ist in der Hypernephrom-Diagnose heute allen anderen Untersuchungsmethoden überlegen; diese sollten jedoch als komplementäre und nicht als konkurrierende Verfahren angesehen werden. Bei hypernephroidem Karzinom kann erst die vollständige Beantwortung der hier angeschnittenen Fragen eine exakte Stadieneinteilung ermöglichen, wie sie von LANG, 1971, vorgeschlagen wurde:

                                                D.E. Apitzsch

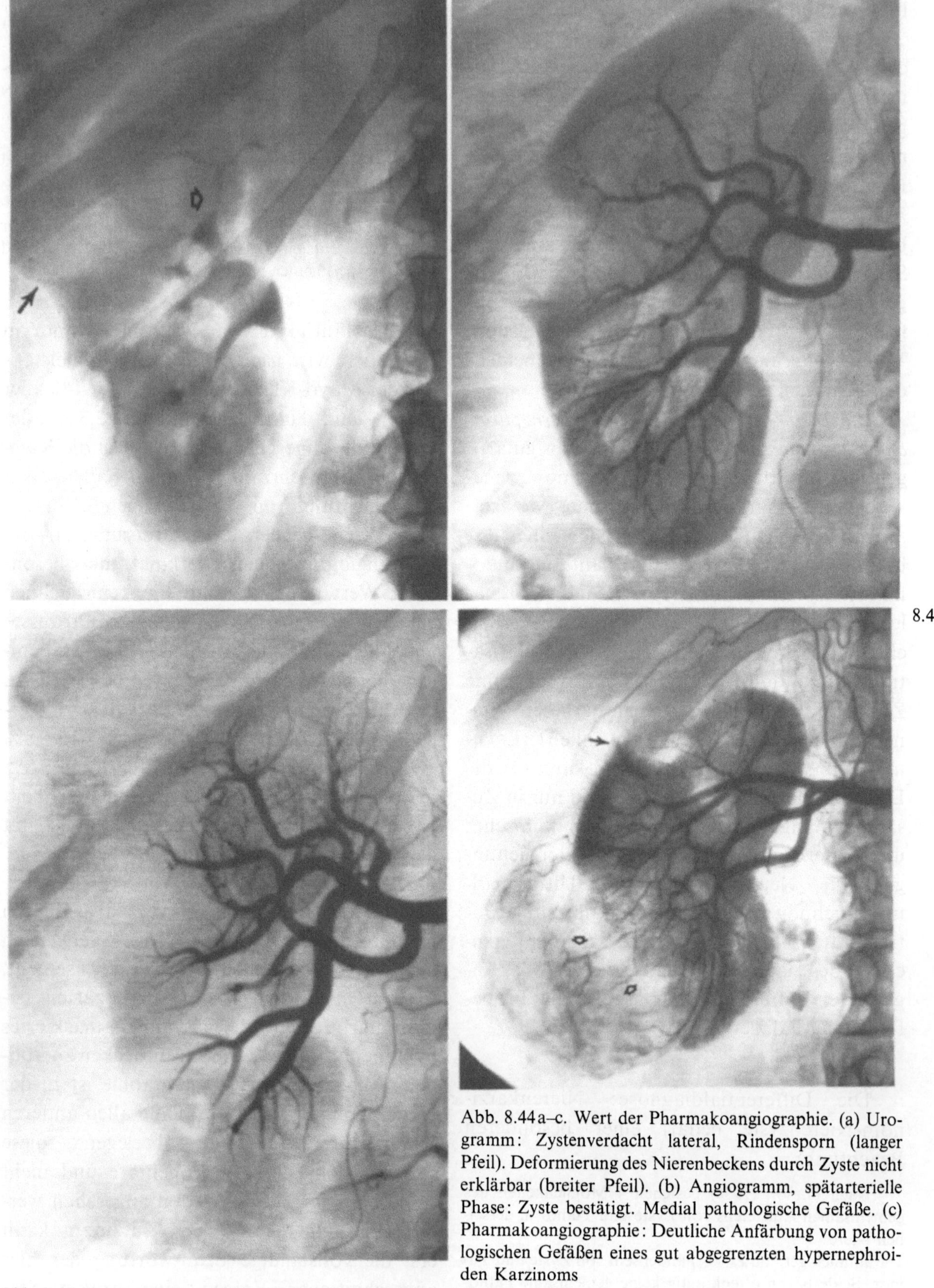

8.44 a/b
c

8.45

Abb. 8.44 a–c. Wert der Pharmakoangiographie. (a) Urogramm: Zystenverdacht lateral, Rindensporn (langer
Pfeil). Deformierung des Nierenbeckens durch Zyste nicht
erklärbar (breiter Pfeil). (b) Angiogramm, spätarterielle
Phase: Zyste bestätigt. Medial pathologische Gefäße. (c)
Pharmakoangiographie: Deutliche Anfärbung von pathologischen Gefäßen eines gut abgegrenzten hypernephroiden Karzinoms

Abb. 8.45. Zyste und nekrotischer Tumor in derselben Niere. Zyste: Rindensporne (langer Pfeil), keine pathologischen
Gefäße. Hypernephrom: Gemischtförmige Verkalkung, fehlende Rindensporne und diskrete Tumorgefäße (breite
Pfeile)

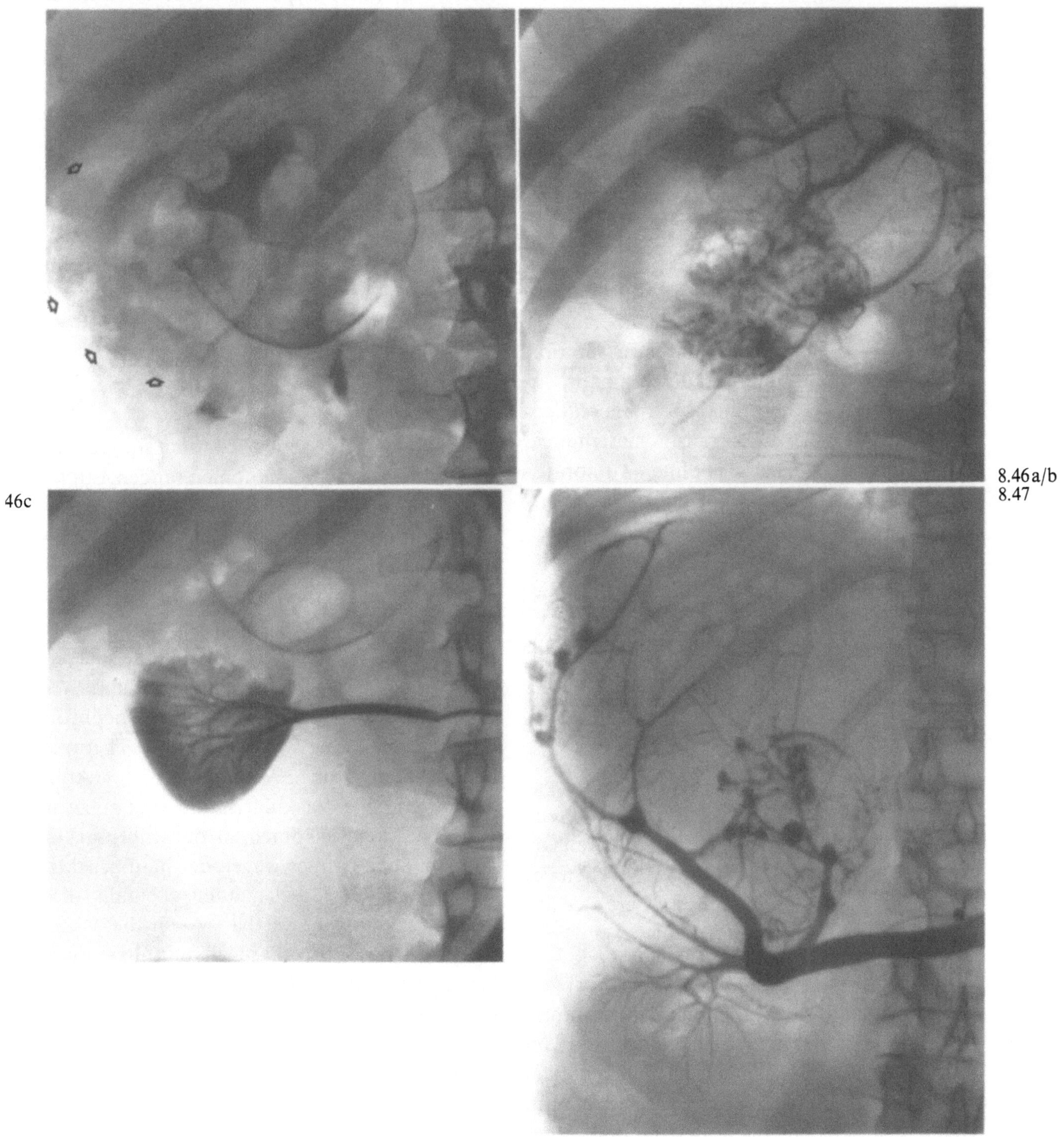

Abb. 8.46. (a) Urogramm: Zwei große zystische Raumforderungen der Niere, davon die mediale schalig verkalkt. (b) Angiogramm. Hypernephroides Karzinom als Überraschungsbefund. Außerdem zwei Zysten mit benignem Aspekt. (c) Polarteriendarstellung

Abb. 8.47. Hypernephroides Karzinom mit multiplen Aneurysmen. Weite A. renalis. Differentialdiagnose: Angiomyolipom

Stadieneinteilung des hypernephroiden Karzinoms nach K.E. LANG

Stadium I	A. Tumor auf die Niere beschränkt
	B. Ausbreitung in das perirenale Fettgewebe (Gefäßversorgung auf A. renalis und Kapselarterien beschränkt)
Stadium II	A. Perirenale Ausdehnung (parasitäre Gefäße aus der Arteria phrenica inferior, intercostalis, lumbalis, suprarenalis, pancreaticoduodenalis, mesenterica, jedoch ohne Tumorausbreitung im Organversorgungsgebiet dieser Arterien)
	B. Ausbreitung in die Nierenvene
	C. Ausbreitung in die regionalen Lymphknoten
Stadium III	A. Ausbreitung in die untere Hohlvene
	B. Metastasierung in die paraaortalen Lymphknoten
	C. Metastasen in anderen Organen (Leber, Nebennieren, Lunge, Niere der anderen Seite usw.)

Die Diagnose des *Hypernephromrezidivs,* aber auch anderer Malignomrezidive, stützt sich im wesentlichen auf den Nachweis von pathologischen Gefäßen im ehemaligen Nierenbett. Schwierigkeiten in der Interpretation treten insbesondere nach Bestrahlungen der Nierenregion auf, welche ebenfalls eine Neovaskularisation verursachen können.

Vergesellschaftung von hypernephroiden Karzinomen mit anderen Krankheiten:

Nach Nierentumoren ist besonders bei der von Hippel-Lindauschen Erkrankung zu fahnden (Angiomatose von Retina und Kleinhirn): Hier treten in über 60% Neubildungen der Niere auf, meist hypernephroide Karzinome oder Zysten.

Bei polyzystischen Nierenerkrankungen (Abb. 6.10), Hufeisennieren sowie anderen Mißbildungen oder bei Entzündungen treten hypernephroide Karzinome nicht wesentlich häufiger auf, als der Wahrscheinlichkeit eines solchen Zusammentreffens entspricht; dagegen wird beim Urothelzell-Karzinom des Nierenbeckens eine erhöhte Koinzidenz mit Entzündungen angegeben. Bis 1976 wurden 56 Hypernephrome in Hufeisennieren beschrieben (D. BUNTLEY, 1976, – Abb. 8.61).

b) Nierensarkome

Mesenchymale bösartige Tumoren sind selten: Unter 1659 Nierenmalignomen fanden LUCKÉ und SCHLUMBERGER 55 Sarkome (3,3%). Angiographische Beschreibungen sind fast ausnahmslos Einzelfallbeschreibungen. Die Leiomyosarkome, Rhabdomyosarkome, Fibrosarkome, osteogenen Sarkome, Liposarkome, Angio- und Angioperizytosarkome lassen meist keine Unterscheidung zum Gefäßmuster unterschiedlich vaskularisierter hypernephroider Karzinome zu, was bei gleicher Therapie auch kaum von Wichtigkeit ist (Abb. 8.52–8.53). Die Vaskularisation nimmt zwar von den Angiosarkomen zu den Fibrosarkomen ab, doch ist dies wegen der häufigen Mischung von Gewebselementen ebenfalls diagnostisch kaum verwertbar. Auch die Differentialdiagnose zu Parenchyminfiltrationen bei hypovaskulären Nierenbeckenkarzinomen ist meist unmöglich. Gelegentlich können Liposarkome durch Aufhellungen in der Parenchymphase vermutet werden, Angiomyoliposarkome durch das relativ charakteristische Bild des Angiomanteils in der arteriellen Phase. Osteogene Sarkome lassen sich am ehesten durch nicht-angiographische Kriterien diagnostizieren: Sie haben im typischen Fall eine strahlige Verkalkungsfigur.

c) Embryonale Tumoren

Die Wilms-Tumoren (Synonyma s. oben) werden am häufigsten im Kindesalter angetroffen. Sie machen annähernd 6% der Nierenmalignome aus. 90% von ihnen werden vor dem 9. Lebensjahr entdeckt. Ihr Ausgangspunkt ist das metanephrogene Blastem, so daß mehrere Gewebselemente in ihnen vorhanden sind. Bilaterales Vorkommen wird zwischen 2 und 10% angegeben.

Die Angiographie dieser überwiegend großen Geschwülste, die schon urographisch meist diagnostizierbar sind, hat den Sinn des präoperativen Ausschlusses von gutartigen Raumforderungen, der Stadieneinteilung und Ausdehnung, sowie der Abgrenzung gegenüber den Neuroblastomen.

In einer kleinen Fallzahl von 11 Kindern konnten FUCHS u.Mitarb., 1972 zwei unterschiedliche Gefäßtypen angeben: hypernephromartige (Typ A) und sarkomartige (Typ B). Während Typ A dem „klassischen" Bild eines hypernephroiden Karzinoms mit Hypervaskularisation, Kontrastmittellakunen und a.-v.-Shunts entsprach, wies der Sarkomtyp eine geringere Vaskularisation mit zarten, häufig radiär angeordneten Gefäßen ohne Lakunen und Shunts auf. Die histologische Zuordnung: Typ A zeigte mehr differenzierten Aufbau epithelialer und mesenchymaler Elemente, Typ B war histologisch stärker sarkomatös anaplasiert (Abb. 8.54).

Die Unterscheidung zu den Neuroblastomen ist angiographisch häufig möglich durch die bessere Demarkierung dieser Tumoren zum Parenchym hin, am besten in der seitlichen Ansicht darstellbar, da ihr Ausgangspunkt primär extrarenal liegt (Abb. 8.55). Auf die weitaus häufigere Verkalkungstendenz der Neuroblastome gegenüber den Wilms-Tumoren wurde hingewiesen.

d) Metastasen

Nach der Leber, den Lungen, Knochen und Nebennieren rangiert die Niere bei den hämatogenen Metastasen von Primärtumoren anderer Organe an fünfter Stelle. Metastasen sind mehr als doppelt so häufig wie Primärtumoren der Nieren. Die angiographische Beschreibung von Nierenmetastasen ist deshalb so selten, weil meist eine generalisierte Karzinomatose vorliegt: Von 100 Fällen mit Metastasen in der Niere war dieses Organ bei der Sektion nur achtmal einziger Metastasenort (DEEPLY und LINE, 1969). Nach dem Bronchialkarzinom sind Mamma- und Magenkarzinom häufigste Primärtumoren (Abb. 8.56–8.57). Die

Angiographie der Niere wird nur dann indiziert sein, wenn:

a) der Primärtumor klinisch okkult ist und in der Niere vermutet wird,
b) die Therapie des Primärtumors erfolgreich war und keine Zeichen einer weiteren Metastasierung vorliegen, so daß der Nachweis von Metastasen therapeutische Konsequenzen haben könnte.

Nach den oben angegebenen Bedingungen der Tumorangiogenese ist verständlich, daß die Histologie des Primärtumors für das Gefäßmuster verantwortlich ist. Demzufolge sind Plattenepithelkarzinommetastasen hypo- bis avaskulär, anaplastische Läsionen mäßig vaskularisiert und Metastasen von hypernephroiden Karzinomen meist hypervaskularisiert (nur 1% der hypernephroiden Karzinome metastasieren jedoch in die gegenseitige Niere).

Die überwiegende Mehrzahl von Nierenmetastasen muß demzufolge mit hypo- bzw. avaskulär angegeben werden. Meistens sind sie beidseitig vorhanden. Daher besteht bei Hypernephrommetastasen die Schwierigkeit der Unterscheidung zum bilateral entstandenen Primärtumor, der in der Niere mit 1,8% angegeben wird (VERMILLION und SKINNER, 1972) (Abb. 8.51).

e) Maligne Systemerkrankungen mit Nierenbeteiligung

Ähnlich wie im Falle der Metastasen von Organtumoren sind die Nieren nach Sektionsstatistiken häufiger an einer malignen Systemerkrankung beteiligt, als dies klinisch vermutet bzw. abgeklärt wird, und zwar in einem Drittel aller Fälle (bei Morbus Hodgkin in 13%, bei Lymphosarkom mit Knochenbeteiligung in 63%, bei Lymphosarkom ohne Knochenmarksbefall in 38,5%, bei Retikulumzellsarkom in 46%). Angiographische Mitteilungen sind selten. Die Erstbeschreiber einer Nierenbeteiligung bei Systemerkrankung, SELTZER und WENLUND, gaben 1967 ein Muster an, das von späteren Untersuchern vielfach bestätigt wurde:

8.48 a/b
8.49 a/b

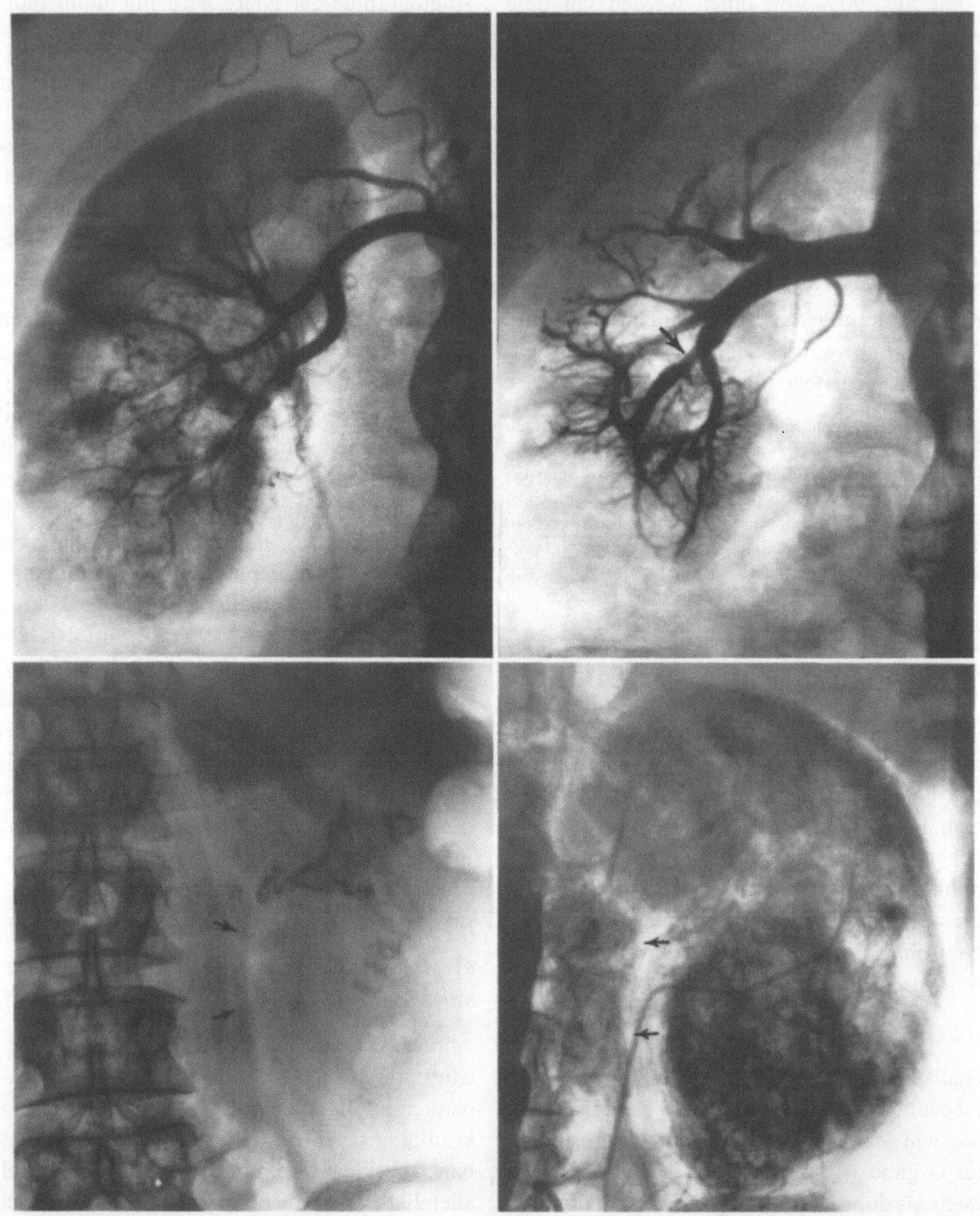

Abb. 8.48a u. b. Hypernephroides Karzinom. Keine sichere Abgrenzung zum Nierenbeckenkarzinom. (a) Arterielles Angiogramm. (b) Selektive Venendarstellung, zur Differentialdiagnose nicht hilfreich. Encasement einer V. interlobaris (Pfeil)

Abb. 8.49. (a) Urogramm: Nierenbeckenausgußstein; Ureter schwach kontrastiert (Pfeile). (b) Übersichtsaortographie: Hypernephroides Karzinom im kaudalen Pol! Ausgedehnte Lymphknotenmetastasierung (Pfeile)

Abb. 8.50a u. b. Bilaterale hypernephroide Karzinome. (a) Hypovaskulär, (b) hypervaskulär ▷

Abb. 8.51a u. b. Bilaterale hypernephroide Karzinome (aus Wright, 1975)

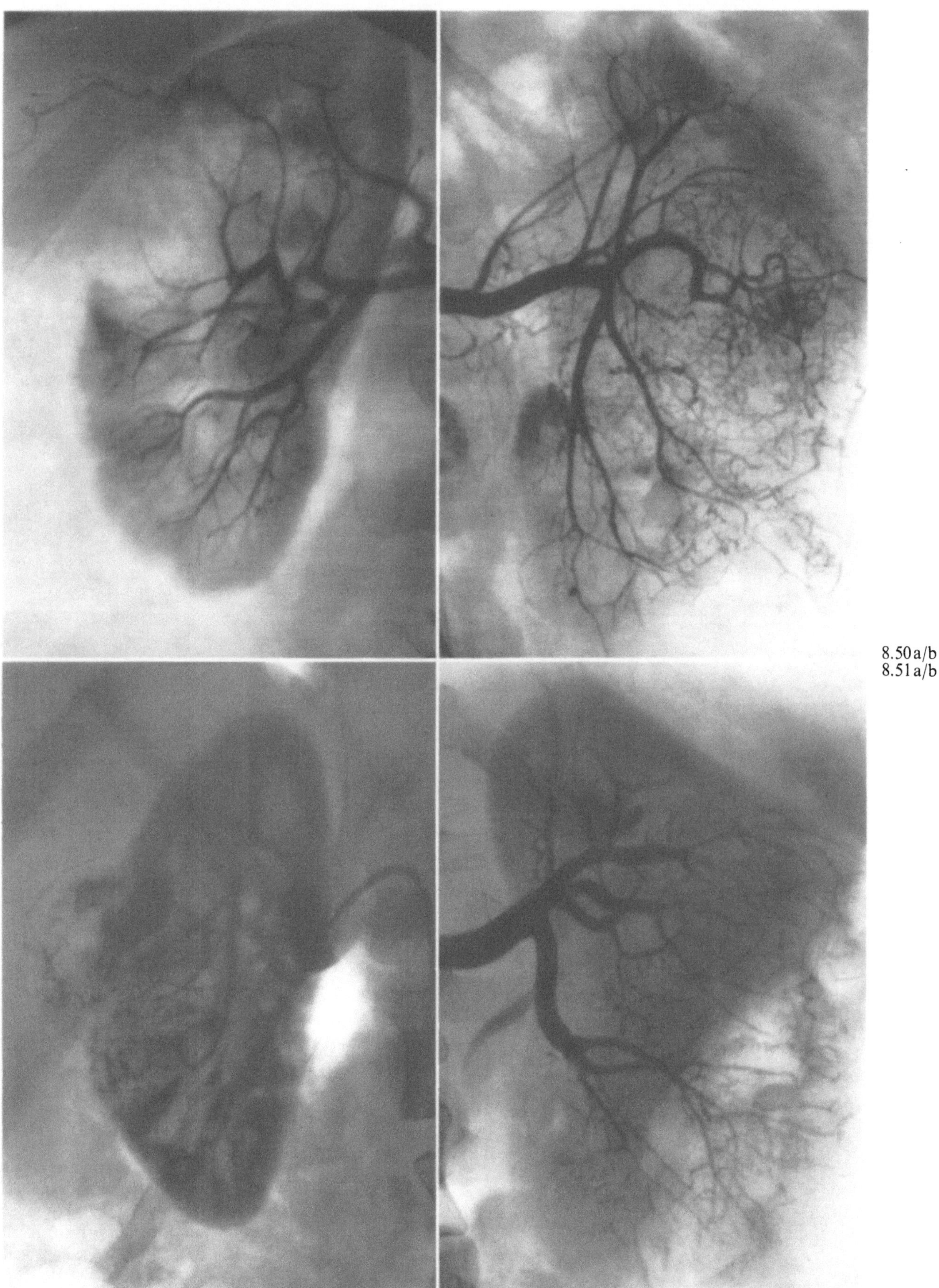

8.50 a/b
8.51 a/b

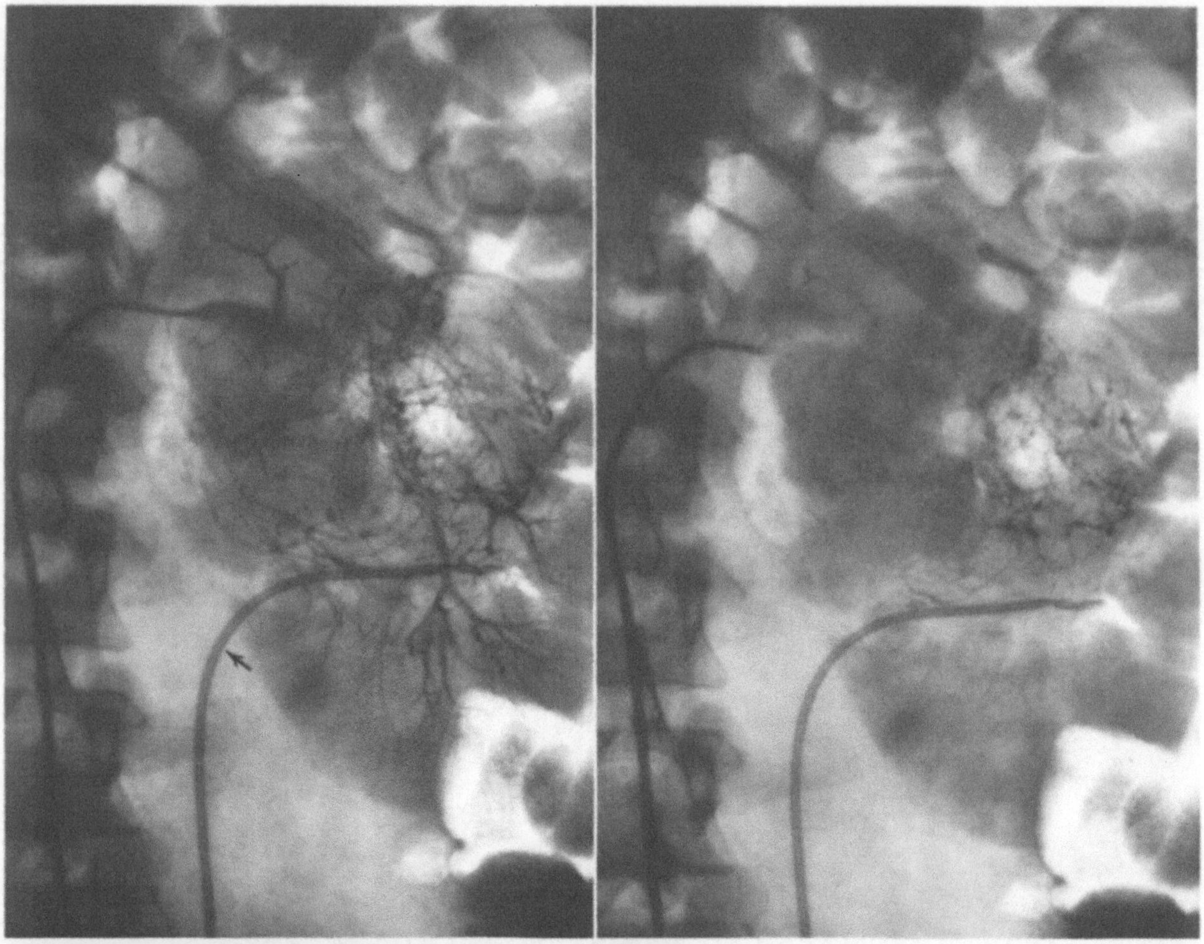

8.52a/b
8.53

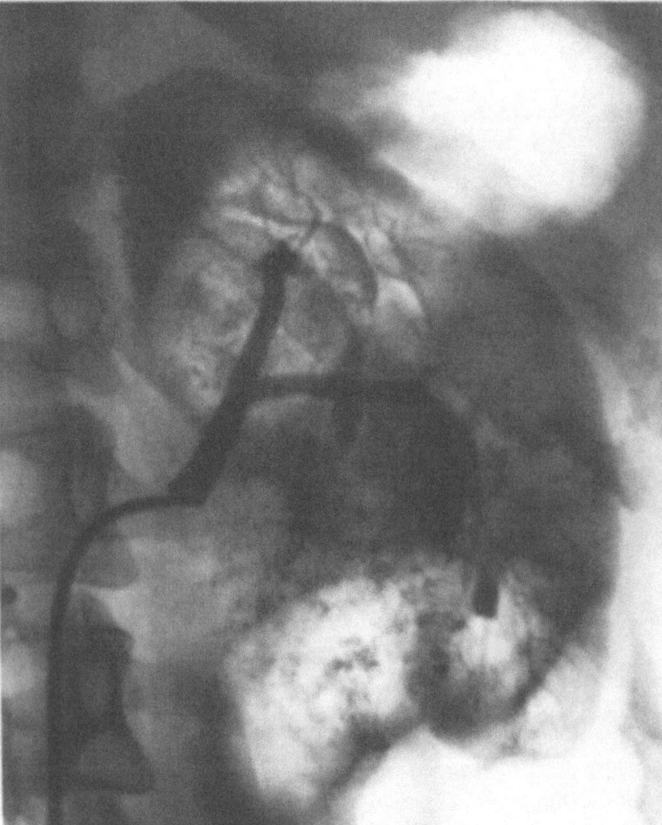

Abb. 8.52a u. b. Leiomyosarkom der Niere.
(a) Arterielle, (b) Parenchymphase. Aspekte
eines malignen Tumors, vom hypernephroiden
Karzinom nicht sicher zu trennen (Ureter-
Katheter) (aus Loomis, 1972)

Abb. 8.53. Hämangioperizytosarkom der Niere.
Aspekte des malignen Tumors. Artdiagnose angiographisch nicht anzugeben

Abb. 8.54a u. b. Wilms-Tumor bei einem ▷
$5^1/_4$jährigen Mädchen. (a) Arterielle, (b) Parenchymphase (PD Dr. H.-J. von Lengerke:
Kaiserin-Auguste-Victoria-Haus, Berlin)

Abb. 8.55a u. b. Neuroblastom bei einem
$3^1/_4$jährigen Jungen. (a) Urogramm, seitliches
Bild: Verdrängender Prozeß der linken Niere
von dorsal (langer Pfeil: rechtes Nierenbecken,
breite Pfeile: linkes Nierenbecken). (b) Aortographie. Spreizungen der Nierengefäße; keine
sicheren Malignomkriterien (PD Dr. H.-J. von
Lengerke: Kaiserin-Auguste-Victoria-Haus,
Berlin)

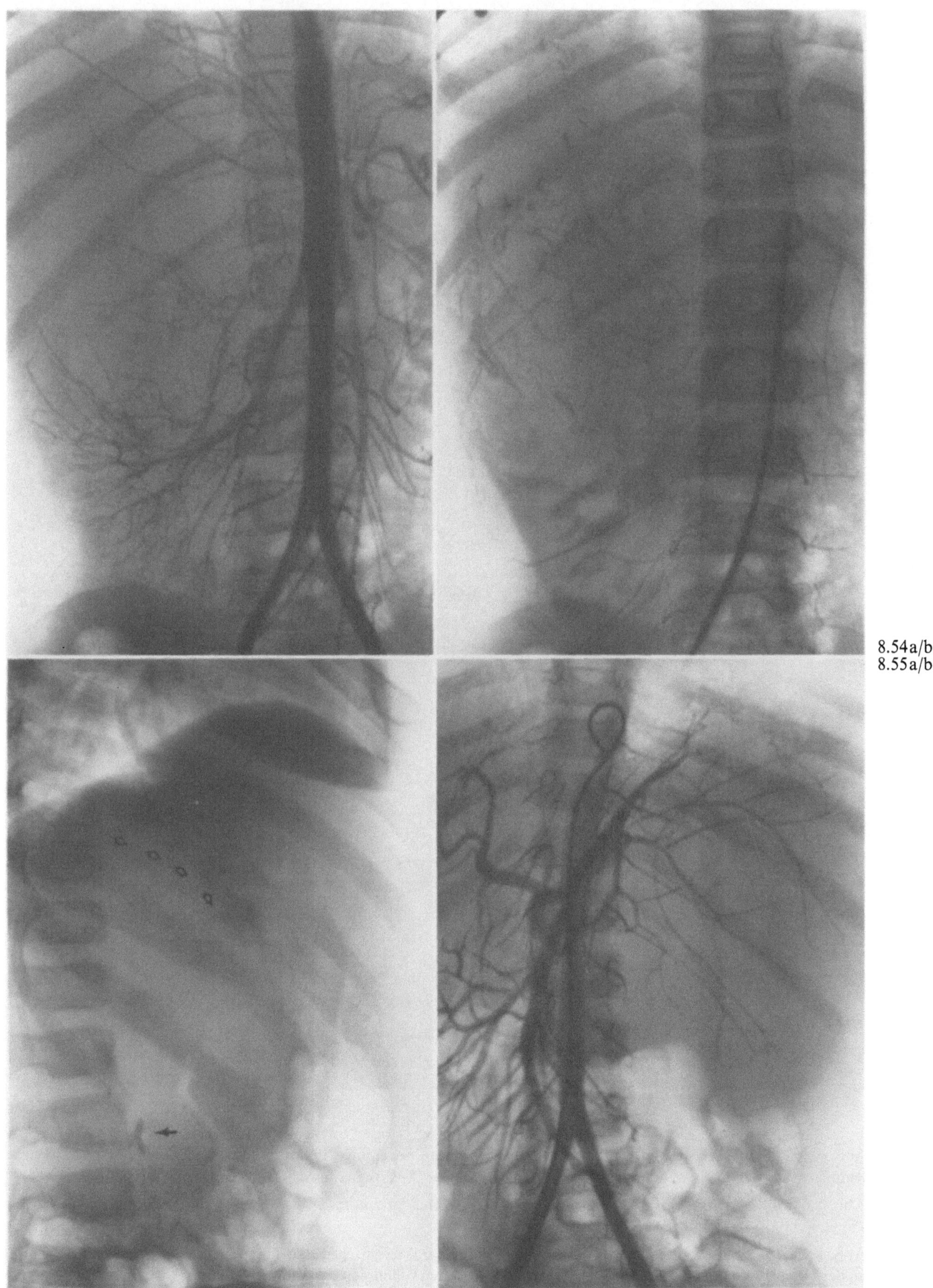

8.54a/b
8.55a/b

.56 a/b
.57 a/b

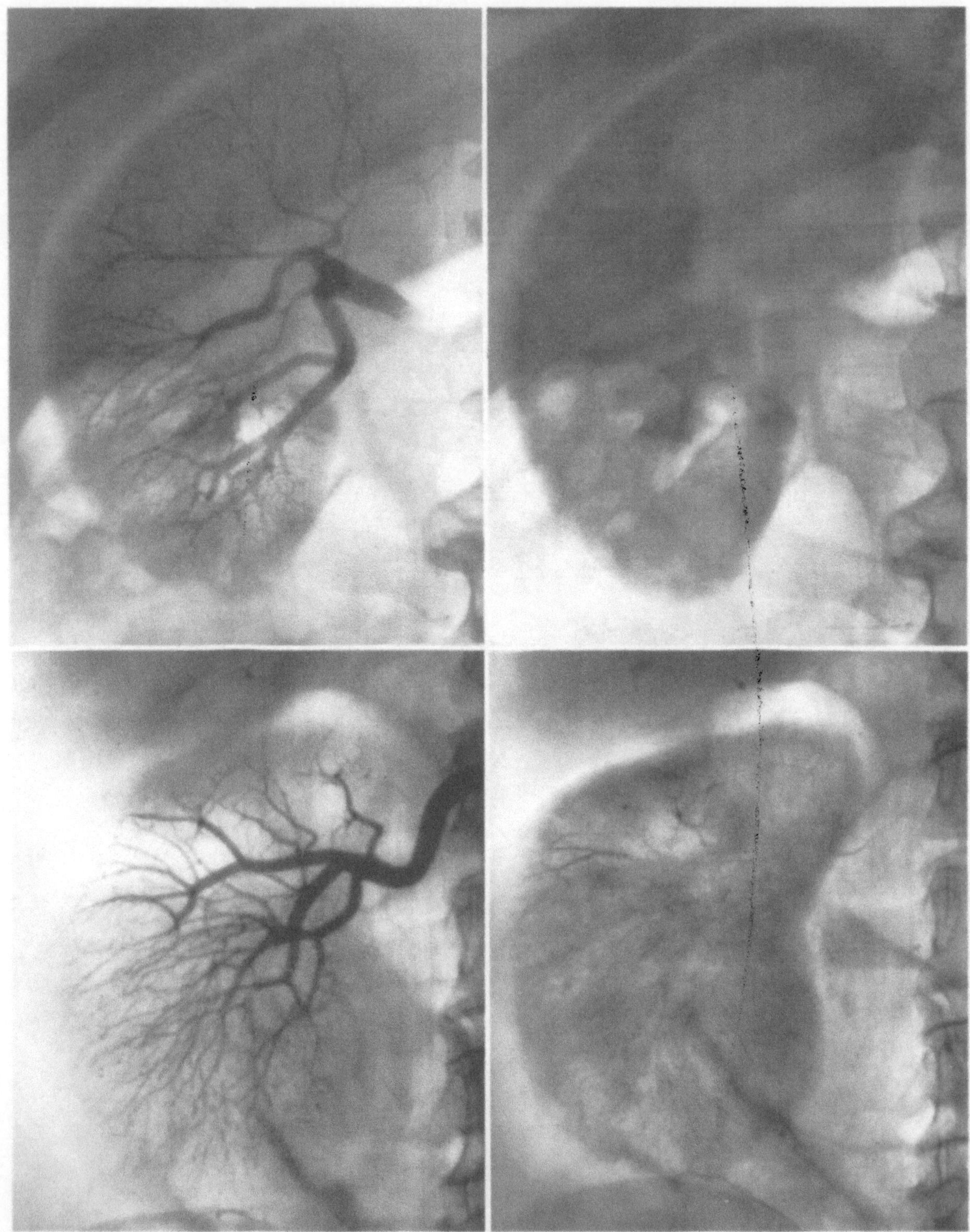

Abb. 8.56a u. b. Metastase eines Plattenepithel-Karzinoms der Lunge im oberen Nierenpol. (a) Arterielle Phase: Rarefizierung der Gefäße, Abbrüche. (b) Parenchymphase. Auslöschung der Parenchymstrukturen

Abb. 8.57a u. b. Ausgedehnte Metastasierung eines Bronchialkarzinoms in die Niere. Nur kranio-lateral erhaltenes Parenchym. (a) Arterielle. (b) Parenchymphase

Abb. 8.58. Malignes Lymphom mit Nierenbeteiligung. Charakteristisches Bild mit palisadenartiger Gefäßanordnung ▷ an der Grenze zum gesunden Parenchym. Über Kapselarterien füllen sich pathologische Gefäße (Pfeil) (aus Barrillero, Borruel und Martinez-Piñeiro, 1974)

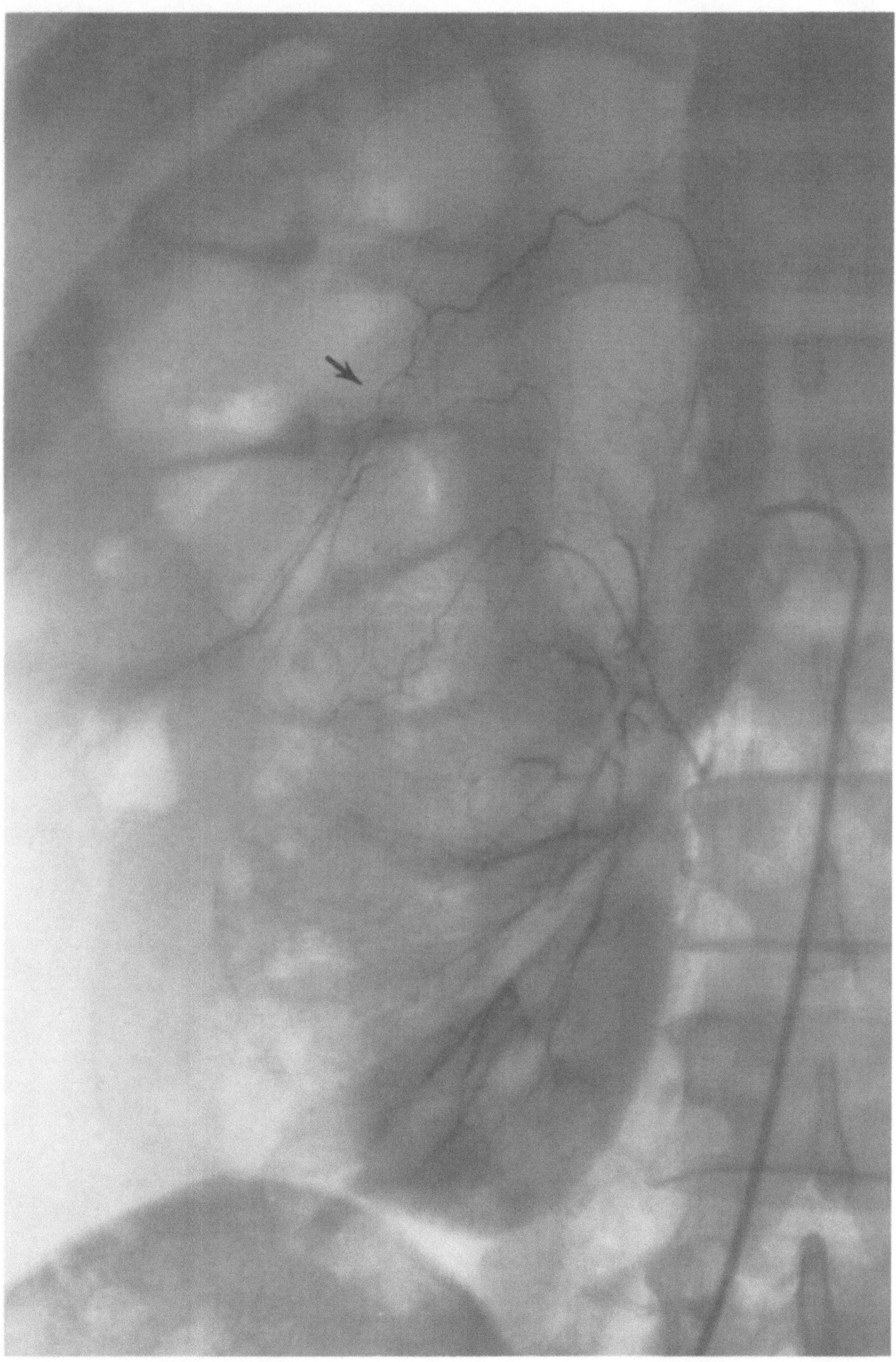

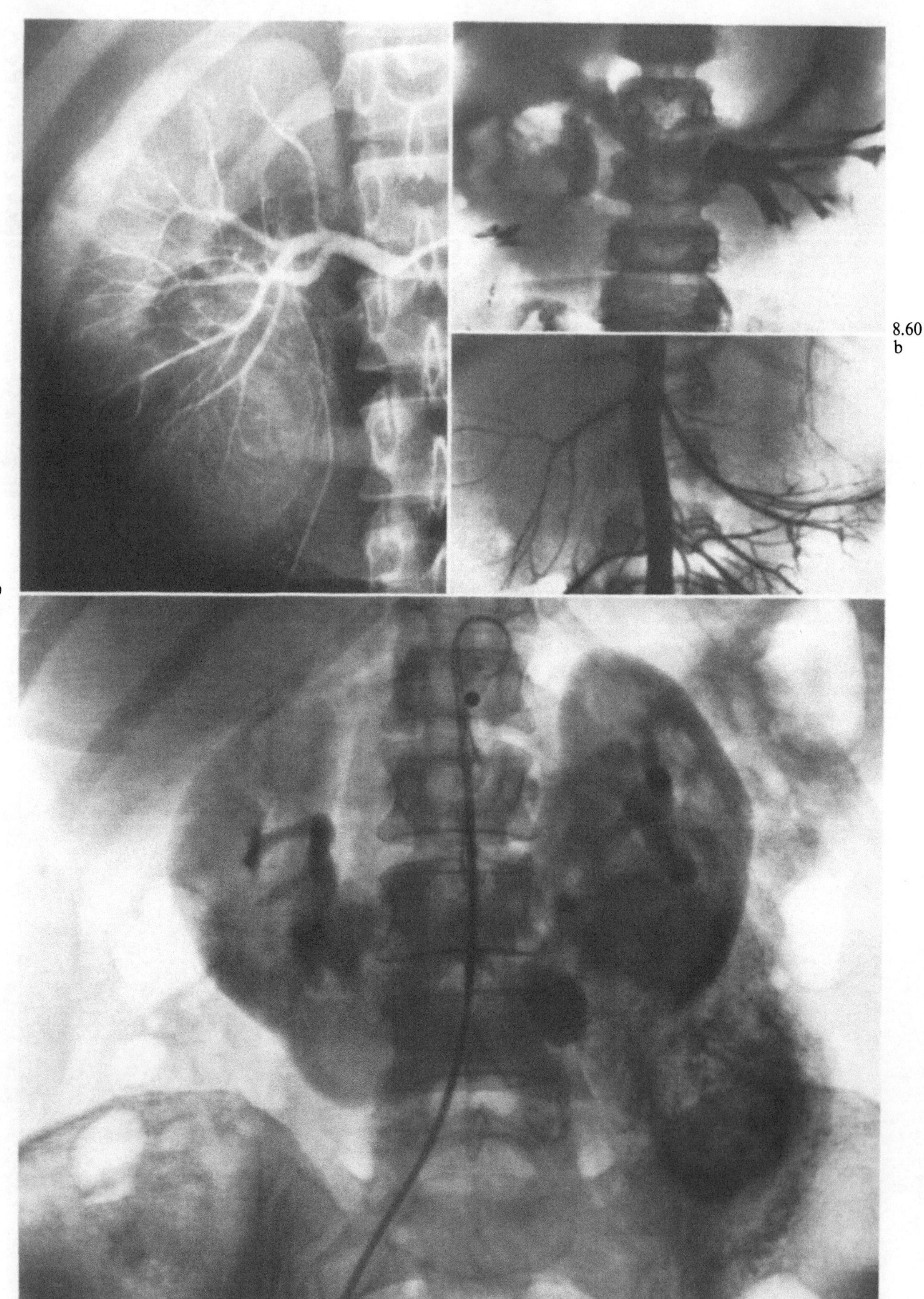

8.60a
b

8.59
8.61

1. Verlagerung von Gefäßen um eine Raumforderung.
2. Typische Tumorgefäße.
3. Irreguläre Anfärbung eines Teiles des Tumors in der Kapillarphase.
4. Unscharfer Übergang zwischen Tumor und normalem Parenchym.
5. Zusätzlich, und als wichtigstes Unterscheidungsmerkmal zum hypernephroiden Karzinom, auf welches obige Zeichen auch anwendbar wären, fand sich eine *palisadenartige Anordnung der Tumorgefäße* hauptsächlich im proximalen Anteil der Tumorperipherie (Abb. 8.58–8.59). Diese palisadenartigen oder bürstenartigen Gefäße werden beim Hypernephrom sehr selten beobachtet (vgl. Abb. 8.17).

Ein Fall eines Burkitt-Lymphoms, eines gering differenzierten Lymphoms aus histiozytären Elementen, welches überwiegend in Afrika vorkommt, sei der Vollständigkeit halber hier angeführt (Abb. 8.60).

8.2. Tumoren des Nierenbecken-Kelchsystems

Einteilung der Nierenbeckentumoren
(in Anlehnung an EMMETT/WITTEN, 1971):
 I. *Benigne, nicht epitheliale Tumoren*
    Hämangiome, Lymphangiome, Lipome, Fibrome, Myxome, Mischformen
II. *Maligne Tumoren*
    Übergangsepithel- und Plattenepithelzell-Karzinome
    1. Epitheliale Karzinome
    2. Adenokarzinome
    3. Metastasen anderer Tumoren
    4. Mesenchymale Tumoren (Sarkome)

Von diesen Tumorformen sind hier lediglich die malignen epithelialen Neubildungen vom Übergangsepithel- bzw. Plattenepithelzelltyp von Interesse; die übrigen sind entweder extrem selten, oder es liegen keine Beschreibungen ihres angiographischen Bildes vor. Die Gesamtheit maligner Neoplasien des Nierenbeckens macht 8–10% aller bösartigen Nierengeschwülste aus. Dabei verhalten sich Männer zu Frauen wie 3–4:1.

Von wenigen Fallbeschreibungen abgesehen, galten die Nierenbeckentumoren lange Zeit als nicht darstellbar oder als angiographisch uncharakteristisch. Erst 1961 beschrieben BOIJSEN und FOLIN anhand von 10 Fällen die angiographischen Zeichen der Nierenbeckenkarzinome, die in der Folgezeit von MITTY u.Mitarb., 1969, sowie RABINOWITZ u.Mitarb., 1971, exakter ausgearbeitet und auf ihre Wertigkeit geprüft wurden. Neuere Arbeiten liegen von EKELUND und GOETHLIN sowie APITZSCH und MEIISEL, 1976, vor.

Die prinzipielle Schwierigkeit, Nierenbeckentumoren angiographisch erfassen zu können, ist durch drei Tatsachen begründet:

1. Durch die Histologie:
   Nur geringe Vaskularisation
2. Durch die Versorgung:
   Aus kleinen Ästen der Nierenarterie, meist aus der A. pelveo-ureterica
3. Durch die Lokalisation:
   Im NBKS; dadurch einerseits einer retrograden Darstellung zugänglich, andererseits im Angiogramm durch Parenchym oder durch Begleiterkrankungen wie Entzündung und Stein oft überdeckt

Die Verteilung der Nierenbeckenkarzinome: 80–85% sind vom Übergangsepithel-Zelltyp, 15–20% sind Plattenepithelzell-Krebse. Adenokarzinome (Abb. 8.68) werden als außerordentlich selten angegeben. Obwohl kli-

---

 Abb. 8.59. Malignes Lymphom. Vom hypovaskulären hypernephroiden Karzinom nicht sicher zu unterscheiden (aus BARRILLERO, BORRUEL und MARTINEZ-PIÑEIRO, 1974)

Abb. 8.60a u. b. Burkitt-Lymphom. (a) Urogramm. (b) Aortographie. Avaskuläre Raumforderungen beider Nieren; kein sicherer Malignitätsanhalt (PD Dr. H. BRABAND, Berlin)

Abb. 8.61. Hypernephroides Karzinom im linken Teil einer Hufeisenniere nisch deutliche Unterschiede zwischen beiden Zelltypen bestehen, sind die angiographisch faßbaren Veränderungen gleich; die Plattenepithelzell-Karzinome neigen allerdings mehr zur Infiltration in das Parenchym als die Urothelzell-Karzinome. Im Gefäßbild unterscheidet man direkte und indirekte Tumorzeichen:

A. Direkte Tumorzeichen des Nierenbecken-Karzinoms:

1. Vergrößerung der Nierenbeckenarterie
2. Feine Tumorgefäße in ihrem Versorgungsgebiet oder zusätzlich in Gefäßbezirken des zentralen Nierenparenchyms.
3. Tumorummauerung (encasement) oder Verschluß von Parenchymgefäßen.
4. Diskrete Tumoranfärbung (staining, blush) im üblicherweise gefäßleeren Nierenbecken während der Parenchymphase.

Encasement oder Verschluß von Parenchymgefäßen kann man sowohl arteriell feststellen als auch venös bei der selektiven retrograden Phlebographie (Abb. 8.64–8.68). Sie sind abhängig vom Ausmaß des invasiven Wachstums der Geschwulst. Das Fehlen von arteriovenösen Anastomosen im Vergleich zu hypernephroiden Karzinomen ist differentialdiagnostisch nur bedingt zu werten, da auch hypovaskuläre Hypernephrome nur selten einen Shunt zeigen.

B. Indirekte Tumorzeichen des Nierenbeckenkarzinoms:

1. Kaliberreduktion der A. renalis.
2. Bogenförmige Verlagerung von Parenchymgefäßen.
3. Hypovaskuläres Parenchymbild (Hydronephrose, Entzündung).
4. Verlust der Mark-Rinden-Grenze.
5. Verstärkte Darstellung von Nebennieren- und Kapselgefäßen.

Diese Zeichen sind bedingt durch Folgezustände der Verlegung des ableitenden Systems;

es sind demnach die gleichen, die man bei Obstruktionen anderer Genese finden kann. Das 5. Zeichen ist strömungs- und injektionsbedingt zu erklären bei einer Nierenarterie, die in Anpassung an den Funktionsverlust des Organs verkleinert ist.

Die Wertigkeit der Zeichen ist unterschiedlich: Hinsichtlich der Zuordnung des Tumors zum Nierenbecken ist die Erweiterung der Nierenbeckenarterie am verläßlichsten. Für die Differentialdiagnose Tumor — Entzündung ist das Tumorencasement am höchsten zu bewerten (NEY u.Mitarb., 1972), doch findet es sich nicht in allen Fällen von diagnostizierbaren Karzinomen. Das Netzwerk von feinen Tumorgefäßen im Versorgungsgebiet der Nierenbeckenarterie oder von peripheren Nierenarterienästen wurde von uns am häufigsten gefunden, doch ist es, für sich allein genommen, leicht mit entzündlichen Veränderungen zu verwechseln.

Damit ähnelt das Nierenbeckenkarzinom in mancher Hinsicht dem Pankreaskarzinom, sowohl, was die angiographischen Kriterien angeht, als auch, was die differentialdiagnostischen Schwierigkeiten anbelangt. Die Differentialdiagnose umfaßt hypovaskuläre Hypernephrome mit Nierenbeckenkelchsystem-Beteiligung (vgl. Abb. 8.48) sowie Hydronephrosen anderer Entstehungsart, besonders Hydropyonephrosen mit der Möglichkeit von pathologischen Gefäßen.

Insgesamt muß das angegebene Muster von direkten und indirekten Zeichen beachtet werden, um die Diagnose aus dem Angiogramm stellen zu können; in jedem Falle sollte das Ausscheidungsurogramm und/oder retrograde Pyelogramm zu Hilfe genommen werden.

Die Nierenangiographie ist präoperativ nicht nur zur Stellung der Artdiagnose einer Nierenbeckenraumforderung wichtig, sondern auch für das operative Vorgehen, da bei diesen Tumoren die Ureteronephrektomie durchgeführt werden muß.

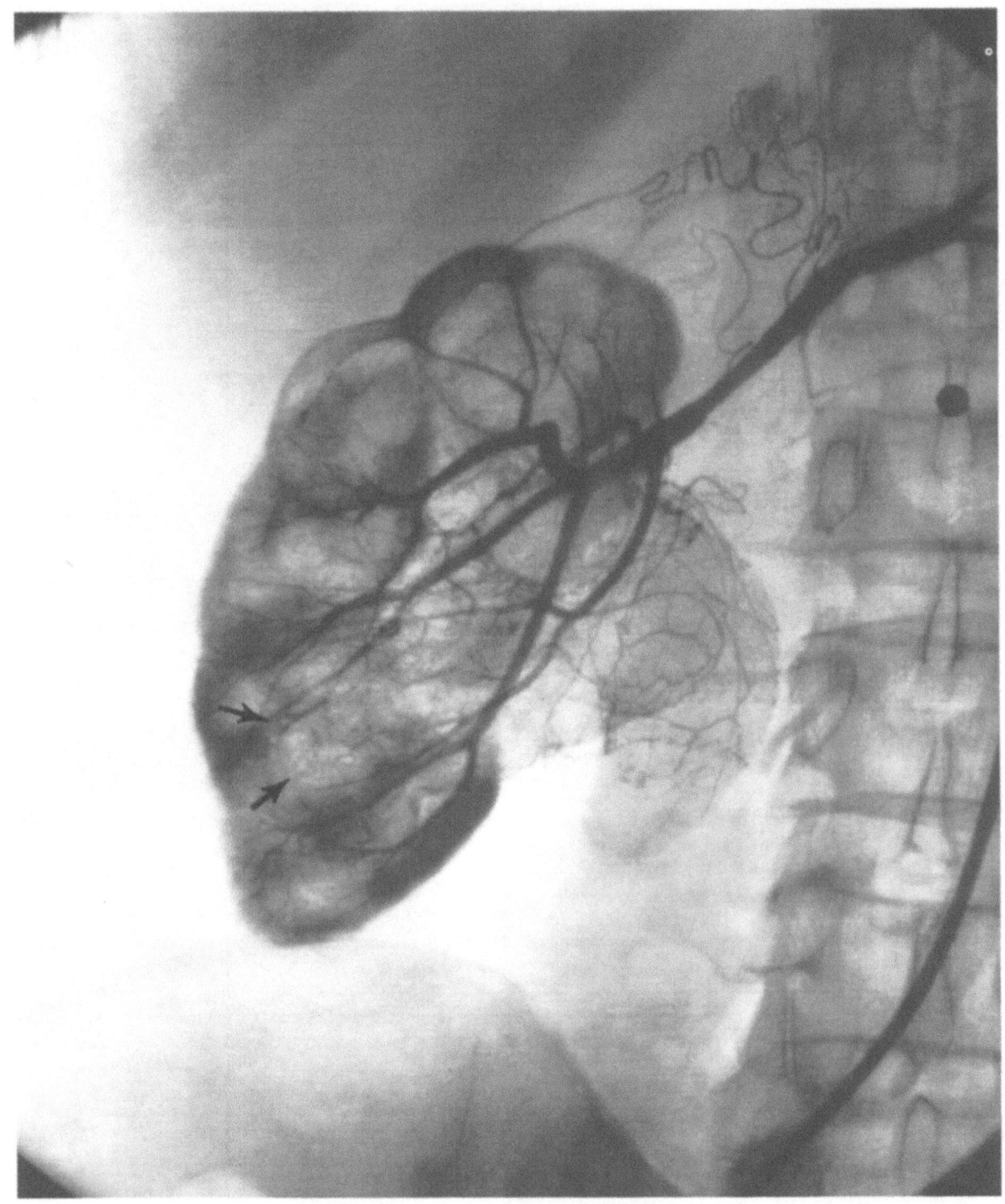

Abb. 8.62. Nierenbeckenkarzinom (Urothelzell-Karzinom). Deutliche Tumorgefäße im Nierenbecken-Kelch-System und im proximalen Ureter. Kaliberreduktion der A. renalis. Infiltration in das Parenchym mit Gefäßabbrüchen und -ummauerungen (Pfeile). Reduktion der Parenchymgefäße

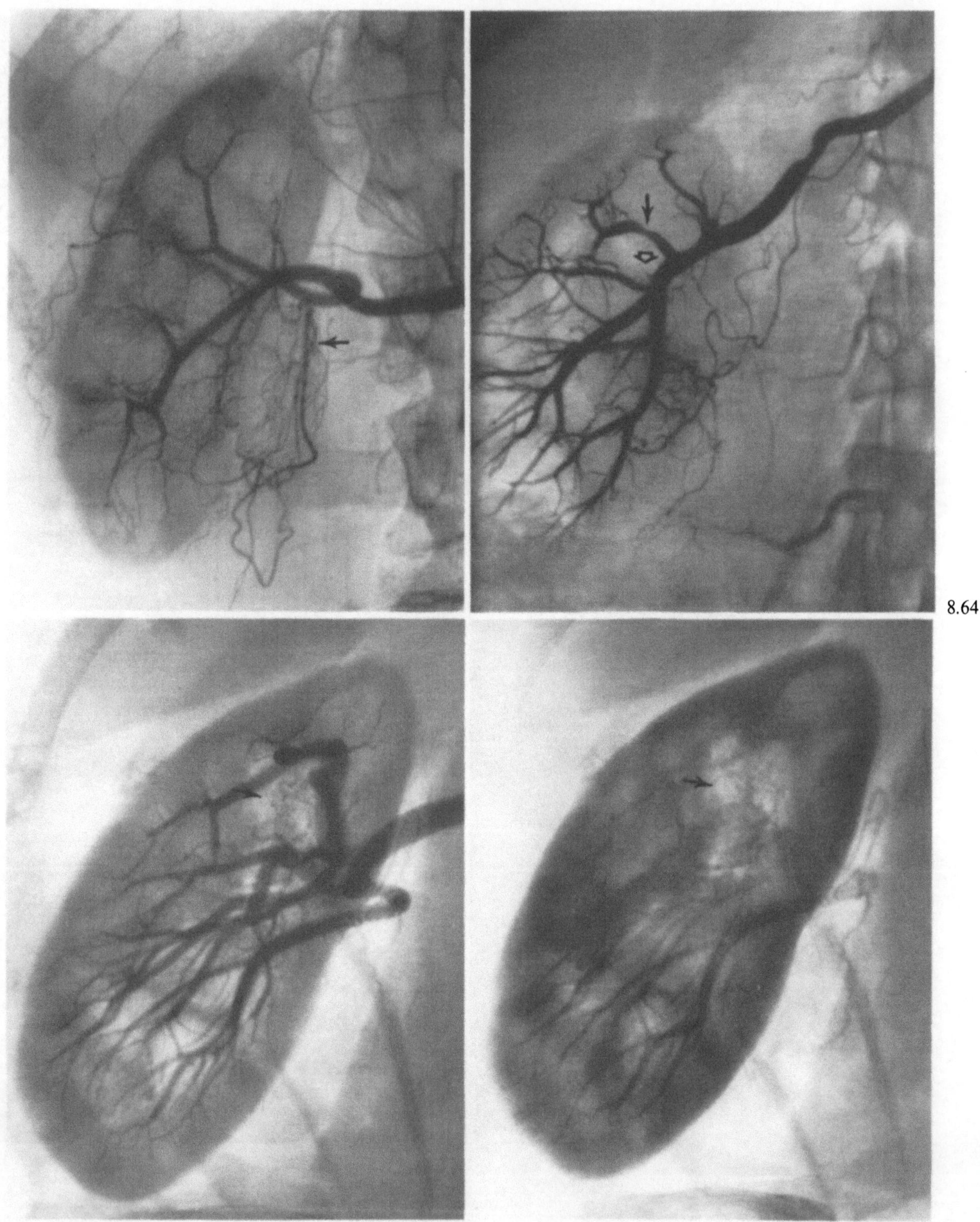

8.63
.65a/b
8.64

Abb. 8.63. Urothelzell-Karzinom. Deutliche Erweiterung der A. pelveo-ureterica (Pfeil) mit pathologischen Gefäßen, die das Nierenbecken austapezieren. Mäßige Hydronephrose. Rarefizierung von Parenchymgefäßen

Abb. 8.64. Urothelzell-Karzinom. Erweiterte A. pelveo-ureterica, pathologische Gefäße und Tumoranfärbung (blush). Encasement eines Parenchymgefäßes (langer Pfeil), Abbruch eines anderen (breiter Pfeil) bei Infiltration

Abb. 8.65a u. b. Kleines Urothelzell-Karzinom im kranialen Kelchsystem (Pfeil) bei doppeltem Nierenbecken und Ureter fissus. (a) Arterielle, (b) Parenchymphase

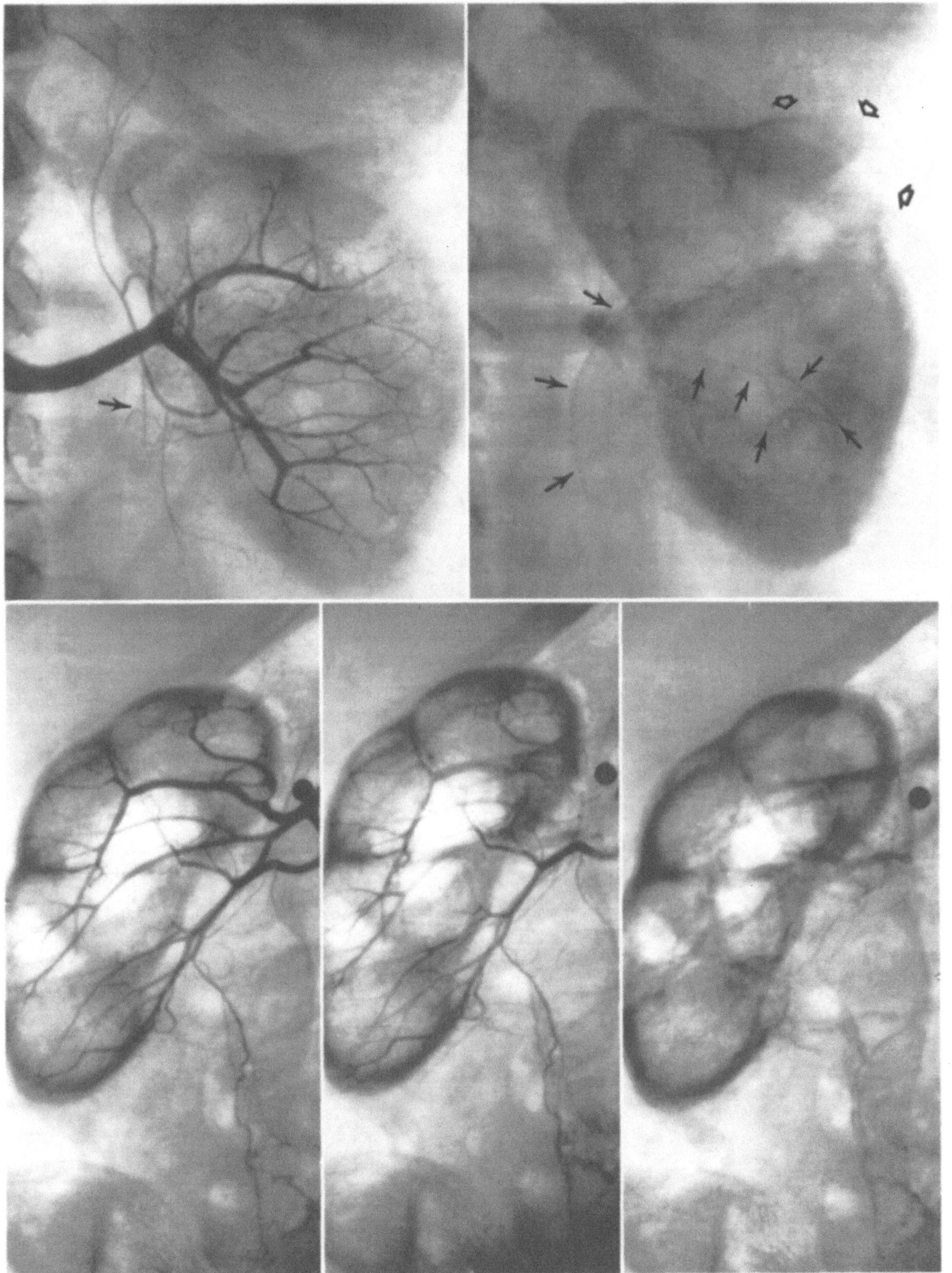

8.66a/b
8.67a/b/c

Abb. 8.66a u. b. Urothelzell-Karzinom und Zyste in einer Niere. (a) Arterielle Phase: Pelvine Gefäße erweitert, pathologische Gefäße (Pfeil). Parenchyminfiltration. (b) Ungewöhnlich deutliche Darstellung des tumorös austapezierten Nierenbecken-Kelch-Systems (Pfeile). Zyste kranio-lateral (breite Pfeile)

Abb. 8.67a–c. Urothelzell-Karzinom von Nierenbecken und proximalem Ureter. Hydronephrose. (a, b u. c) Unterschiedliche angiographische Phasen

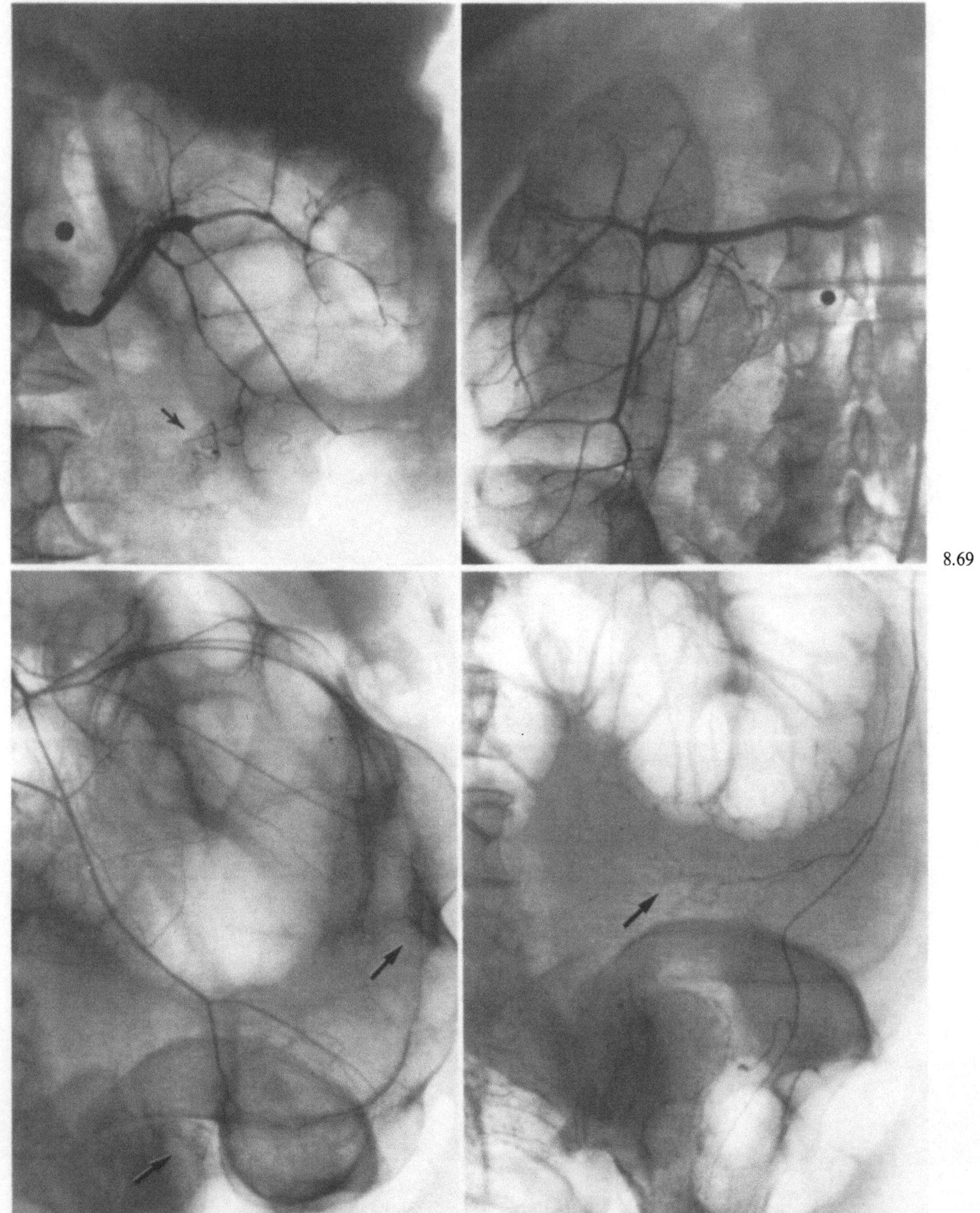

Abb. 8.68. Adenokarzinom des Nierenbeckens. Multiple Ummauerungen der Gefäße (encasements). Arteria pelveo-ureterica mit pathologischen Gefäßen (Pfeil)

Abb. 8.69. Plattenepithelzell-Karzinom des Nierenbeckens mit Hydronephrose und Parenchyminvasion

Abb. 8.70. (a) Hydronephrose durch Nierenbeckenkarzinom (Urothelzell-Karzinom). Tumorgefäße (Pfeile) ließen präoperativ die Verdachtsdiagnose stellen. (b) Mesenteriale Vaskularisation des Tumors (A. colica sinistra). Operation: Darm nicht befallen

9. Angiographie bei Nierentrauma

M. VALLE und S. TÖTTERMAN

Präzise Kenntnisse über Art und Ausmaß eines Nierentraumas sind Voraussetzung für eine entsprechende Therapie. Falls eine Blutung nach Nierenverletzung einen chirurgischen Eingriff indiziert, muß zunächst festgestellt werden, ob eine gesunde gegenseitige Niere vorhanden ist. Selten erfordert das Nierentrauma eine sofortige Operation, und meistens hat man Zeit, eine Röntgenuntersuchung des Patienten vorzunehmen.

Übersichts-Röntgenaufnahmen und die hochdosierte intravenöse Urographie stellen die primären Methoden zur Abklärung des Nierentraumas dar. Jedoch werden ernste Verletzungen wie arteriovenöse Fisteln, traumatische Aneurysmen und parenchymatöse Ischämie im akuten Stadium der Nierenverletzung für gewöhnlich in dieser Erstuntersuchung übersehen. Die retrograde Pyelographie ist normalerweise kontraindiziert. Nierenszintigramm, Sequenzszintigramm und Ultraschalluntersuchung werden ebenfalls zur Abklärung möglicher Nierentraumen angewandt.

Die Arteriographie ermöglicht eine genaue Beurteilung des Gefäßsystems und des Nierenparenchyms und läßt Fälle mit dringlicher Operationsindikation erkennen sowie solche, bei denen später Folgeerscheinungen zu befürchten sind.

9.1. Einteilung der Nierenschädigungen

Was den Traumamechanismus anbelangt, so können die Nierenverletzungen in nicht-penetrierende, penetrierende und iatrogene Schäden unterteilt werden. Nicht-penetrierende Verletzungen treten oft nach Verkehrs- und Betriebsunfällen auf und sind meistens mit anderen Bauchverletzungen verbunden. Penetrierende Traumen sind seltener und in der Regel Folgen von Schuß- und Stichverletzungen. Iatrogene Schäden sind häufiger geworden seit der routinemäßigen Anwendung der perkutanen Nadelbiopsie der Niere. Chirurgische Maßnahmen und vor allem die retrograde Pyelographie können ebenso eine Schädigung der Niere verursachen.

In anatomischer Hinsicht differenziert man parenchymatöse und vaskuläre Nierenschäden. Die Parenchymverletzung schließt geringfügige Kontusionen bis schwere Fragmentationen der Niere ein. Vaskuläre Schäden bestehen hauptsächlich in arteriellen Verletzungen, Thrombosen und arteriovenösen Fisteln. Beide Läsionen treten gewöhnlich zusammen auf, da ein Schaden in einem Anteil häufig sekundäre Veränderungen in einem anderen verursacht.

9.2. Angiographie in der akuten Phase der Nierenschädigung

1957 wurde die Angiographie erstmals bei der Untersuchung des Nierentraumas angewandt (MALCHIODI u. Mitarb.), und seither wird sie routinemäßig durchgeführt. Die Übersichtsaortographie ist erforderlich, da auch andere viszerale Schäden beurteilt werden müssen, und zum Nachweis der Organtopographie der Niere (mehrfache Versorgung und dergleichen). Die selektive Technik liefert ausführlichere Informationen, da die entsprechenden Gefäße überlagerungsfrei gefüllt werden können. Die Arteriographie ist immer indiziert im akuten Stadium des Nierentraumas, falls die Urographie keinen normalen Befund zeigt.

9.1 a/b
9.2 a/b

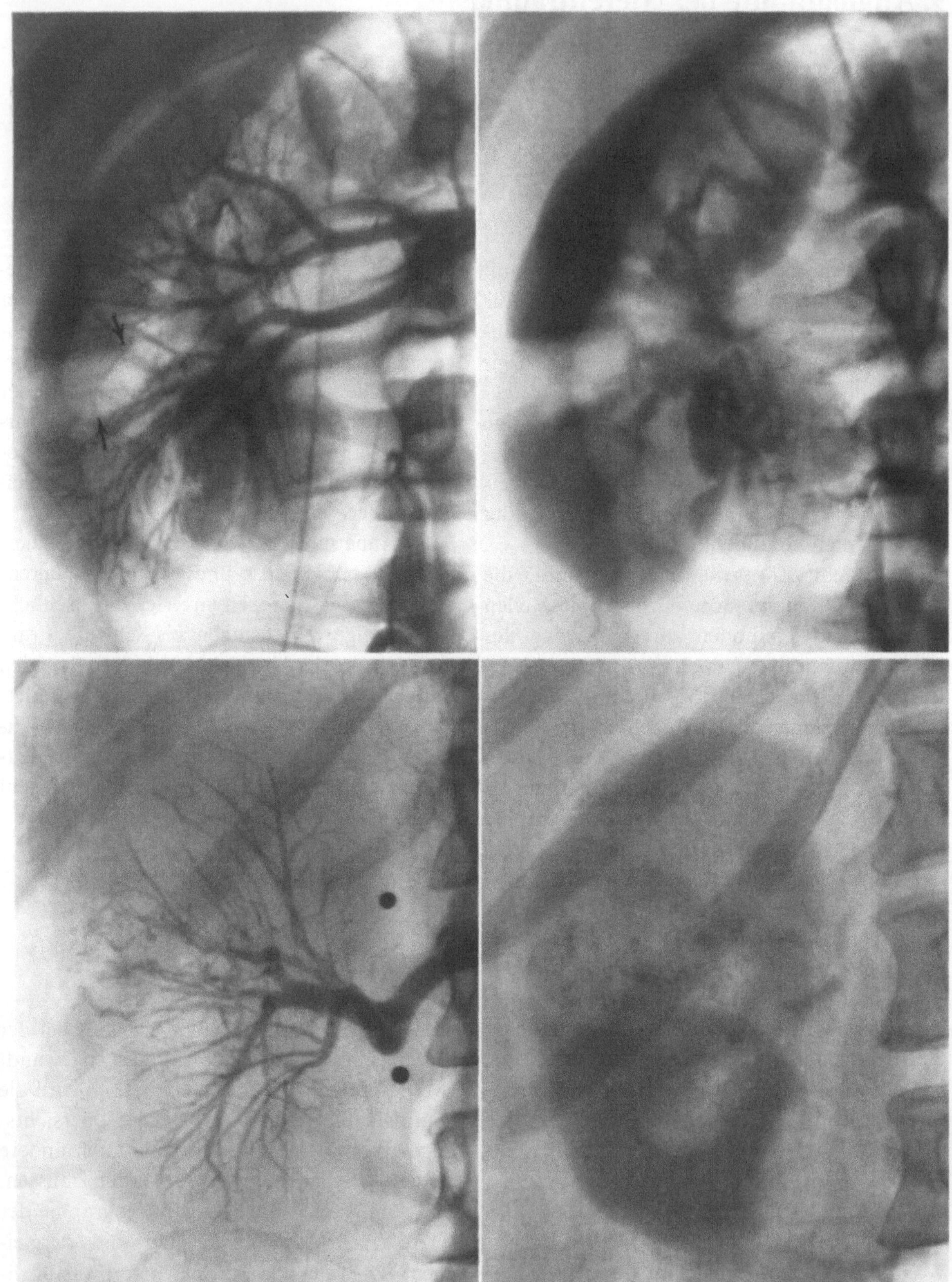

Abb. 9.1a u. b. Nierenruptur mit pelveo-ureteraler Verletzung. (a) Fehlen von Parenchymgefäßen in der rupturierten Zone (Pfeile). Extravasat durch Blutung aus dem Pyelon. (b) Ränder der Ruptur ohne Ischämiezeichen, da keine Kompression durch Hämatom (Parenchymphase)
Abb. 9.2a u. b. Gedeckte Nierenzerreißung mit intrarenalem Hämatom. (a) Fleckförmige KM-Ansammlung, typisch für Parenchymriß. (b) Leichte Auftreibung der Niere. Hämatomränder unscharf begrenzt wegen Kompression

Strenggenommen sollte sie bei allen Nierenverletzungen durchgeführt werden, da die urographische Untersuchung nicht sämtliche schweren Folgeerscheinungen diagnostizieren läßt (LANG u. Mitarb., 1971).

9.2.1. Kontusion

Die meisten Nierenschäden sind von geringem Ausmaß; dabei tritt die Kontusion am häufigsten auf. Das Ausscheidungsurogramm ist normalerweise unauffällig, jedoch wird manchmal eine Verminderung der nephrographischen und pyelographischen Dichte sowie ein Spasmus der Kelche beobachtet.

Die angiographischen Befunde bei der Nierenkontusion können ebenfalls sehr diskret sein oder fehlen. Die Untersuchung kann eine geschwollene Niere und hämodynamische Veränderungen zeigen: Neben oder innerhalb der kontusionierten Gebiete kann die arterielle Phase verlängert sein, wahrscheinlich aufgrund von lokalen Vasospasmen oder Ödemen.

9.2.2. Parenchym-Verletzung und Hämatom

Die Parenchym-Zerreißung oder Nierenfraktur ist oft, aber nicht unbedingt, verbunden mit einer Verletzung größerer Gefäße, stets jedoch mit einem Hämatom. Deshalb ist es von praktischem Nutzen, die röntgenologischen Veränderungen der Ruptur und des Hämatoms gleichzeitig zu analysieren. Die Röntgenuntersuchung soll nicht nur die Zerreißung oder das Hämatom darstellen, sondern auch die Funktionsfähigkeit des Restparenchyms deutlich machen. Hierbei hat die Angiographie eine besonders hohe Aussagefähigkeit im Vergleich zu anderen Methoden.

Die Urographie identifiziert in erster Linie größere Nierenschäden. Rupturen und Hämatome können lokalisierte nephrographische Defekte im Urogramm hervorrufen. Bei Nierenriß mit intrarenalem Hämatom zeigt das Urogramm innerhalb der intakten, dichten Anteile des Parenchyms einen Bezirk mit relativer Transparenz. Kelchverdrängungen, Nierenvergrößerung oder Verwischung der Nierenkontur, Dislokation der Niere oder des Ureters können als Folge eines intrarenalen, subkapsulären oder perirenalen Hämatoms beobachtet werden. Durch eine Ruptur im Sammelsystem kommt es zur Harninfiltration, die ebenfalls intrarenal, subkapsulär oder perirenal erfolgen kann. Eine Obstruktion der Harnwege kann die Folge von Blutkoageln oder von äußerer Ureterkompression durch ein Hämatom sein. Ein großes Hämatom kann auch eine Kompression der Nierenhauptgefäße verursachen und zur urographisch stummen Niere führen.

Das intrarenale Hämatom als gefäßlose Raumforderung bewirkt im Angiogramm eine Streckung und Verlagerung der Parenchymgefäße in der arteriellen Phase. Vorhandensein und Ausmaß von subkapsulären und perirenalen Hämatomen können an der Verlagerung von Kapselarterien, eventuell der Nierenhauptarterie, von Lumbalarterien oder von anderen Strukturen, wie z.B. dem Ureter, erkannt werden. In der Parenchymphase führen Nierenruptur und intrarenales Hämatom zu einer Aussparung, wobei die Abtrennung oder Isolierung rupturierter Fragmente gut sichtbar wird (Abb. 9.1). Die Prognose der beschädigten Niere ist abhängig von der Vaskularisation und Funktion des Restnierengewebes. Eine gesprenkelte, fleckige Färbung des angrenzenden Parenchyms zeigt eine traumatische Thrombose an oder einen verlängerten Vasospasmus derjenigen Gefäße, die diese Abschnitte versorgen. Sie ist somit Zeichen einer ungenügenden Gewebeperfusion (Abb. 9.2).

9.2.3. Kapselschädigung

Sowohl ein stumpfes als auch ein penetrierendes Trauma können eine Verletzung der Nierenkapsel hervorrufen. Eine reine Kapselverletzung ist selten; für gewöhnlich tritt sie zusammen mit Parenchym- oder Gefäßverletzungen mit oder ohne Ruptur im Nierenbecken-Kelch-System auf.

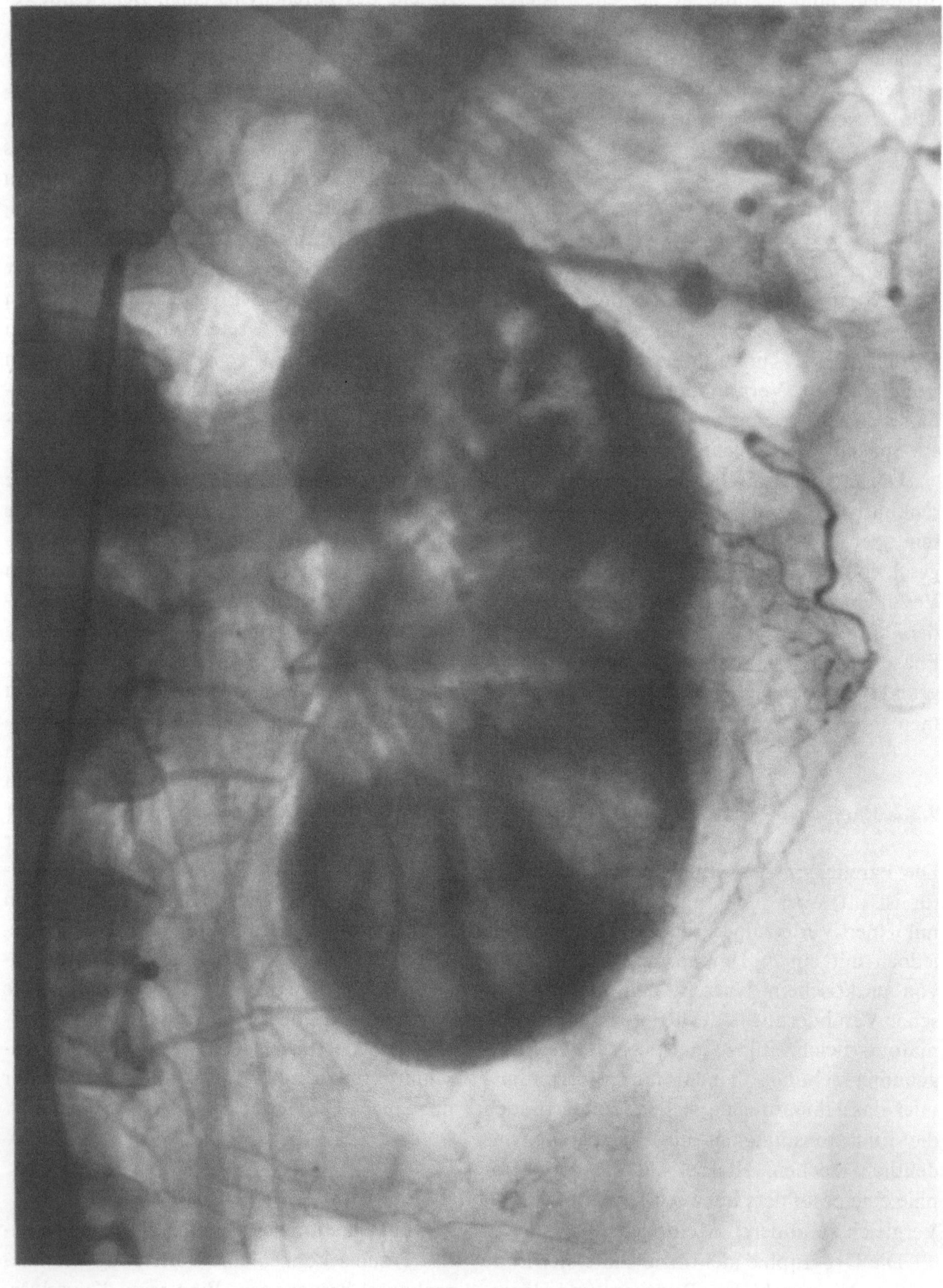

Abb. 9.3. Intrakapsuläres Hämatom (nach Manipulation mit hoher Schlinge). Abgehobene A. capsularis und komprimierte Rinde markieren die ausgedehnte Blutung (Frau Dr. R. Sörensen, Klinikum Steglitz, Berlin)

Bei der Kapselschädigung mit perirenalem oder retroperitonealem Hämatom kann das Urogramm einen perirenalen Kontrastmittelaustritt oder eine Unschärfe der Nierenkonturen zeigen.

Durch Kontrastierung der Aa. capsulares kann die Angiographie genaue Information liefern: Das subkapsuläre Hämatom (Abb. 9.3) zeigt eine Dislokation der Kapselarterien, und die angehobene Kapsel erscheint häufig als eine dünne, gebogene Verschattung parallel zur Nierenrinde. Diese kann einen Impressionseffekt durch das Hämatom zeigen. — Dagegen liegt die rupturierte Kapsel eng am Parenchym an und ist mittels Angiographie nicht darstellbar. Der Ort der Kapselruptur und das Ausmaß des Hämatoms sind dann an der Verdrängung benachbarter Gefäße sowie umgebender Strukturen zu erkennen.

9.2.4. Gefäßschädigung

Nierengefäßschädigungen reichen von kleinen Gefäßthrombosen bis zur vollständigen Abtrennung der A. renalis und treten oft gemeinsam mit Parenchymrissen und Hämatomen auf.

Das Urogramm ist bei der Thrombose intrarenaler Gefäße gewöhnlich unauffällig. Gelegentlich kann eine verminderte Kontrastdichte des Sammelsystems oder eine Aussparung im Nephrogramm in der infarzierten Region beobachtet werden.

Das Angiogramm zeigt die thrombotische Verschlußstelle, wobei die verschlossene Arterie oft ein knollenförmiges Aussehen hat, gleich einem Aneurysma (Abb. 9.7). In der Parenchymphase ist das betroffene Areal vermehrt strahlentransparent durch verminderte Kontrastmittelanfärbung der blutleeren Region. Die Kapselarterien können dilatiert sein und einen kollateralen Fluß in das infarzierte Gebiet anzeigen, was ein gutes prognostisches Zeichen darstellt.

Traumatische arteriovenöse Fisteln können durch ein stumpfes oder penetrierendes Trauma verursacht werden. Ebenso können sie iatrogene Ursache haben und nach Nadelbiopsie (Abb. 9.4 und 10.8), Operation oder retrograder Pyelographie auftreten. Kleine arteriovenöse Fisteln schließen sich oft spontan; andererseits können sich solche Shuntbildungen vergrößern und dann eine Ischämie des benachbarten Parenchyms verursachen. Die Urographie ist für die Diagnose von a.-v.-Fisteln ungeeignet.

Das Arteriogramm zeigt eine frühe Füllung einer ableitenden Vene während der arteriellen Untersuchungsphase. Die mögliche parenchymatöse Ischämie wird als Aufhellungszone in der Nachbarschaft der Fistel sichtbar, wobei die Prognose hierbei weniger günstig ist. Kleine arteriovenöse Fisteln, die keiner sofortigen Operation bedürfen, sollten arteriographisch zur Verlaufsbeurteilung in längeren Abständen untersucht werden (ROUS, COSGROVE u.Mitarb., 1972). Als Alternative zur Operation können die arteriovenösen Fisteln mit Transkatheter-Embolisierung von autologem oder heterologem Material behandelt werden.

Die arteriographische Darstellung der frei blutenden *Nierenarterienruptur* gelingt selten. Ein Kontrastmittel-Extravasat aus verletzten Parenchymgefäßen mit oder ohne resultierendem falschen Aneurysma wird öfter beobachtet. Zusätzlich zur direkten Chirurgie wird die Transkatheter-Embolisierung bei der Behandlung der arteriellen Nierenblutung angewandt.

Bei schweren arteriellen Verletzungen ist eine frühe Diagnose notwendig, um durch sofortige Operation die Perfusion der betreffenden Niere wiederherzustellen. Durch Abriß oder Thrombose sowie Kompression der A. renalis von außen kann eine vollständige Unterbrechung der Nierendurchblutung verursacht werden. Die Thrombose wird gewöhnlich im Gefolge einer Intimaruptur oder Dissekation auftreten. Im Urogramm ist die Niere stumm. Eine Notfallarteriographie zeigt eine abrupte Unterbrechung oder einen intraluminalen Defekt in der A. renalis. Gelegentlich ist eine kollaterale Gefäßversorgung der betroffenen Niere sichtbar (Abb. 9.7b). Die Ver-

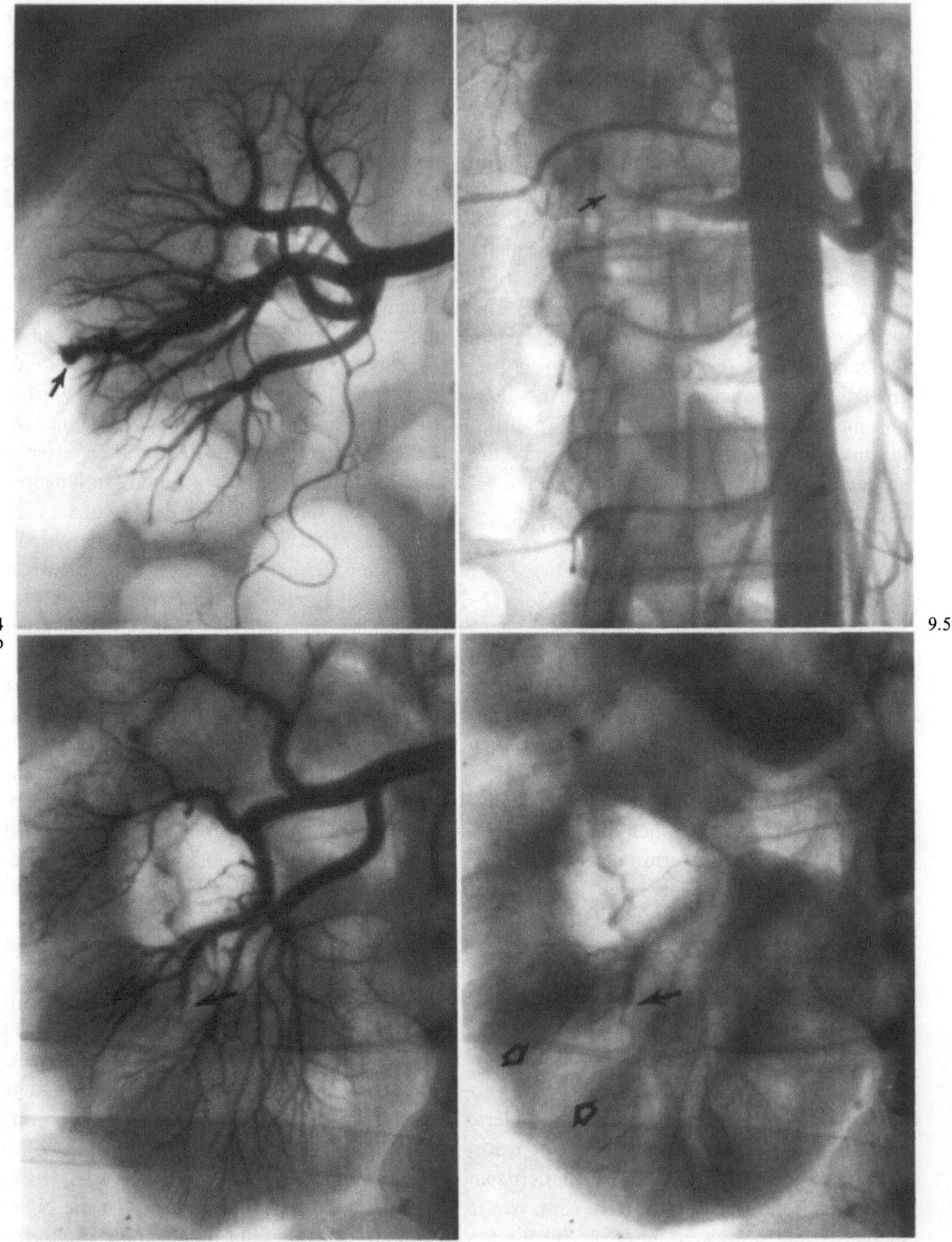

Abb. 9.4. a.-v.-Fistel lateral nach Nadelbiopsie (Pfeil)

Abb. 9.5. Verschluß der A. renalis nach Nierenkontusion (Pfeil). Operativ: Thrombose ohne Intimalazeration

Abb. 9.6a u. b. Intrarenale arterielle Thrombose nach Kontusion (Ausschnitt). (a) Gefäßverschluß (Pfeil). (b) Kontrastmittel-Persistenz im thrombosierten Gefäß (langer Pfeil). Infarziertes Segment (breite Pfeile)

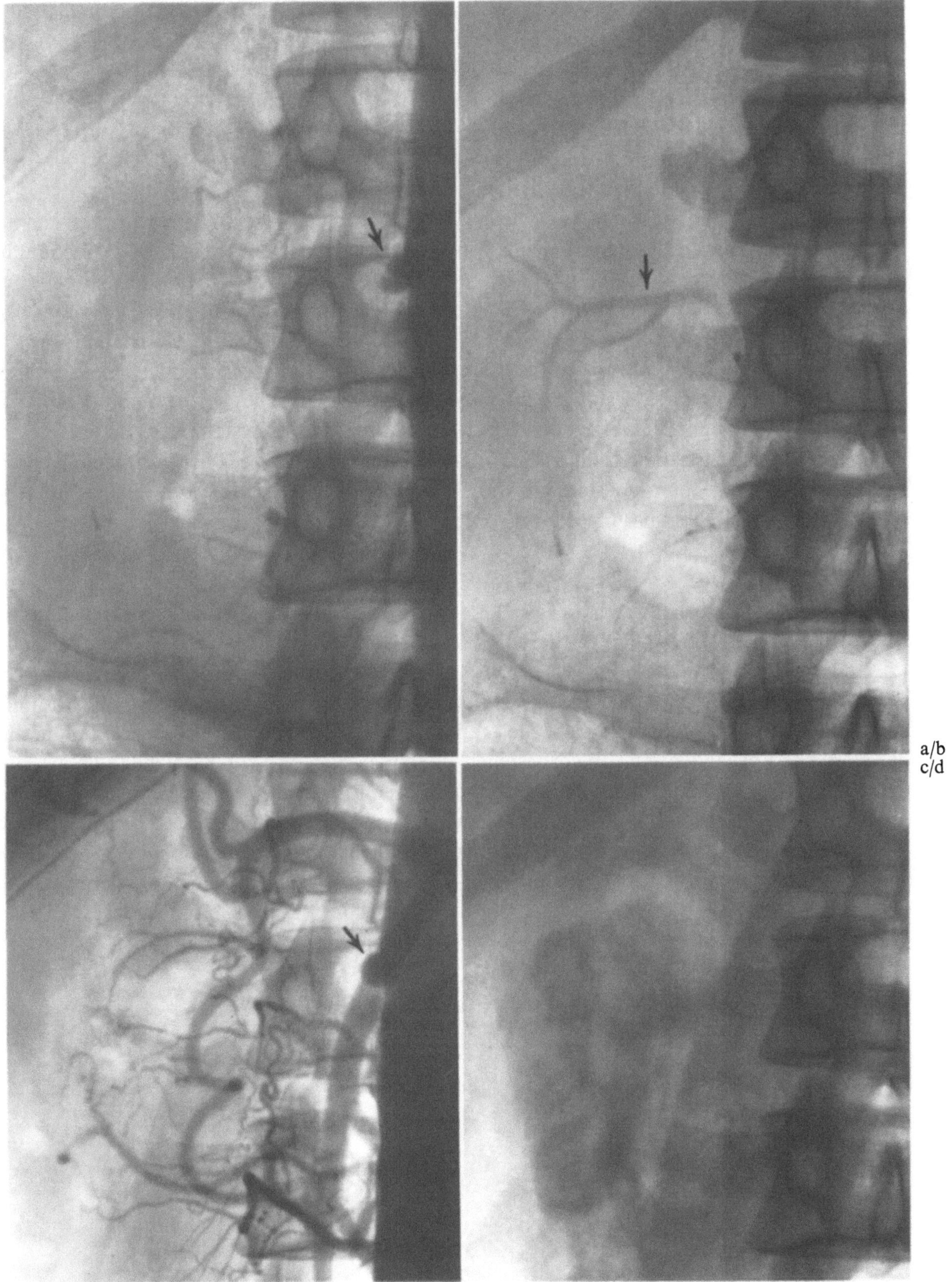

a/b
c/d

Abb. 9.7. (a) Traumatische Thrombose der A. renalis mit Intimazerreißung. Stumpf unregelmäßig (Pfeil). (b) Späte Phase: Geringe Füllung distal über Kollateralen (Pfeil). (c) Kontrollangiographie nach 4 Monaten: Schrumpfnieren mit geglättetem Arterienstumpf und diskreten Kollateralen über Lumbalarterien. (d) Schrumpfniere (Parenchymphase) lagerung anderer großer Gefäße kann auf ein massives Hämatom hinweisen. Gewöhnlich kann keine Aussage über eine weitere Verletzung der Niere und den Zustand des Parenchyms gemacht werden. Hier können die retrograde Pyelographie, die Tomographie sowie die Computer-Tomographie weitere Informationen liefern.

Im Falle einer traumatischen *Thrombose der Vena renalis* kann im Urogramm eine Vergrößerung der Niere und eine verminderte nephrographische und pyelographische Dichte gesehen werden.

Die Arteriographie, und speziell die selektive Nieren-Phlebographie, bestätigen die Diagnose. Das Arteriogramm zeigt eine verlängerte Parenchymphase ohne Füllung der Nierenvene. Die Venographie zeigt die intraluminäre Kontrastmittelaussparung durch den Thrombus (vgl. auch Kapitel 4).

9.2.5. Trauma bei vorgeschädigter Niere

Bei der Untersuchung des Nierentraumas ist zur Vermeidung von Interpretationsfehlern an das mögliche Vorhandensein von vorbestehenden Erkrankungen der Niere zu denken. Eine vorgeschädigte Niere kann verletzlicher sein als eine gesunde, so daß ein geringeres Trauma ernstere Folgen haben kann. Umgekehrt können im Verlauf einer Traumauntersuchung vorher nicht bekannte Erkrankungen als Zufallsbefund festgestellt werden.

9.3. Angiographie bei alten Nierenverletzungen

Späte Folgeerscheinungen wie persistierendes Urinom, Hydronephrose oder Steinbildung treten bei 5–30% Patienten mit Nierentrauma auf (RICHTER u.Mitarb., 1973; HAERTEL, 1975). Die traumatische Ischämie kann zur Narbenbildung oder Atrophie des Nierenparenchyms führen (Abb. 9.7c und 9.7d). Komplikationen wie Zysten oder Aneurysmen sind selten, ebenso intra- oder perirenale Kalkablagerungen nach Hämatom. Posttraumatische Veränderungen können in Infektion oder renalem Hochdruck bestehen.

Selbst bei ausgeprägten Folgeerscheinungen können gelegentlich nur diskrete oder mässig ausgeprägte urographische Veränderungen resultieren. Daher sollte die Nierenarteriographie bei der Beurteilung der posttraumatischen Hypertension, bei länger andauernden Hämaturien und zur Kontrolle von arteriovenösen Fisteln angewandt werden, sofern nicht-invasive Methoden wie nuklearmedizinische Untersuchungen und Computer-Tomographie keine ausreichende Auskunft geben können.

10. Die Angiographie des Nierentransplantates

L. LAASONEN

Eine erfolgreiche Nierentransplantation kann einen Patienten mit terminaler Urämie rehabilitieren. Die Operationstechnik wird heutzutage beherrscht, Schwierigkeiten verursachen dagegen die immunologisch bedingten Abwehrreaktionen des Körpers. Um das Risiko des Abstoßens zu vermindern, versucht man, ein immunologisch möglichst identisches Spender-Empfängerpaar zu finden. Die Empfänger müssen zudem eine dauernde immunosuppressive Medikation erhalten. Funktionsstörungen können durch eine ischämische Läsion des Transplantates oder durch Zirkulationsstörungen infolge von operativen Komplikationen verursacht werden. Die Angiographie ist oft von entscheidender Bedeutung bei der Differentialdiagnose, gelegentlich auch bei der Prognose von Störungen der transplantierten Niere.

10.1. Indikationen für die Angiographie von Nierentransplantaten

Die Angiographie ist indiziert, wenn das Transplantat 3–5 Tage nach der Operation nicht funktioniert. Wenn es bei der Perfusion des Transplantates oder bei der Operation technische Schwierigkeiten gegeben hat, kann eine Gefäßuntersuchung schon zu einem früheren Zeitpunkt indiziert sein.

Bei einer unkomplizierten akuten oder chronischen Rejektion bekommt man gewöhnlich keine zusätzliche Information durch die Angiographie, weil klinisches Bild, Laborbefunde und Isotopenuntersuchungen genügend Auskunft geben können. In Fällen, bei denen die Therapie der Rejektion keinen Erfolg hatte, kann die Angiographie von Nutzen sein.

In der späten postoperativen Phase ist eine Angiographie dann indiziert, wenn sich eine Hypertonie entwickelt, oder wenn bei der Auskultation Stenosegeräusche im Gebiet des Transplantates zu vernehmen sind.

Bei der Indikationsstellung muß man sich darüber im klaren sein, daß die Patienten zu einer Risikogruppe gehören, und daß die auszuführenden Untersuchungen gut begründet sein müssen. Durch die erhöhte Blutungsneigung der Patienten, und weil diese Patientengruppe vermehrt und frühzeitig eine Arteriosklerose aufweist, können Komplikationen auftreten. Manche Autoren vermuten, daß die Angiographie selbst gelegentlich eine akute Rejektion zur Folge haben kann (HEIDEMAN u.Mitarb., 1975). In unserem Material ist die Komplikationsrate im Vergleich zu anderen Katheterangiographien nicht erhöht.

10.2. Technik der Angiographie des Nierentransplantates

Bei der Durchführung und bei der Deutung der Angiographie muß man mit der Operationstechnik vertraut sein. Das Nierentransplantat wird meistens extraperitoneal in die Fossa iliaca gesetzt. Die Nierenarterie wird End-zu-End mit der Arteria iliaca interna und die Nierenvene End-zu-Seit mit der Vena iliaca externa verbunden. In einigen Fällen müssen andere Techniken für die Anlegung der Anastomose verwendet werden.

Die Katheterisierung kann man selektiv oder nichtselektiv durchführen. Meist erhält man mit der nichtselektiven Technik genügend Informationen, außerdem ist sie etwas schonender als die selektive Technik. Der Vorteil der letzteren besteht darin, daß die distalen

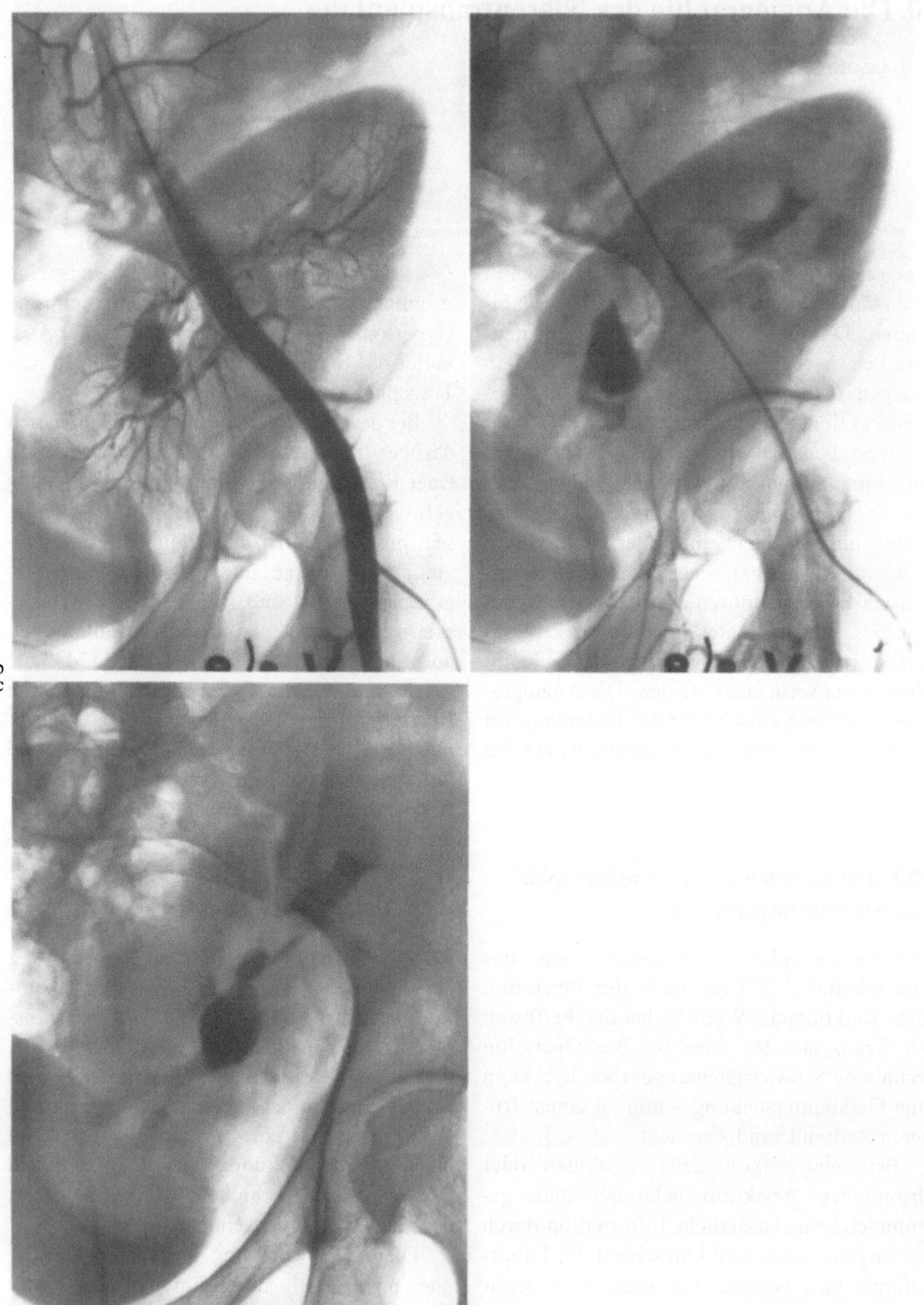

Abb. 10.1 a–c. Normaler Angiographiebefund 8 Monate nach Transplantation (Vergrößerungsangiographie). (a) Späte arterielle Phase. (b) Parenchymphase. (c) Spätaufnahme

Arterienzweige besser mit Kontrastmittel gefüllt werden können, und daß die arterielle Anastomose besser dargestellt werden kann. Bei Patienten mit End-zu-Seit-Anastomosierung der Arteria iliaca sollte man von einer selektiven Technik absehen.

Die Lagerung der Patienten bei der Untersuchung ist wichtig. Eine geringe Schräglage in Richtung des Transplantates ist günstig zur Darstellung der Anastomose und der fremden Niere. Je nach Fall kann es jedoch vorkommen, daß man in Seitenlage untersuchen muß, um eine optimale Projektion der Anastomose zu erhalten.

Die Aufnahmeserie sollte sich über 12–15 sec erstrecken, um auch die venöse Phase sicher zu überschauen. Mit einer Spätaufnahme nach 15 min können sowohl die Ausscheidung als auch der mechanische Abfluß des Transplantates beurteilt werden. Vergrößerungsaufnahmen geben zusätzliche Information über die Gefäße der Cortex und über die Glomerula. Eine 2–3fache Vergrößerung ist bei Anwendung eines Focus von 0,1 mm möglich.

Die Geschwindigkeit der arteriellen Kontrastmittelfüllung muß gemessen werden. Die arterielle Umlaufzeit kann auf verschiedene Arten bestimmt werden, wobei wichtig ist, daß gleiche Bestimmungsarten verwendet werden, um zu vergleichbaren Resultaten zu gelangen. In einem normal funktionierenden Transplantat ist der Verlauf der Arterien unauffällig; sie verjüngen sich gleichmäßig gegen die Peripherie hin und sind bis zu den Aa. arcuatae gut sichtbar. Bei Verwendung der Vergrößerungstechnik kann man die Arterien bis in die Peripherie der Cortex (Aa. interlobulares) verfolgen. In der Parenchymphase ist die Kontrastmittelaufladung gleichmäßig, Mark und Rinde sind gut abgrenzbar. Die Venen kommen auch im Normalfall nicht immer zur Darstellung. In einer Spätaufnahme wird die Kontrastmittelausscheidung sichtbar (Abb. 10.1).

10.3. Die ischämische Läsion, die sogenannte Tubulusnekrose

Tubulusschädigungen sieht man in der frühen postoperativen Phase bei Leichennierentransplantationen, in seltenen Fällen auch bei Übertragungen von lebenden Spendern. Meistens ist die Tubulusnekrose reversibel, aber auch schwere bis zu einer kortikalen Nekrose führende Läsionen kommen vor.

Das histologische Bild zeigt besonders in den distalen Tubuli eine Dilatation bei Abflachung der Tubulusepithelien. In den Lumina von distalen Tubuli und Sammelröhrchen sieht man Zylinder, dazu kommen fokale interstitielle Infiltrationen mit Lymphozyten, Plasmazellen und Granulozyten und ein leichtgradiges interstitielles Ödem. Die Glomerula sind normal.

In leicht verlaufenden Fällen ist die Morphologie der Arterien unauffällig. Die Niere kann gering vergrößert sein, die Kontrastmittelanfärbung ist unauffällig, aber entsprechend der gestörten Funktion fehlt die Kontrastmitteldarstellung des Pyelons.

Bei einer schwereren Form der Ischämie kommt es zu Kaliberveränderungen der kleineren Arterien, zu einer Streckung als Folge des Ödems, und zu einer Verlängerung der Kontrastmittelpassage. Die Kontrastmitteldichte der Parenchymphase ist leicht bis mäßig herabgesetzt. Wenn man im Vergrößerungsbild eine Erweiterung der kortikalen Gefäße darstellen kann, ist dies ein recht sicherer Hinweis für eine Tubulusnekrose. Die Glomerula kommen gleichmäßig in der gesamten Nierenrinde zur Darstellung. Die oben beschriebenen Veränderungen können aber auch segmental auftreten, wenn z.B. ein einzelner Arterienzweig schlecht perfundiert ist (Abb. 10.2).

10.4. Die akute Rejektion

Zu Beginn einer akuten Rejektion besteht eine kortikale Ischämie, die wahrscheinlich auf eine aktive Vasokonstriktion zurückzuführen ist (HOLLENBERG u. Mitarb., 1968). In der Hi-

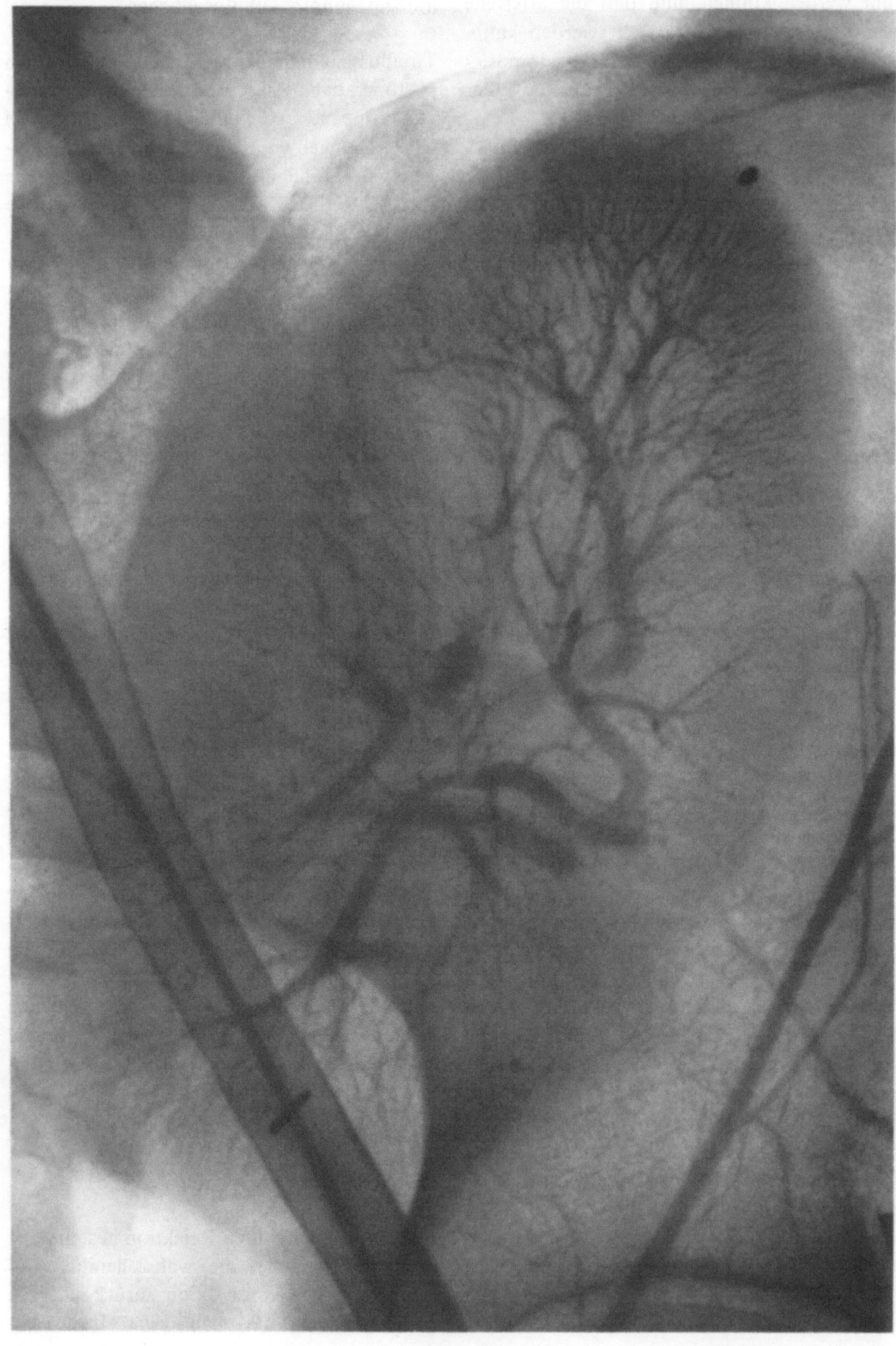

10.2

◁ Abb. 10.2. Tubulusnekrose. Keine
Zeichen einer Rejektion (Vergrößerungsbild). Im oberen Pol der
Niere erweiterte Interlobular-Arterien. Später normale Funktion
des Transplantates

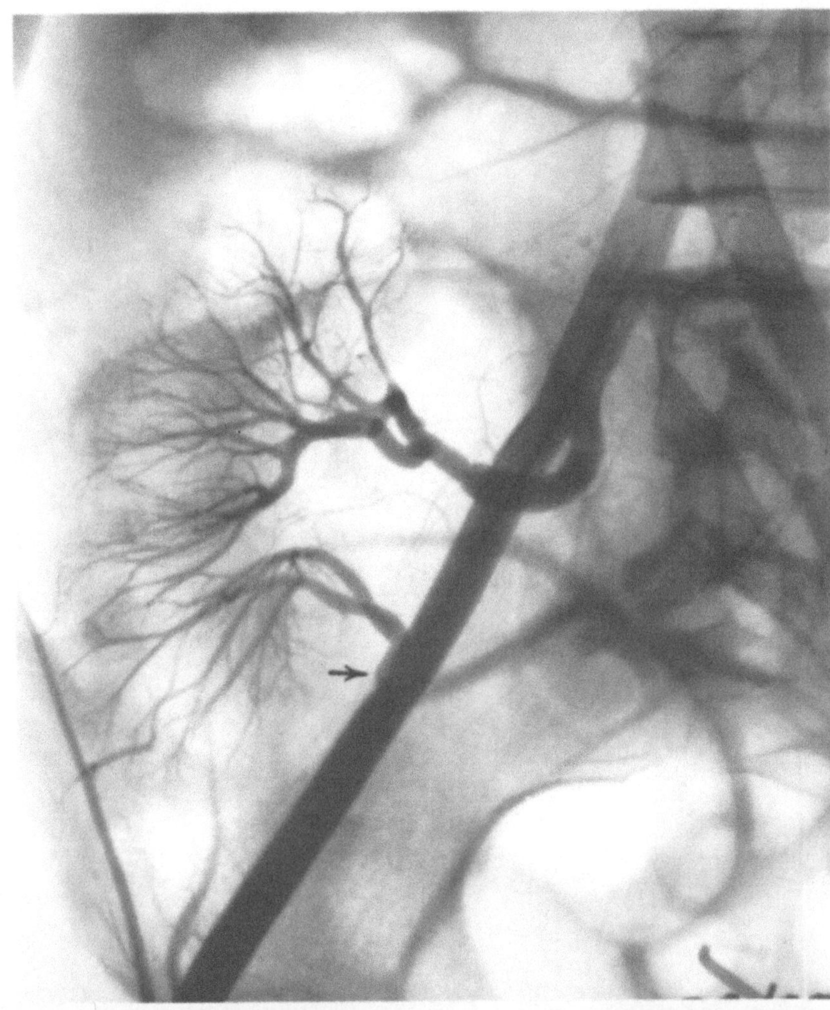

Abb. 10.3a u. b. Akute reversible
Rejektion. Technisch schwierige
Operation mit Anastomosierung
einer Polarterie mit der A. iliaca
externa (Pfeil). Beginnende Rejektion am 3. postoperativen Tag. (a)
Angiographie am 5. Tag postoperativ. Gestreckte Arterien im
kaudalen Nierenpol. (b) Vergrößerungsbild: Spärliche Kontrastmittelfüllung der kortikalen Arterien des oberen Nierenpols

10.3a

b

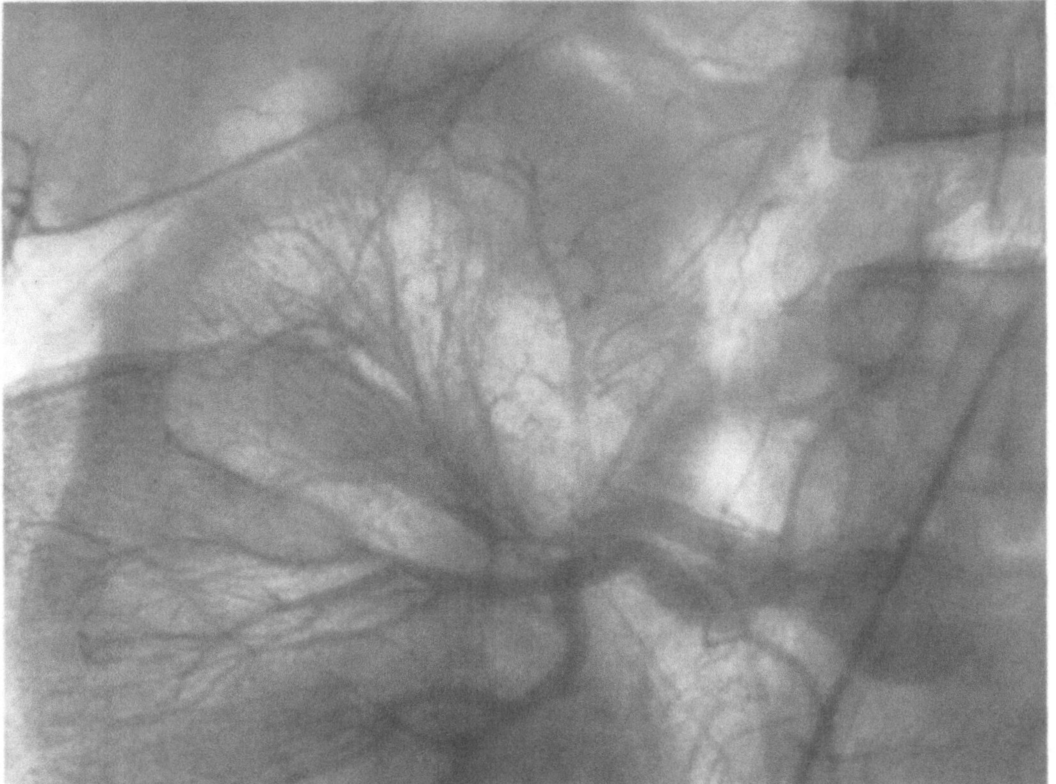

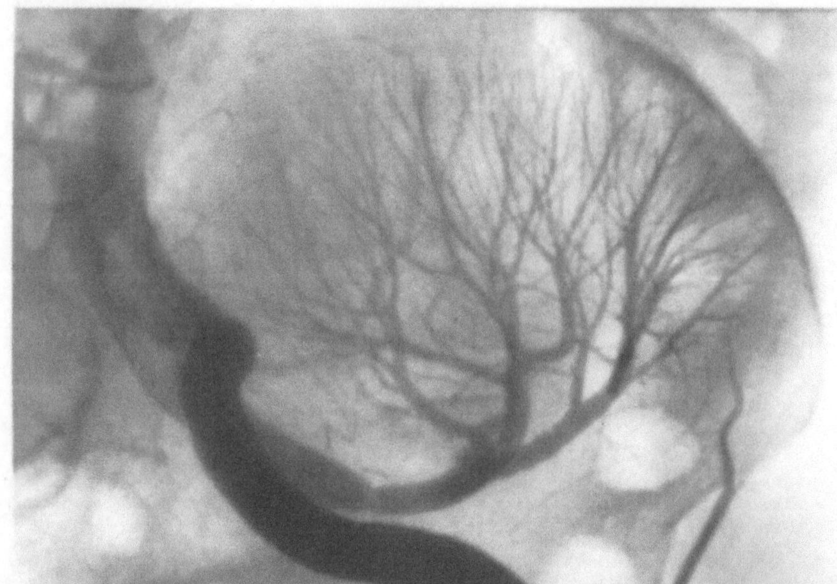

Abb. 10.4. Schwere akute Rejektion. Akute reversible Rejektion am 8. Tag postoperativ. Rezidiv am 25. Tag mit Versagen der Funktion. Nach $1^1/_2$ Monaten Nephrektomie. (Angiographie 29. Tag postoperativ, Vergrößerung): Spreizung der Arterien, Aa. interlobulares nicht gefüllt!

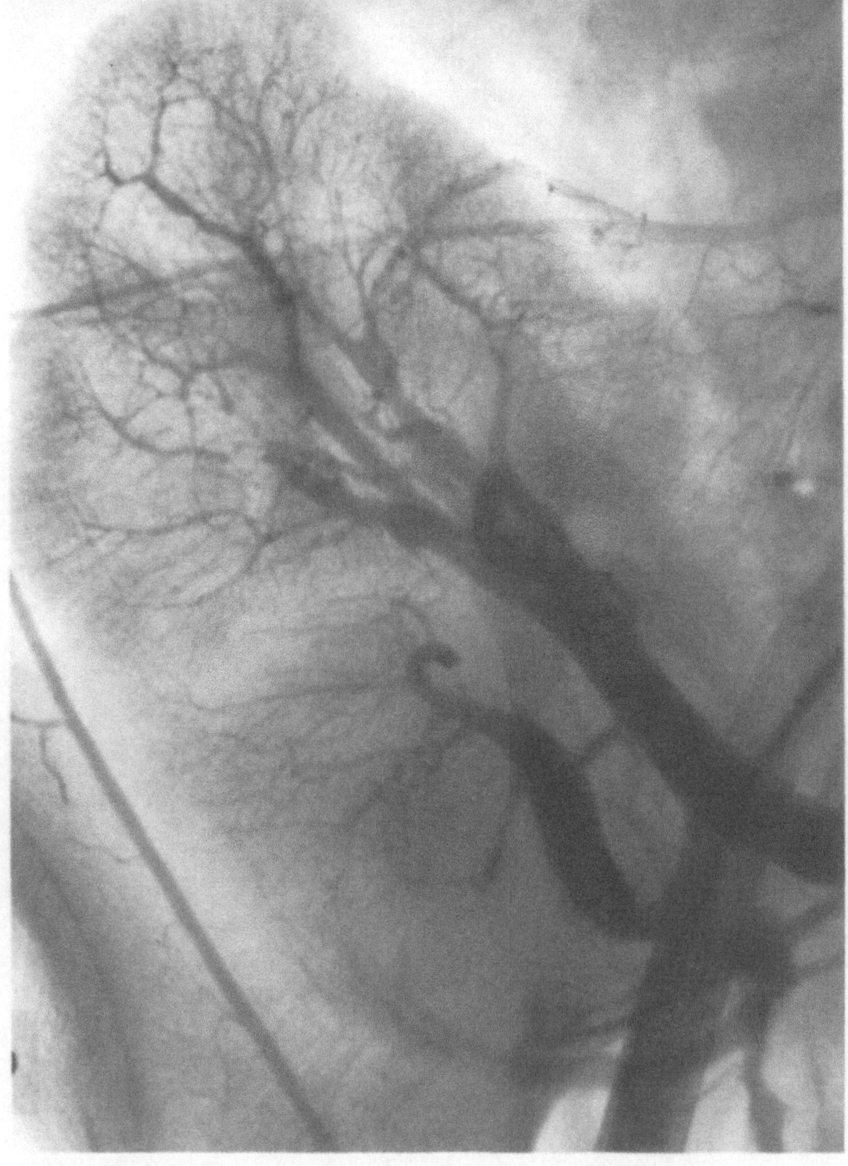

Abb. 10.5. Chronische Rejektion. Diagnose klinisch und bioptisch gesichert. Angiographie (Vergrößerungstechnik) 1 Jahr nach der Transplantation. Kaliberwechsel und Verschlüsse in den Interlobular-Arterien. Kortikale Gefäße spärlich; einzelne punktförmige Glomerula. Abbrüche und Unregelmäßigkeiten auch größerer Arterien

stologie sieht man eine perivaskuläre und interstitielle Rundzelleninfiltration sowie eine Verdickung des Endothels von kleineren Arterien und Arteriolen mit fibrinoider Nekrose dieser Gefäße. Kortikale Infarktgebiete und fleckige Extravasate (patchy hemorrhage) sieht man bei einer schwergradigen Rejektion.

Das angiographische Bild entspricht der Histologie: Bei einer beginnenden oder einer mild verlaufenden Rejektion kann der angiologische Befund normal sein. Bei leichten Formen kommt eine verschlechterte Darstellung der peripheren Arterienaufzweigungen vor, und die Kontrastmitteldichte in der Parenchymphase ist herabgesetzt bei fehlender Abgrenzbarkeit von Mark und Rinde (Abb. 10.3). In fortgeschrittenen Fällen ist die Niere groß und ödematös, die Arterien sind gestreckt, die Cortexgefäße kommen schlecht oder gar nicht zur Darstellung, das Parenchym lädt sich schlecht auf, und ab und zu sieht man marginale Infarktgebiete (VINIK u.Mitarb., 1969). Kaliberunregelmäßigkeiten, Stenosen und Okklusionen kommen vor. Die arterielle Umlaufzeit ist deutlich verlängert. Im Vergrößerungsbild sieht man vereinzelte Glomerula, die punktförmig und oft nur in der inneren Hälfte der Cortex abgebildet werden (Abb. 10.4).

Nach einer erfolgreichen Rejektionstherapie geht das Nierenödem zurück, die Nierendurchblutung verbessert sich und die Passagezeit normalisiert sich dementsprechend. Die Gefäßveränderungen der Arterien können jedoch bestehen bleiben.

Eine wichtige Bedeutung kommt der Angiographie in der prognostischen Beurteilung von akuten Rejektionen zu: Eine irreversible Abstoßung muß diagnostiziert werden bei erheblicher Verlängerung der arteriellen Passagezeit, fehlender Füllung der Aa. arcuatae oder bei einer abnormen Verjüngung (tapering) der Aa. interlobares (LAASONEN, 1977). Andererseits kann eine Beherrschbarkeit der Krise in den meisten Fällen vorausgesagt werden, bei denen die Rejektion noch nicht zu einer wesentlichen Alteration des Gefäßbildes geführt hat.

10.5. Die chronische Rejektion

Typisch für das histologische Bild der chronischen Rejektion ist die auffallende subintimale Fibroplasie der Gefäße. Daneben findet man membranöse Verdickungen der Glomerula, Tubulusatrophie, interstitielle Fibrose und fokale interstitielle Lymphozyteninfiltrate.

Im angiographischen Bild sieht man schmale Arterien mit Kaliberveränderungen: Stenosierte Gefäße und lokale Gefäßdilatationen. Die Anzahl der Gefäße ist deutlich vermindert. Im Vergrößerungsbild sind die kortikalen Gefäße reduziert, und nur einzelne Glomerula kommen zur Abbildung. Das Parenchym lädt sich schwach und fleckig mit Kontrastmittel auf, die Nierenrinde ist schmal, und häufig ist die Niere kleiner als normal, zumindest kleiner als zuvor (Abb. 10.5).

Differentialdiagnostische Schwierigkeiten verursacht die Unterscheidung von einer chronischen Glomerulonephritis (Abb. 10.6). Eine sichere Diagnose erhält man nur durch die Biopsie.

10.6. Die Stenose der arteriellen Anastomose

Die Entwicklung einer Stenose kann durch eine Narbenfibrose, eine Durchblutungsstörung der Arterienwand oder durch eine Rejektion verursacht sein. Die Stenose kann sich an der Anastomose (Abb. 10.7) oder distal von dieser in der Nierenarterie des Transplantates bilden (Abb. 10.9). Eine Knickung oder eine Torsion der Arterie kann allein oder zusammen mit einer Stenose zu einer Verminderung der Durchblutung der Niere führen. Auch eine hochgradige Stenose führt meist nur zu einer geringfügigen Verlängerung der Passagezeit.

Man kann aber nicht mit Hilfe des angiographischen Bildes allein die hämodynamische Signifikanz der Stenose feststellen: Die Bestimmung der Plasmareninaktivität sowie des Reninblutspiegels stehen in guter Korrelation zu einer hämodynamisch wirksamen Stenose. Wenn der Patient die eigenen Nieren noch hat, sollte die Reninbestimmung aller Nieren selektiv durchgeführt werden.

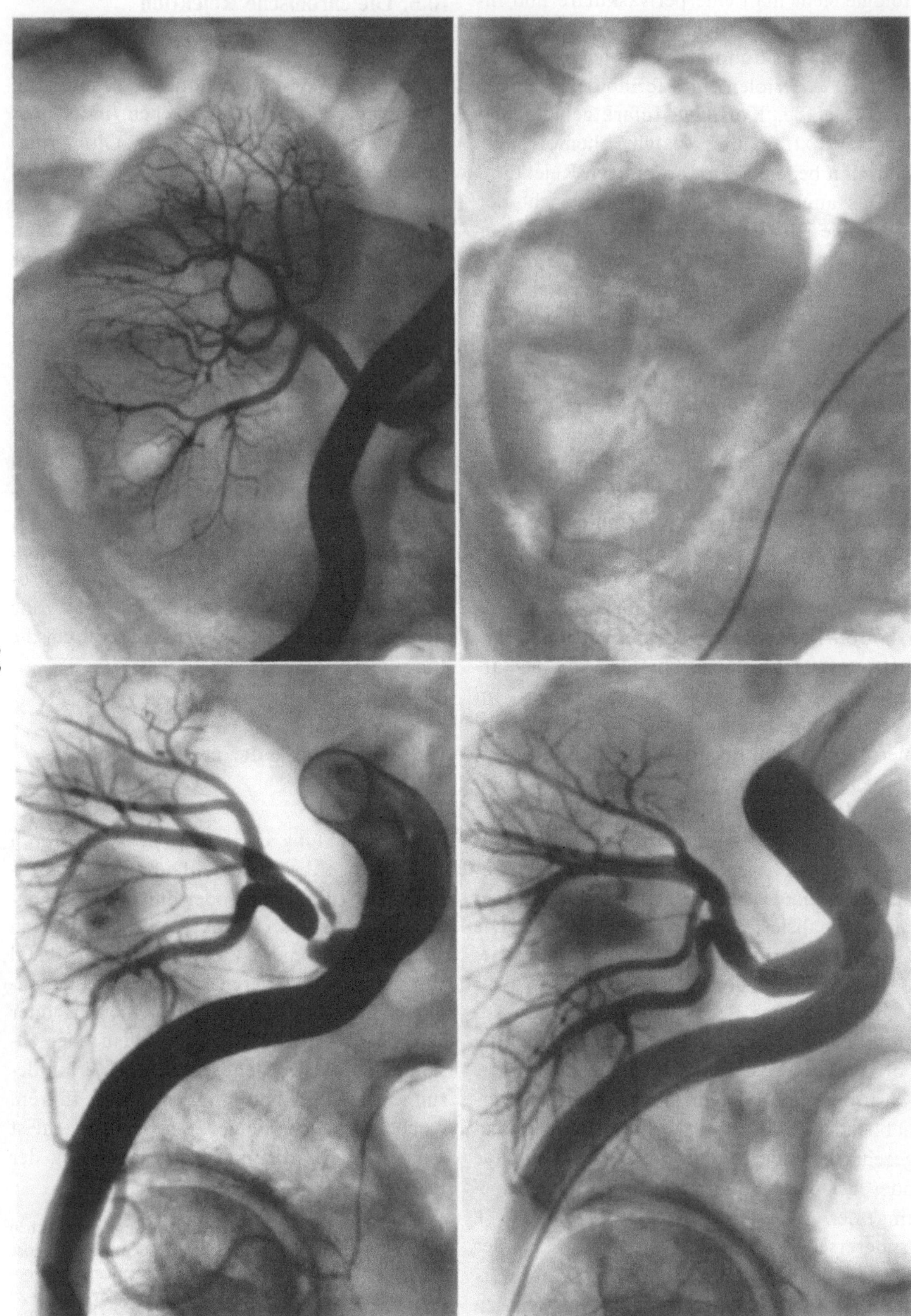

10.6 a/b
10.7 a/b

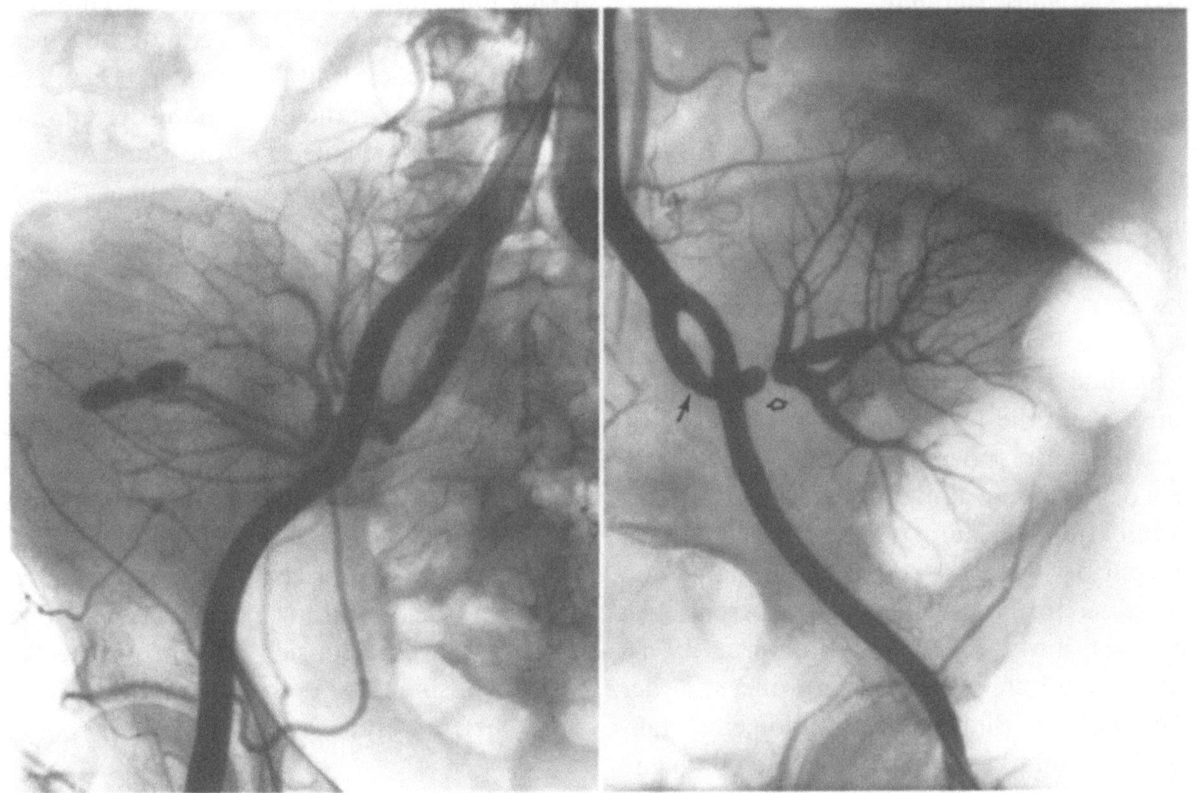

10.8

10.9

Abb. 10.8. 2 Aneurysmen nach perkutaner Biopsie. Zusätzlich akute Rejektion: Gestreckte Arterien mit schlechter peripherer Gefäßdarstellung

Abb. 10.9. Nierenarterienstenose in Hilusnähe (breiter Pfeil). Arterielle Anastomose markiert (langer Pfeil)

◁ Abb. 10.6a u. b. Chronische Glomerulonephritis Grundleiden des Patienten. Bioptisch gesichert. (a) Bild des „entlaubten Baumes". Kaliberschwankungen. Schmale Rinde. (b) Parenchymphase: Mark-Rinden-Grenze verwaschen. Geringe KM-Anfärbung

Abb. 10.7a u. b. Stenose der arteriellen Anastomosen. (a) 2 Nierenarterien sind mit der A. iliaca interna anastomosiert. In unmittelbarer Anastomosennähe kurze millimeterdünne Stenosen (Vergrößerungs-Angiographie). (b) Nach Korrektur

10.7. Seltenere Befunde

Eine Thrombose der Nierenvene kann einen Grund für eine akute Abnahme der Funktion der Niere darstellen. Entwickelt sich die Thrombose langsam, kann sie zu einem nephrotischen Syndrom führen. In der Angiographie sieht man eine Vergrößerung der Niere und eine Verlangsamung der arteriellen Passage. Die Phlebographie der Vena iliaca externa und die selektive Nierenvenendarstellung sichern die Diagnose.

Die transplantierten Patienten neigen wegen der immunosuppressiven Dauertherapie zu Infektionen. Häufig tritt bei ihnen eine Pyelonephritis auf, und sogar die Bildung von Abszessen im Transplantat wurde beschrieben (NAVANI u.Mitarb., 1971; POKIESER, 1971). Angiographisch ist eine Vergrößerung der Niere mit dem Bild einer hochgradigen Gefäßreduktion und verminderter Parenchymdichte wie bei ausgeprägter Rejektion vorhanden.

Nach Durchführung einer perkutanen Nierenbiopsie kann sich eine arteriovenöse Fistel bilden.

Gelegentlich sieht man eine frühzeitige Venenfüllung im Transplantat. Bis jetzt konnte man keine spezifische Änderung in der Funktion oder in der Morphologie des Transplantates mit der frühzeitigen Venenfüllung in Verbindung setzen.

10.8. Differentialdiagnostische Schwierigkeiten

Für die Therapie ist die Unterscheidung zwischen einer Rejektion und einer Tubulusnekrose von entscheidender Bedeutung. Dieses ist auch das größte differentialdiagnostische Problem in der Deutung des angiographischen Befundes. Für die Entstehung ist in beiden Fällen eine kortikale Ischämie verantwortlich.

Im Gefäßbild sieht man als sekundäre Symptome ein Ödem, eine Verlängerung der arteriellen Passagezeit und eine schlechte Parenchymaufladung. Sind diese Veränderungen stark ausgeprägt, sprechen sie eher für eine Rejektion. Andererseits kann eine beginnende Rejektion nur sehr wenige Veränderungen im angiographischen Bild hervorrufen. Das beste Einzelkriterium ist die Beurteilung der Glomerula und der kortikalen Gefäße unter Anwendung der Vergrößerungsangiographie (FOLEY u.Mitarb., 1975).

Einige seltene Komplikationen, wie die Nierenvenenthrombose und eine schwergradige Infektion, können ebenfalls differentialdiagnostische Schwierigkeiten verursachen. Wie die akute Rejektion verursachen alle eine erheblich beeinträchtigte Durchblutung. In diesen Fällen ist das klinische Bild entscheidend.

Akute und chronische Rejektion sind meist gut unterscheidbar. Eine akute Phase in einem Transplantat, in dem sich eine chronische Rejektion abspielt, kann selten angiographisch differenziert werden.

Literatur

Monographien

Encyclopedia of Urology. Berlin-Heidelberg-New York: Springer 1968.

Abrams, L.H.: Angiography. Boston: Little, Brown and Co. 1971.

Alken, C.E., Staehler, W. (Hrsg.): Klinische Urologie. Ein Lehrbuch. Stuttgart: Thieme 1973.

Baudisch, E., Arndt, J.: Atlas angiographischer Befunde bei Nierenerkrankungen und malignen Blasentumoren. Jena: VEB Gustav Fischer 1969.

Bell, E.T.: Renal diseases, 6. Ed. Philadelphia: Lea & Febiger 1950.

Campbell, M.F., Harrison, J.W. (Eds.): In: Urology, Vol. 2, p. 936. Philadelphia-London-Toronto: Saunders 1970.

Deuticke, P.: Die Roentgenuntersuchung der Niere und des Harnleiters in der urologischen Diagnostik. München-Gräfelfing: Banaschewski 1965.

Edsman, G.: Angionephrography and suprarenal angiography. A roentgenologic study of the normal kidney, expansive renal and suprarenal lesions and renal aneurysms. Acta radiol. (Stockh.) Suppl. **155** (1957).

Emmett, J.L., Witten, D.M.: Clinical urography. An atlas and textbook of roentgenological diagnosis (III Volumes). Philadelphia-London-Torronto: Saunders 1971.

Evans, J.A., Bosniak, M.A.: The kidney. In: An Atlas of Tumor Radiology (P.J. Hodes, Ed.). Chicago: Year Book Medical Publishers 1971.

Ferris, E.J., Hipona, F.C., Kahn, P.C., Philipps, E., Shapiro, J.W.: Venography of the inferior vena cava and its branches. Baltimore: Williams and Wilkins 1969.

Fuchs, W., Voegeli, E.: Roentgendiagnostik der Niere. Bern: Huber 1975.

Graves, F.T.: The arterial anatomy of the kidney. The basis of surgical technique. Bristol: John Wright and Sons 1971.

Heberer, G., Rau, G., Löhr, H.H.: Aorta und große Arterien. Berlin-Heidelberg-New York: Springer 1966.

Heptinstall, R.H.: Pathology of the kidney, Boston: Little, Brown and Co. 1966.

Kappert, A.: Lehrbuch und Atlas der Angiographie. Bern: Huber 1974.

Ladefoged, J.: Renal circulation in hypertension. Kopenhagen: Munksgaard 1968.

Löhr, E., Mellin, P., Rodeck, G., Rohen, J.W.: Atlas der urologischen Roentgendiagnostik. Stuttgart-New York: Schattauer 1972.

Loose, K.E., van Dongen: Atlas der Angiographie. Stuttgart: Thieme 1975.

Lucké, B., Schlumberger, H.G. (Eds.): Tumors of the kidney, renal pelvis and ureter. In: Atlas of tumor pathology. Armed Forces Institute of Pathology, Fascicle 30. Washington 1957.

Luzsa, Gy.: Roentgenanatomie des Gefäßsystems. Berlin-Heidelberg-New York: Springer 1972.

Müller, G.W., Freitag, G.: Die Nierenangiographie in der klinischen Praxis. Leipzig: VEB Thieme 1973.

Ney, C., Friedenberg, R.M.: Radiographic atlas of the genitourinary system. Philadelphia: Lippincott 1966.

Olsson, O.: Roentgendiagnostic of the kidney and the ureter. In: Handbuch der Med. Radiologie, Bd. XIII, Teil 1. Berlin-Heidelberg-New York: Springer 1973.

Olsson, O., Jönsson, G.: Roentgen examination of the kidney and the ureter. In: Handbuch der Urologie (Anderson, L., et al., Hrsg.), 5. Band. Berlin-Göttingen-Heidelberg: Springer 1962.

Riches, E.: Tumours of the kidney and ureter. In: Handbuch der Urologie, Bd. XI, Teil 1: Tumours I. Berlin-Heidelberg-New York: Springer 1967.

Robbins, L.L., Ed.: Golden's Diagnostic Radiology Section 18: Selective Angiography. Baltimore: Williams and Wilkins 1972.

Sobbe, A.: Vergleichende angiographische, mikro-angiographische, roentgenmorphometrische und histologische Untersuchungen an der isolierten Niere. Stuttgart: Thieme 1973.

Staehler, W.: Klinik und Praxis der Urologie, Bd. I/II. Stuttgart: Thieme 1959.

Sutton, D.: Arteriography. Edingburgh: Livingstone 1962.

Tongio, J., Masson, J.C., Warter, P., Bollack, C.: L'artériographie rénale — renal arteriography. Paris: Masson 1975.

Trueta, J., Barcley, A.E., Daniel, P.M., et al.: Studies on renal circulation. Springfield/Ill.: Ch. C. Thomas 1947.

Vogler, E.: Angiographie der Nieren. Indikationen und Ergebnisse. 9. Congr. Radiol. Stuttgart: Thieme 1960.

Vogler, E.: Tumoren des Nierenparenchyms, der Nierenbeckenkelchsysteme und der Ureteren. In: Schinz, H.R.: Lehrbuch der Roentgendiagnostik, Bd. V, S. 594. Stuttgart: Thieme 1965.

Vogler, E.: Radiologische Diagnostik der Harnorgane. Stuttgart: Thieme 1974.

Vogler, E., Herbst, R. (Hrsg.): Angiographie der Nieren. Stuttgart: Thieme 1958.

Wenz, W.: Abdominale Angiographie. Berlin-Heidelberg-New York: Springer 1972.

Zollinger, H.U.: Niere und ableitende Harnwege. In: Spezielle pathologische Anatomie (W. Doerr, E. Uhlinger, Hrsg.), Bd. 3. Berlin-Heidelberg-New York: Springer 1966.

1.–3. Das normale Angiogramm. Entwicklungsgeschichte. Mißbildungen und Variationen

Abeshouse, B.S., Bhisitkul, I.: Crossed renal ectopia with and without fusion. Urol. int. 9, 63 (1959).

Abeshouse, B.S., Tankin, L.H.: Retrocaval ureter. Report of a case and a review of the literature. Amer. J. Surg. 84, 383 (1952).

Adachi, B.: Statistik der Varietäten der Vena cava caudalis bei den Japanern. Anat. Anz. 1937, 85.

Anson, B.J., Cauldwell, E.W., Pick, J.W., Beaton, L.E.: The anatomy of the pararenal system of veins with comments on the renal arteries. J. Urol. (Baltimore) 60, 714 (1948).

Apitzsch, D.E., Lukosch, J.: Der retrokavale Ureter. Fortschr. Roentgenstr. 119, 337 (1973).

Ashley, D.J.B., Mostofi, F.K.: Renal agenesis and dysgenesis. J. Urol. (Baltimore) 83, 211 (1960).

Aubertin, J., Koumare, K.: Abgangsvariationen der Nierenarterie. Europ. Urol. 1, 189 (1975).

Bachmann, D., Schäfer, P.: Nierenmißbildungen: Angiographische Befunde. Fortschr. Roentgenstr. 107, 50 (1967).

Bateson, E.M., Askinson, P.: Circum caval ureter, new classification. Clin. Radiol. 20, 173 (1969).

Becker, J.A., Weiss, R.M., Lattimer, J.K.: Renal thrombosis: The role of nephrotomography and angiography. J. Urol. (Baltimore) 100, 415 (1968).

Boatman, D.L., Cornell, St.H., Kölln, C.-P.: The arterial supply of horseshoe kidneys. Amer. J. Roentgenol. 113, 447 (1971).

Boijsen, E.: Angiographic studies of the anatomy of single and multiple renal arteries. Acta radiol. (Stockh.) Suppl. 183 (1959).

Boijsen, E.: Selektive renale Angiographie. Radiologe 1, 170 (1960).

Brooks, R.E., jr.: Left retrocaval ureter associated with situs inversus. J. Urol. (Baltimore) 88, 484 (1962).

Bücheler, E., Düx, A., Sobbe, A.: Die renolumbale Anastomose im direkten retroperitonealen Veno- und selektiven Azygogramm. Fortschr. Roentgenstr. 109, 712 (1968).

Butler, E.G.: Relative role played by embryonic veins — development of mammalian vena cava posterior. J. amer. Anat. 39, 353 (1927).

Charghi, A., Dessureault, P., Drouin, G., Gauthier, G.E., Perras, P., Roy, P., Charbonneau, J.: Malposition of a renal lobe (lobar dysmorphism): a condition simulating renal tumor. J. Urol. (Baltimore) 105, 326 (1971).

Chuang, V.P., Mena, C.E., Hoskins, P.A.: Congenital anomalies of the left renal vein: angiographic considerations. Brit. J. Radiol. 47, 214 (1974).

Considine, J.: Retrocaval ureter. A review of the literature with a report of two new cases followed for fifteen years and two years, respectively. Brit. J. Urol. 38, 412 (1966).

Cooperman, L.R., Lowman, R.M.: Fetal Lobulation of the Kidney. Amer. J. Roentgenol. 92, 273 (1964).

Dacie, J.E.: The „central lucency" sign of lobar dysmorphism (pseudotumour of the kidney). Brit. J. Radiol. 49, 39 (1976).

Davis, C.J., jr., Lundberg, G.D.: Retroaortic left renal vein, a relatively frequent anomaly. Amer. J. clin. Path. 50, 700 (1968).

Dretler, S.P., Olsson, C., Pfister, R.C.: The anatomic, radiologic and clinical characteristics of the pelvic kidney: An analysis of 86 cases. J. Urol. (Baltimore) 105, 623 (1971).

Doppman, J.L., Shapiro, R.: Some normal renal variants. Amer. J. Roentgenol. 92, 1380 (1964).

Elkin, M.: Renal vascular shunts. Clin. Radiol. 22, 156 (1971).

Elkin, M.: Radiology of the urinary tract: some physiological considerations. Radiology 116, 259 (1975).

Felix, W.: Die Entwicklung der Harn- und Geschlechtsorgane. In: Handbuch der Entwicklungsgeschichte des Menschen (F. Keibel, F.P. Mall, Hrsg.). Leipzig 1911.

Frimann-Dahl, J.: Normal variations of left kidney: Anatomic and radiologic study. Acta radiol. (Stockh.) 55, 207 (1961).

Gerota, D.: Beiträge zur Kenntnis des Befestigungsapparates der Niere. Arch. Anat. Entwickl.-Gesch. 1895, 265.

Gladstone, R.J.: An arcadiac fetus: J. Anat. (Lond.) 40, 71 (1904).

Glenn, F.J.: Analysis of 51 Patients with horseshoe kidney. New Engl. J. Med. 261, 684 (1959).

Graves, F.T.: The anatomy of the intrarenal arteries and its application to segmental resection of the kidney. Brit. J. Surg. 42, 32 (1954).

Graves, F.T.: The variations of renal arteries. J. Anat. (Lond.) 90, 535 (1956).

Graves, F.T.: The anatomy of the intrarenal arteries in health and disease. Brit. J. Surg. 43, 605 (1956).

Graves, F.T.: Arterial anatomy of congenitally abnormal kidney. Brit. J. Surg. 56, 533 (1969).

Gruber, G.B.: Entwicklungsstörungen der Nieren und Harnleiter. In: Henke/Lubarsch: Handbuch der spez. path. Anatomie, Bd. VI/1. Berlin: Springer 1934.

Gruenwald, P.: Entwicklung der V. cava caudalis beim Menschen. Z. mikr.-anat. Forsch. 43, 275 (1938).

Gruenwald, P., Burke, S.N.: Preureteric vena cava and its embryological explanation. J. Urol. (Baltimore) 49, 195 (1943).

Günther, R., Georgi, M., Kurth, K.: Seltene Variante eines retrokavalen Ureters. Forschr. Roentgenstr. 121, 454 (1974).

Harrow, B.R., Sloane, J.A.: Dromedary or humped left kidney: Lack of relationship to renal rotation. Amer. J. Roentgenol. 88, 144 (1962).

Hegedues, V.: Three-dimensional estimation of renal shape and volume at angiography. Acta radiol. (Stockh.) 12, 87 (1972).

Hochstetter, F.: Beiträge zur Entwicklungsgeschichte des Venensystems der Amnioten. Morph. Jb. 20, 543 (1893).

Huntington, G.S., McClure, F.W.: The development of the veins in the domestic cat with special reference to the share taken by the supracardinal veins in the development of the postcava and azygos veins and to the interpretation of the variant conditions of the postcava and its tributaries as found in the adult. Anat. Rec. **20**, 1 (1920).

Itzchak, Y., Adar, R., Mozes, M., Deutsch, V.: Renal venography in the diagnosis of agenesis and small contracted kidney. Clin. Radiol. **25**, 379 (1974).

Jeffery, J.F.: Unusual origins of renal arteries. Radiology **102**, 309 (1972).

Kenawi, M.M., Williams, D.I.: Circumcaval ureter: A report of four cases in children with a review of the literature and a new classification. Brit. J. Urol. **48**, 183 (1976).

Kengyel, M.: Über eine eigenartige Ursache der Hydronephrose (Außergewöhnlicher Verlauf der hinteren Hohlvene). Urol. Chir. **25**, 317 (1928).

Kewelok, E., Schmidt, W.: Interessante Einzelbeobachtungen: Zur operativen Behandlung des retro-kavalen Ureters. Chirurg **95**, 420 (1970).

Kottra, J.J., Castellino, R.A.: The circumaortic left renal vein. Angiographic appearance. Radiology **95**, 141 (1970).

Lee, H.B.: Crossed unfused renal ectopia with tumor. J. Urol. (Baltimore) **61**, 333 (1949).

Léjars, F.: Les voies de sureté de la veine rénale. Bull. Soc. Anat. Paris **63**, 504 (1888).

Ljungqvist, A.: The intrarenal arterial pattern in the normal and diseased human kidney. A micro-angiographic and histologic study. Acta med. scand. **177**, Suppl. 401, Vol. 174. 1–38 (1963).

Loebenstein, H.: Retrokaväre Hufeisenniere. Z. Urol. **52**, 59 (1959).

Loughlin, V.C.: Retrocaval (circumcaval) ureter associated with solitary kidney. J. Urol. (Baltimore) **71**, 195 (1954).

Madayag, M.A., Bosniak, M.A.: Origin of the inferior mesenteric artery from the renal artery in fused crossed renal ectopia. Brit. J. Radiol. **47**, 230 (1974).

Meng, Chien-Hsing, Elkin, M., Smith, Th.: Intrarenal arterial collateral. Radiology **109**, 59 (1973).

McClure, C.W.F., Butler, E.G.: Development of vena cava inferior in man. Amer. J. Anat. **35**, 331 (1925).

Merklin, R.J., Michels, N.A.: The variant renal and suprarenal arterial blood supply with data on the inferior phrenic, ureteral and gonadal arteries: A statistical analysis based on 185 dissections and review of the literature. J. int. Coll. Surg. **29**, 41 (1958).

Moncada, J., Wenderoth, H.: Bericht über zwei Fälle von retrokavalem Ureter (davon ein Fall bei situs inversus totalis und Nierenaplasie rechts). Urol. int. **29**, 69 (1974).

Ödman, P.: Percutaneous selective angiography of the main branches of the aorta. Acta radiol. (Stockh.) **45**, 1 (1956).

Ödman, P., Ranniger, K.: The location of the renal arteries. An angiographic and postmortem study. Amer. J. Roentgenol. **104**, 283 (1968).

Ortmann, R.: Über Bedeutung, Häufigkeit und Variationsbild der linken retroaortalen Nierenvene. Z. Anat. Entwickl.-Gesch. **127**, 346 (1968).

Peast, W.S., Sutton, D.: Renal-vein catheterization and venography. A new technique. Lancet **1958 II**, 817.

Pick, J.W., Anson, B.J.: Retrocaval ureter: Report of

a case with discussion of clinical significance. J. Urol. (Baltimore) **43**, 672 (1940).

Ponthieu, A., Hermanowicz, M., Ducasson, J.: Trajets et abouchements anormaux de la veine rénale gauche. J. Radiol. Électrol. **55**, 825 (1974).

Santos, R., dos, Lamas, A., Pereira Caldas, J.: L'artériographie des membres de l'aorte et de ses branches abdominales. Bull. Mém. Soc. nat. Chir. **55**, 587 (1929).

Sasidharan, K., Babu, A.S., Mohan Rao, M., Bhat, H.S.: Free supernumerary kidney. Brit. J. Urol. **48**, 388 (1976).

Seldinger, S.I.: Catheter replacement of needle in percutaneous angiography. Acta radiol. (Stockh.) **39**, 368 (1953).

Thompson, G.J., Pace, J.M.: Ectopic kidney: A review of 97 cases. Surg. Gynec. Obstet. **64**, 935 (1937).

Tongio, J., Masson, J.C., Marion, C., Bollack, C., Warter, P.: Angiographie des malformations rénales congénitales. J. Urol. Néphrol. **78**, 169 (1972).

Zmerli, S., Court, B., Arkam, B.: Les ectopies rénales pelviennes (à propos de 25 cas). J. Urol. Néphrol. **74**, 51 (1968).

Zollinger, H.U.: Pathologische Anatomie. Stuttgart: Thieme 1968.

4. Gefäßerkrankungen

Abrams, H.L., Cornell, S.H.: Patterns of collateral flow in renal ischemia. Radiology **84**, 1001 (1965).

Alfidi, R.J., Tarar, R., Fosmoe, R.J., Ferrario, C., Boltuch, R.L., Gifford, R.W.: Renal-splanchnic steal and hypertension. Radiology **102**, 545 (1972).

Allan, T.N.K., Davies, E.R.: Neurofibromatosis of the renal artery. Brit. J. Radiol. **43**, 906 (1970).

Andersson, I.: Renal artery lesions after pyelolithotomy. A potential cause of renovascular hypertension. Acta radiol. (Stockh.) **17**, 685 (1976).

Andersson, L., Boijsen, E., Henrikson, H.: Hämangiom und andere Gefäßabnormalitäten der Niere als Ursache der Hämaturie. Urologe **6**, 119 (1967).

Ask-Upmark, E.: On the pathogenesis of the hypertension in Takayashu's syndrome. Acta med. scand. **169**, 467 (1961).

Atin, H.L., Kaun, S.: Bilateral renal artery thrombosis without aortic involvement. Sth. med. J. (Bgham, Ala.) **50**, 316 (1957).

Bartley, O., Chidekel, N.: Ureteric imprint caused by the left gonadal vein. Acta radiol. (Stockh.) **7**, 212 (1968).

Baum, S.: Renal ischemic lesions. Radiol. Clin. N. Amer. **5**, 543 (1967).

Björk, L., Fagerberg, St.: Fibromuscular hyperplasia of the renal arteries without hypertension. Acta radiol. (Stockh.) **4**, 508 (1966).

Boijsen, E., Köhler, R.: Renal artery aneurysms. Acta radiol. (Stockh.) **1**, 1077 (1963).

Bookstein, J.J.: Segmental renal artery stenosis in renovascular hypertension. Radiology **90**, 1073 (1968).

Bookstein, J.J.: Die Bedeutung der Roentgenuntersuchung bei renovaskulärer Hypertonie. Radiologe **15**, 139 (1975).

Bookstein, J.J., Abrams, Buenger, Reiss, Lecky and others: Cooperative study of renovascular hypertension. Radiologic aspects of renovascular hypertension. Part 1. Aims and methods of the radiologic study group; Part 2. The role of urography in unilateral renovascular disease; Part 3. Appraisal of arteriography; Part 4. Arteriographic complications. J. Amer. med. Ass. **220**, 1219, 1225 (1972); J. Amer. med. Ass. **221**, 368, 374 (1972).

Bookstein, J.J., Walter, J.F., Stanley, J.C., Fry, W.J.: Pharmacoangiographic manipulation of renal collateral blood flow. Circulation **54**, 328 (1976).

Brolin, J., Stener, I.: Collaterals in obstruction of the renal artery. Acta radiol. (Stockh.) **4**, 449 (1966).

Bron, K.M., Redman, H.: Renal arteriovenous fistula and fibromuscular hyperplasia. A new association. Ann. intern. Med. **68**, 1039 (1968).

Bücheler, E., Düx, A., Thurn, P.: Die Roentgen-Diagnostik der Nierenvenenthrombose. Fortschr. Roentgenstr. **106**, 800 (1967).

Chait, A., Matasar, K.W., Fabian, C.E., Mellins, H.Z.: Vascular impressions on the ureter. Amer. J. Roentgenol. **111**, 729 (1971).

Chait, A., Sloane, L., Moskowitz, H., Mellins, H.Z.: Renal vein thrombosis. Radiology **90**, 886 (1968).

Chamberin, H.A., Hovenian, M.S.: Aneurysm of accessory renal artery. J. Urol. (Baltimore) **69**, 362 (1953).

Chérigié, E., Chermet, J.: Maladie de Takayashu. Aspects angiographiques. A propos de 15 observations artériographiques. J. Radiol. Électrol. **56**, 21 (1975).

Christensson, B., Ekelund, L., Lindstedt, E., Nordenfelt, I., Olin, T.: Renal arteriovenous fistula — cause of heart failure. Acta med. scand. **196**, 513 (1974).

Clouse, M.E., Adams, D.F.: Congenital renal arteriovenous malformation. Angiography in its diagnosis. Urology **5**, 282 (1975).

Cornell, St.H., Culp, D.H.: Acute occlusion of the renal artery demonstrated by angiography. J. Urol. (Baltimore) **100**, 2 (1968).

Cosgrove, M.D., Mendez, R., Morrow, J.W.: Traumatic renal arteriovenous fistula: Report of 12 cases. J. Urol. (Baltimore) **110**, 627 (1973).

Crummy, A.B., jr., Atkinson, R.J., Caruthers, S.B., jr.: Congenital renal arteriovenous fistulas. J. Urol. (Baltimore) **93**, 24 (1965).

Crummy, A.B., Hipona, F.A.: The roentgen diagnosis of renal vein thrombosis. Experimental aspects. Amer. J. Roentgenol. **93**, 898 (1965).

Cummings, K.B., Lecky, J.W., Kaufman, J.J.: Renal artery aneurysms and hypertension. Urology **109**, 144 (1973).

D'Abreu, F., Strickland, B.: Developmental renal artery stenosis. Lancet **1967 II**, 517.

Davidson, J.K., Clark, D.C.: Renin-secreting juxtaglomerular-cell tumour. Brit. J. Radiol. **47**, 594 (1974).

Desai, S.G., Desantels, R.E.: Congenital arteriovenous malformation of kidney. J. Urol. (Baltimore) **110**, 17 (1973).

Dorph, S., Sigaard, A.: Variations in renal size in the diagnosis of renovascular hypertension. Brit. J. Radiol. **46**, 187 (1973).

Dotter, C.T.: Arteriosclerosis. Sem. Roentgenol. **5**, 228 (1970).

Ekelund, L., Göthlin, J.: Renal hemangiomas. Analysis of 13 cases dignosed by angiography. Amer. J. Roentgenol. **125**, 788 (1975).

Ekelund, L., Göthlin, J., Lindholm, T., Lindstedt, E., Mattson, K.: Arteriovenous fistulas following renal biopsy with hypertension and hemodynamic changes: Report of case studied by dye-dilution technique. J. Urol. (Baltimore) **108**, 373 (1972).

Fleming, M.P., Miller, W.E.: Renovascular hypertension due to neurofibromatosis. Amer. J. Roentgenol. **113**, 452 (1971).

Galanski, M., Hoffmann, P.: Multiple Gefäßstenosen bei neurofibromatose von Recklinghausen. Radiologe **17**, 83 (1977).

Garti, J., Salinger, H.: Arterial hypertension and position of kidneys. Brit. J. Radiol. **42**, 21 (1969).

Gersten, B.E., Stegman, C.J., Bookstein, J.J.: Antegrade flow in extrarenal arteries arising distal to renal artery stenosis. Radiology **98**, 93 (1971).

Gill, W.B., Cole, A.T., Wong, R.J.: Renovascular hypertension developing as a complication of selective renal arteriography. J. Urol. (Baltimore) **107**, 922 (1972).

Gill, W.M., Meaney, Th.F.: Medial fibroplasia of the renal artery. Radiology **92**, 861 (1969).

Goldblatt, H., Lynch, J., Hanzal, R.F., Summerville, N.W.: Studies on experimental hypertension. I. The production of persistent elevation of systolic blood-pressure by means of renal ischemia. J. exp. Med. **59**, 347 (1934).

Grollman, J.H., jr., Lecky, J.W., Rösch, J.: Miscellaneous dieseases of arteries, or, all arterial lesions aren't fatty. Sem. Roentgenol. **5**, 306 (1970).

Gyepes, M.T., Desilets, D.T., Gray, R.K., Katz, R.M.: Epinephrine-assisted renal venography in renal vein thrombosis: Report of two adolescents with nephrotic syndrome. Radiology **93**, 793 (1969).

Habighorst, L.V., Kössling, F.K., Albers, P.: Die perirenalen Arterien und der Kollateralkreislauf der Niere im postmortalen Angiogramm. Fortschr. Roentgenstr. **105**, 35 (1966).

Halpern, M.: Acute renal artery embolus: A concept of diagnosis and treatment. J. Urol. (Baltimore) **98**, 552 (1967).

Halpern, M.: Spontaneous closure of traumatic renal arteriovenous fistulas. Amer. J. Roentgenol. **107**, 730 (1969).

Halpern, M., Evans, J.A.: Coarctation of the renal artery with „notching" of the ureter. Amer. J. Roentgenol. **88**, 159 (1962).

Halpern, M., Sanford, H.S., Viamonte, M., jr.: Renal arterial abnormalities in three hypertensive sisters. Probable familial fibromuscular hyperplasia. J. Amer. med. Ass. **194**, 512 (1965).

Harrison, E.G., jr., Hunt, J.C., Bernatz, P.E.: Morphology of fibromuscular dysplasia of the renal artery in renovascular hypertension. Amer. J. Med. **43**, 97 (1967).

Hélénon, C., Nochy, D., Sraer, J.D., Michel, C., Brutus, J., Richet, G.: Les artères en „collier de perles" au cours des néphropathies vasculaires avec insuffisance rénale aigue. J. Radiol. Électrol. **56**, 219 (1975).

Hessel, S.J., Gerson, D.E., Bass, A., Dowgialo, J.T., Hollenberg, N.K., Abrams, H.L.: Renal collateral blood supply after acute unilateral renal artery occlusion. Invest. Radiol. **10**, 490 (1975).

Hunt, J.C., Harrison, E.G., Kincaid, O.W., Bernatz, P.E., Davis, G.D.: Idiopathic fibrous and fibromuscular stenoses of the renal arteries associated with hypertension. Proc. Mayo Clin. **37**, 181 (1962).

Itzchak, Y., Katznelson, D., Boichis, H., Jonas, A., Deutsch, V.: Angiographic features of arterial lesions in neurofibromatosis. Amer. J. Roentgenol. **122**, 643 (1974).

Kaufman, J.J., Coulson, W.F., Lecky, J.W., Popják, G.: Primary dissecting aneurysm of renal artery: Report of a case causing reversible hypertension. Ann. Surg. **177**, 259 (1973).

Kaufman, J.J., Hanafee, W., Maxwell, M.: Upright renal arteriography in the study of renal hypertension. J. Amer. med. Ass. **187**, 977 (1964).

Kincaid, O.W., Davis, G.D., Hallermann, F.J., Hunt, J.C.: Fibromuscular dysplasia of the renal arteries: Arteriographic features, classification, and observations on natural history of the disease. Amer. J. Roentgenol. **104**, 271 (1968).

Klatte, E.C., Franken, E.A., Smith, J.A.: The radiographic spectrum in Neurofibromatosis. Sem. Roentgenol. **11**, 17 (1976).

Lande, A.: Takayasu's arteritis and congenital coarction of the descending thoracic and abdominal aorta: A critical review. Amer. J. Roentgenol. **127**, 227 (1976).

Lande, A., Rossi, P.: The value of total aortography in the evaluation of takayasu's arteritis. Radiology **114**, 287 (1975).

Lang, E.K., Mertz, J.H.O., Nourse, M.: Renal arteriography in the assessment of renal infarction. J. Urol. (Baltimore) **99**, 506 (1968).

Latour, H., Méry, D., Baissus, C., Cabasson, J., Grolleau-Raoux, R., Puech, P.: Les anomalies des artères rénales dans l'hypertension artérielle de l'adulte. Arch. Mal. Coeur **68**, 55 (1975).

Ljungqvist, A.: The intrarenal arterial pattern in essential hypertension. A micro- angiographic and histological study. J. Path. **84**, 313 (1962).

Love, L., Bush, I.M.: Early demonstration of renal collateral artery supply. Amer. J. Roentgenol. **104**, 296 (1968).

Love, L., Moncada, R., Lescher, J.: Renal arteriovenous fistulae. Amer. J. Roentgenol. **95**, 364 (1965).

March, T.L., Halpern, M.: Renal vein thrombosis demonstrated by selective renal phlebography. Radiology **81**, 958 (1963).

Mark, L.K.: Arteriovenous malformations of kidney. Urology **4**, 706 (1974).

Martini, E.: Über die Möglichkeit der Niere einen neuen collateralen Blutzufluss zu schaffen. Arch. klin. Chir. **78**, 619 (1906).

Meiisel, P.: Renale Angiographie. Med. Mitteilungen **27**, 1 (1966).

Mena, E., Bookstein, J.J., Holt, J.F., Fry, W.J.: Neurofibromatosis and renovascular hypertension in children. Amer. J. Roentgenol. **118**, 39 (1973).

Meng, C.H., Elkin, M., Smith, T.R.: Intrarenal arterial collaterals. Radiology **109**, 59 (1973).

Messing, E., Kessler, R., Kavaney, P.B.: Renal arteriovenous fistulas. Urology **8**, 101 (1976).

Montero, G.H.G., Bagley, M.: Renal vascular hypertension secondary to renal arterial aneurysm. Urology **6**, 647 (1975).

Müller-Wiefel, H., Brieler, H.S., Müller, W.: Embolischer Nierenarterienverschluß. Thoraxchirurgie **21**, 163 (1973).

Naidich, Th.P., Sprayregen, S., Goldman, A.G., Siegelman, St.S.: Renal artery alteration associated with pheochromocytoma. Angiology **23**, 488 (1972).

Nebesar, R.A., Pollard, J.J., Fraley, E.E.: Renal vascular impressions. Amer. J. Roentgenol. **101**, 719 (1967).

Nelson, B.D., Brosman, S.A., Goodwin, W.E.: Renal arteriovenous fistulas. J. Urol. (Baltimore) **109**, 779 (1973).

Neville, J.H., Rothfield, M.B.: Experimental fibromuscular dysplasia. Radiology **93**, 1291 (1969).

Obrez, J., Abrams, H.L.: Temporary occlusion of the renal artery: Effects and significance. Radiology **104**, 545 (1972).

Ochsenschläger, A., Böttger, E.: Angioma racemosum der Niere. Z. Urol. **66**, 215 (1973).

Ochsner, G.T., Busch, F.M.: Intrarenal arteriovenous fistula and aneurysm in a solitary kidney due to needle biopsy. J. Urol. (Baltimore) **102**, 378 (1969).

O'Dea, M.J., Malek, R.S., Tucker, R.M., Fulton, R.E.: Renal vein thrombosis. J. Urol. (Baltimore) **116**, 410 (1976).

Page, I.H.: A method for producing persistent hypertension by cellophane. Science **89**, 273 (1939).

Palubinskas, A.J., Perloff, P., Newton, T.H.: Fibromuscular hyperplasia. Amer. J. Roentgenol. **98**, 907 (1966).

Palubinskas, A.J., Perloff, D., Wylie, E.J.: Curable hypertension due to renal artery lesions. Radiol. Clin. **33**, 207 (1964).

Palubinskas, A.J., Wylie, E.J.: Roentgen diagnosis of fibromuscular hyperplasia of the renal arteries. Radiology **76**, 634 (1961).

Porstmann, W., Wierny, L., Münster, W., Timm, J.: Die Roentgendiagnostik des renalen Drosselungshochdrucks. Z. ärztl. Fortbild. **58**, 554 (1964).

Pastershank, S.P.: Intrarenal collateral circulation. J. canad. Ass. Radiol. **21**, 105 (1970).

Patoir, G.: Ptose rénale et artériographie. J. Urol. Néphrol. **80**, 201 (1974).

Paul, R.E., Ettinger, A., Fainsinger, M.H., Callow, A.D., Kahn, P.C., Inker, L.H.: Angiographic visualization of renal collateral circulation as means of detecting and delineating renal ischemia. Radiology **84**, 1013 (1965).

Poutasse, E.F.: Renal artery aneurysms: Their natural history and surgery. J. Urol. (Baltimore) **95**, 297 (1966).

Poutasse, E.F.: Renal artery aneurysms. J. Urol. (Baltimore) **113**, 443 (1975).

Price, R.K., Skelton, R.: Hypertension due to syphilitic

occlusion of the main renal arteries. Brit. Heart J. **10**, 29 (1948).

Pyörälä, K., Heinonen, O., Koskelo, P., Heikel, P.E.: Coarctation of the abdominal aorta. Review of twenty-seven cases. Amer. J. Cardiol. **6**, 650 (1960).

Reubi, F.: Neurofibromatose et lésions vasculaires. Schweiz. med. Wschr. **75**, 463 (1945).

Rokitansky, C.: Über einige der wichtigsten Erkrankungen der Arterien. Denkschrift königl. Akad. Wiss. **4**, 49 (1852).

Rosenbusch, G., van Douveren, W., Penn, W., Thijssen, H.: Stenosen bei multiplen Nierenarterien und Ausbildung eines reno-renalen Kollateralkreislaufs. Fortschr. Roentgenstr. **120**, 164 (1974).

Rosenbusch, G., van Douveren, W., Penn, W., de Vries, P., Kuypers, P.: Reno-zöliakales Steal-Phänomen: Aa.phrenicae inferiores et suprarenales als Kollateralen für den Truncus coeliacus. Fortschr. Röntgenstr. **122**, 218 (1975).

Rothfield, N.H.: Experimental fibromuscular dysplasia. Radiology **91**, 1233 (1968).

Ruzicka, F.F., Rossi, P., Abrams, R.E., Tracht, D.G.: Anomalous and parasitic arterial supply in abdomen. Radiology **96**, 261 (1970).

Schoenbaum, S., Goldman, M.A., Siegelman, S.S.: Renal artery embolization. Angiology **22**, 332 (1971).

Schwartz, D.T.: Relation of superior-mesenteric-artery obstruction to renal hypertension: A review of 56 cases. New Engl. J. Med. **272**, 1318 (1965).

Siassi, B., Klyman, G., Emmanoulides, C.G.: Hypoplasia of the abdominal aorta associated with the rubella syndrome. Amer. J. Dis. Child. **120**, 476 (1970).

Siegelman, S.S., Caplan, L.H.: Acute segmental renal artery embolism: A distinctive urographic and arteriographic complex. Radiology **88**, 509 (1967).

Staniczek, J., Strzelczyk, S., Szkandera, J.: Arteriovenoese Nierenfistel mit einem Shunt in das extrarenale Venennetz. Fortschr. Roentgenstr. **124**, 384 (1976).

Stanley, J.C.: Renovascular hypertension secondary to arterial fibrodysplasia in adults: Criteria for operation and results of surgical therapy. Arch. Surg. **110**, 922 (1975).

Takayasu, M.: Case with peculiar changes in retinal vessels. Acta Soc. Ophthal. Jap. **12**, 554 (1908).

Thelen, M., Felix, R., Zwicker, J.: Angiographische Diagnostik der Nierenarterienaneurysmen. Fortschr. Roentgenstr. **116**, 327 (1972).

Viamonte, M., jr.: Abdominal visceral venography. Radiol. Clin. N. Amer. **14**, 241 (1976).

Wiedner, F., Schwarz, G.: Zur radiologischen Diagnostik der Nierenvenenthrombosen. Röntgen-Bl. **28**, 518 (1975).

Yazaki, T., Tomita, M., Akimoto, M., Konjiki, T., Kawai, H., Kumazaki, T.: Congenital renal arteriovenous fistula: Case report, review of Japanese literature and description of non-radical treatment. J. Urol. (Baltimore) **116**, 415 (1976).

Yune, H.Y., Klatte, E.C.: Collateral circulation to an ischemic kidney. Radiology **119**, 539 (1976).

Zchak, J.T., Katznelson, D., Boichis, H., Jonas, A., Deutsch, V.: Angiographic features of arterial lesion in neurofibromatosis. Amer. J. Roentgenol. **122**, 643 (1974).

5. Entzündliche Parenchymerkrankungen

Alken, C.E.: I. Symposium des Homburger Arbeitskreises für Urogenitaltuberkulose, 4–5. 10. 1969 (Referent: K. Haubensack). Urologe A **9**, 55 (1970).

Ambrosetti, A., Sesenna, R.: Arteriographische Untersuchungen an der tuberkulösen Niere. Urol. int. **1**, 153 (1955).

Avnet, N.L., Roberts, T.W., Goldberg, H.R.: Tumefactive xanthogranulomatous pyelonephritis. Amer. J. Roentgenol. **90**, 89 (1963).

Beachley, M.C., Ranniger, K., Roth, F.-J.: Xanthogranulomatous pyelonephritis. Amer. J. Roentgenol. **121**, 500 (1974).

Becker, J.A.: Xanthogranulomatous pyelonephritis: A case report with angiographic findings. Acta radiol. (Stockh.) **4**, 139 (1966).

Bron, K.M., Strott, C.A., Shapiro, A.P.: The diagnostic value of angiographic observations in polyarteritis nodosa: a case of multiple aneurysms in the visceral organs. Arch. intern. Med. **116**, 450 (1965).

Caplan, L., Siegelman, S., Bosniak, M.: Angiography in inflammatory space occupying lesions of the kidney. Radiology **88**, 14 (1967).

Caro, G., Meisell, R., Held, B.: Epinephrine-enhanced arteriography in renal and perirenal abscess. Radiology **92**, 1262 (1969).

Cobb, O.E.: Carbuncle of the kidney. Brit. J. Urol. **38**, 262 (1966).

Combs, J.A., Crummy, A.B., Cossman, F.P.: Angiography in renal and pararenal inflammatory lesions: the significance of early venous filling. Radiology **98**, 401 (1971).

Craven, J.D., Hardy, B., Stanley, P., Orecklin, J.R., Goodwin, W.E.: Acute renal carbuncle: The importance of preoperative angiography. J. Urol. (Baltimore) **111**, 727 (1974).

Dautrebande, J., Duckett, G., Roy, P.: Arteriography in renal tuberculosis. J. Canad. Ass. Radiol. **18**, 382 (1967).

Davson, J., Ball, J., Platt, R.: The kidney in periarteritis nodosa. Quart. J. Med. **17**, 175 (1948).

De Lima, A.C., Ivker, M., Burros, H.M., Keenan, G.R.: Renal pseudotumor. Importance of selective arteriogram. Urology **5**, 572 (1975).

De Vries, G.H.: Angiogramm eines Nierenkarbunkels. Fortschr. Roentgenstr. **90**, 640 (1959).

D'Izarn, J.J., Boulet, C.P., Convard, J.P., Bonnin, A., Ledoux-Lebard, G.: L'artériographie dans la périartérite noueuse. J. Radiol. Électrol. **57**, 505 (1976).

Ekelund, L., Kaude, J., Lindholm, T.: Angiography in glomerular disease of the kidney. Amer. J. Roentgenol. **118**, 4 (1973).

Ekelund, L., Lindholm, T.: Angiography in renal amyloidosis. Acta radiol. (Stockh.) **15**, 393 (1974).

Ekelund, L., Lindholm, T.: Angiography in collageneous disease of the kidney. Acta radiol. (Stockh.) **15**, 413 (1974).

Elke, M., Rutishauser, G., Baumann, J.: Vorschlag einer einfachen Stadieneinteilung der Nierentuberkulose aufgrund roentgenologischer und therapeutischer Gesichtspunkte. Urologe **1**, 40 (1967).

Elke, M., Rutishauser, G., Ferstl, A., Riedel, F.: Zur Abklärung der Urogenitaltuberkulose (UGT): Pathogenese, diagnostische Taktik, Röntgenpathologie, Stadieneinteilung und differentialdiagnostische Anmerkungen. Radiologe **16**, 231 (1976).

Evans, J.A., Meyers, M.A., Bosniak, M.A.: Acute renal and perirenal infections. Sem. Roentgenol. **61**, 274 (1971).

Faegenburg, D., Bosniak, M., Evans, J.A.: Renal sinus lipomatosis: Its demonstration by nephrotomography. Radiology **83**, 987 (1964).

Felson, B., Moskowitz, M.: Renal pseudotumors: The regenerated nodule and other lumps, bumps and dromedary humps. Amer. J. Roentgenol. **107**, 720 (1969).

Forssell, A., Isaksson, B.: Nephroangiography in amyloidosis. Acta radiol. (Stockh.) **17**, 797 (1976).

Fricke, M.: Diagnose der Periarteriitis nodosa aus dem angiographischen Bild. Fortschr. Roentgenstr. **120**, 494 (1974).

Friedenberg, R.M.: Tuberculosis of the genitourinary system. Sem. Roentgenol. **6**, 310 (1971).

Friedenberg, M.J., Eisen, S., Kissane, J.: Renal angiography in pyelonephritis, glomerulonephritis and arteriolar nephrosclerosis. Amer. J. Roentgenol. **95**, 349 (1965).

Friedenberg, M.J., Spjut, H.J.: Xanthogranulomatous pyelonephritis. Amer. J. Roentgenol. **90**, 97 (1963).

Frimann-Dahl, J.: Selective angiography in renal tuberculosis. Acta radiol. (Stockh.) **49**, 31 (1958).

Frimann-Dahl, J., Duckett, G., Roy, P.: Arteriography in renal tuberculosis. J. Canad. Ass. Radiol. **18**, 382 (1967).

Gammill, S., Rabinowitz, J.G., Peace, R., Sorgen, S., Hurwitz, L., Himmelfarb, E.: New thoughts concerning xanthogranulomatous pyelonephritis. Amer. J. Roentgenol. **125**, 154 (1975).

Gill, W.M., Pudvan, W.R.: The arteriographic diagnosis of renal parenchymal diseases. Radiology **96**, 81 (1970).

Gingell, J.C., Roylance, J., Davies, E.R., Penry, J.B.: Xanthogranulomatous pyelonephritis. Brit. J. Radiol. **46**, 99 (1973).

Giustra, P.E., Watson, R.C., Shulman, H.: Arteriographic findings in the various states of renal tuberculosis. Radiology **100**, 597 (1971).

Grasset, D., Navratil, H., Navas, P., Lamarque, J.L., Ginestic, J.F., Jaspart, G.: Les pseudo-tumeurs rénales. J. Urol. Néphrol. **80**, 29 (1974).

Habighorst, L.V., Albers, P., Kössling, F.K.: Grenzen der Darstellbarkeit herdförmiger und diffuser Nierenveränderungen im postmortalen Angiogramm. In: Loose, K.E.: Angiographie und ihre Leistungen, S. 236. Stuttgart: Thieme 1968.

Habighorst, L.V., Albers, P., Kössling, F.K.: Zur Differentialdiagnose von Schrumpfnieren — postmortale arteriographische Untersuchungen. Fortschr. Roentgenstr. **112**, 309 (1970).

Haertel, M., Jonutis, A.: Angiographie und Nierentuberkulose. Röntgen-Bl. **28**, 511 (1975).

Halpern, M.: Angiography in chronic renal disease and renal failure. Radiol. Clin. N. Amer. **10**, 467 (1972).

Heinze, H.G., Klein, M., Schmidt-Mende, M.: Selektive Serien-Renovasographie zur Beurteilung von Morphologie und Therapie der Nierentuberkulose. Fortschr. Roentgenstr. **114**, 758 (1971).

Himmelfarb, E.H., Rabinowitz, J.G., Kinkhabwala, M.N., Becker, J.A.: The Roentgen features of renal carbuncle. J. Urol. (Baltimore) **108**, 846 (1972).

Hodson, C.J.: Radiological diagnosis of pyelonephritis. Proc. roy. Soc. Med. **52**, 669 (1959).

Hodson, C.J.: The radiological contribution toward the diagnosis of chronic pyelonephritis. Radiology **88**, 857 (1967).

Itzchak, Y., Adar, R., Mozes, M., Deutsch, V.: Angiographic features of space-occupying perirenal inflammatory lesions. Vasa **4**, 372 (1975).

Kahn, P.C.: Selective venography in renal parenchymal disease. Radiology **92**, 345 (1969).

Kasbarian, M., Michel, J., Lemaitre, G., Padovani, J.: Les pyonéphrites diffuses. Aspects radiologiques. J. Radiol. Électrol. **54**, 513 (1973).

Klein, U., Eisenberger, F., Heinze, H.G., Lissner, J., Pfeifer, K.J., Runte, R., Thym, W.: Angiographie der Urotuberkulose. Radiologe **16**, 240 (1976).

Koehler, P.R.: The roentgen diagnosis of renal inflammatory masses. Special emphasis on angiographic changes. Radiology **112**, 257 (1974).

Koehler, P.R., Nelson, J.A.: Angiographic findings in inflammatory mass lesions of the kidney. Radiol. Clin. N. Amer. **14**, 281 (1976).

Köhler, K., Platzbecker, H., Nitzsche, H., Hempel, G.: Zur angiographischen Diagnostik der Periarteriitis nodosa. Radiol. diagn. (Berl.) **4**, 415 (1973).

Kössling, F.K., Habighorst, L.V., Albers, P.: Postmortal-angiographische Befunde bei herdförmigen Nierenveränderungen. Fortschr. Roentgenstr. **107**, 457 (1967).

Lagergren, C., Ljungqvist, A.: The intrarenal arterial pattern in chronic pyelonephritis. A micro-angiographic and histologic study. Virchows Arch. path. Anat. **335**, 584 (1962).

Lester, P.D., Koehler, P.R.: The renal angiographic changes in scleroderma. Radiology **99**, 517 (1971).

Longstreth, P.L., Korobkin, M., Palubinskas, A.J.: Renal microaneurysms in a patient with systemic lupus erythematosus. Radiology **113**, 65 (1974).

Lundstroem, B., Lindqvist, B., Soederberg, H., Wentzel, T., Hallmans, G.: Nephroangiography in Wegener's granulomatosis. A comparison with panarteritis nodosa. Acta radiol. (Stockh.) **16**, 641 (1975).

Malek, R.S., Greene, L.F., De Weerd, J.H., Farrow, G.M.: Xanthogranulomatous pyclonephritis. Brit. J. Urol. **44**, 296 (1972).

McClure, P.H., Westcott, J.L.: Periarteritis nodosa with perirenal hemorrhage: a case report with angiographic findings. J. Urol. (Baltimore) **102**, 126 (1969).

Meiisel, P.: Aussagewert radiologischer Untersuchungsmethoden in der Diagnostik parenchymatöser Nierenerkrankungen. Med. Mitteilungen (Schering) **32**, 3 (1971).

Meiisel, P., Meves, M.: Die Nierenserien-Angiographie bei der chronischen Pyelonephritis. Urologe A **12**, 7 (1973).

Mena, E., Bookstein, J.J., Gikas, P.W.: Angiographic

diagnosis of renal parenchymal disease. Radiology **108**, 523 (1973).

Meng, Ch., Adler, J., Elkin, M.: Early renal vein opacification during selective renal angiography. Truëta phenomenon or technical artifact? Radiology **112**, 61 (1974).

Moore, H.C., Sheehan, H.L.: The kidney of scleroderma. Lancet **1952 I**, 68.

Noyes, W.E., Palubinskas, A.J.: Xanthogranulomatous pyelonephritis. J. Urol. (Baltimore) **101**, 132 (1969).

Palubinskas, J.A.: Xanthogranulomatous pyelonephritis. Sem. Roentgenol. **6**, 331 (1971).

Rabinowitz, J.G., Kinkhabwala, M.N., Robinson, T., Spyropoulos, E., Becker, J.A.: Acute renal carbuncle: roentgenographic clarification of medical enigma. Amer. J. Roentgenol. **116**, 740 (1972).

Rigler, L.G., Manson, M.H.: Perinephritic abscess: a roentgenological and clinical study. Amer. J. Surg. **13**, 459 (1931).

Salvatierra, O., Buckler, B.W., Morrow, J.W.: Perinephric abscess: a report of 71 cases. J. Urol. (Baltimore) **98**, 296 (1967).

Schober, R., Klüken, N.: Angiographische Befunde bei Sclerodermia progressiva. Fortschr. Röntgenstr. **105**, 239 (1966).

Selzer, D.W., Dahlin, D.C., De Weerd, J.H.: Tumefactive xanthogranulomatous pyelonephritis. Surgery **42**, 874 (1957).

Siegelman, S.S., Goldman, A.G.: The Truëta phenomenon; Angiographic documentation in man. Radiology **90**, 1084 (1968).

Swart, B.: Die Röntgendiagnostik der Nierentuberkulose. Radiologe **16**, 226 (1976).

Vinik, M., Freed, T.A., Smellie, W.A.B., Weidner, W.: Xanthogranulomatous pyelonephritis: Angiographic considerations. Radiology **92**, 537 (1969).

Voegeli, E.: Die Pathogenese der Fibrolipomatose. Radiologe **11**, 209 (1971).

Voegeli, E., Grandchamp, A.: Die kortikale Ischämie der Nieren. Angiographische Diagnose und klinische Bedeutung. Radiol. clin. biol. **40**, 347 (1971).

6. Zysten

Arnold, E.P.: Pararenal pseudocyst. Brit. J. Urol. **44**, 40 (1972).

Axelsson, U., Odlund, B.: Cystic disease of the renal medulla and its possible relation to juvenile nephronophthisis. Acta med. scand. **183**, 275 (1968).

Barrilero, A., Borruel, J.-L.S., Martinez-Piñeiro, J.A.: Pseudotumeurs rénales. J. Urol. Néphrol. **80**, 495 (1974).

Bartley, O., Cederbom, G., Hegnell, B.: Multicystic renal disease in an adult. Acta radiol. (Stockh.) **6**, 424 (1967).

Becker, J.A., Schneider, M.: Simple cyst of the kidney. Sem. Roentgenol. **2** (1975).

Bergman, H., Nehme, D.M.: Unilateral polycystic renal disease. N.Y. J. Med. **64**, 2465 (1964).

Bernstein, J.: The classification of renal cysts. Nephron **11**, 91 (1973).

Caron-Poitreau, C., Riberi, Ph., L'Hoste, Ph., Caron, J.: Polykystose rénale. Donnée et indication du bilan radiologique. Etude de 47 dossiers. J. Radiol. Électrol. **55**, 906 (1974).

Cimmino, C.V.: Congenital unilateral multicystic disease of the kidney. An entity? Amer. J. Roentgenol. **92**, 281 (1964).

Dalgaard, O.Z.: Bilateral polycystic disease of the kidneys; a follow-up of two hundred eighty-four patients and their families. Acta. med. scand. **158**, Suppl. 328, 1 (1957).

Dautrebande, J., Duckett, G., Roy, P.: The claw sign of cortical cysts in renal arteriography. J. Canad. Ass. Radiol. **18**, 240 (1967).

Davides, K.C., King, L.M., Siconolfi, E., Paat, F.: Multilocular kidney disease: Unusual angiographic appearance. J. Urol. (Baltimore) **116**, 246 (1976).

Dubilier, W., j.r., Evans, J.A.: Peripelvic cysts of the kidney. Amer. J. Roentgenol. **1958**, 404.

Elkin, M., Bernstein, J.: Cystic disease of the kidney — radiologic and pathological considerations. Clin. Radiol. **20**, 65 (1969).

Ettinger, A., Kahn, P.C., Wise, H.M., jr.: The importance of selective renal angiography in the diagnosis of polycystic disease. J. Urol. (Baltimore) **102**, 156 (1969).

Evans, J.A.: Medullary sponge kidney. Amer. J. Roentgenol. **86**, 119 (1961).

Fanconi, G., Hantart, E., Albertini, A.: Die familiäre juvenile Nephronophthise (die idiopathische parenchymatöse Schrumpfniere). Helv. paediat. Acta **6**, 1 (1951).

Fauré, F., Kasbarian, M., Leynaud, D., Cornil, J.M., Benady, F., Padovani, J.: Forme pseudo-tumorale des pyélonéphrites xanthogranulomateuses. J. Radiol. Électrol. **55**, 149 (1974).

Felman, A.H., Hawkins, I.F., jr., Hackett, R.L., Talbert, J.L.: Multilocular cyst of the kidney. A case report with angiographic findings. Radiology **106**, 629 (1973).

Felson, B., Cussen, L.J.: The hydronephrotic type of unilateral congenital multicystic disease of the kidney. Sem. Roentgenol. **10** (1975).

Gardner, K.D., jr.: Evolution of clinical signs in adult-onset cystic disease of the renal medulla. Ann. intern. Med. **74**, 47 (1971).

Girl, J., Tuhý, J.: Schwierigkeiten der Diagnosestellung der solitären Nierencyste. Radiologe **6**, 218 (1971).

Goldman, S.H., Walker, S.R., Merigan, T.C.: Hereditary occurrence of cystic disease of the renal medulla. N. Engl. J. Med. **274**, 984 (1966).

Henthorne, J.C.: Peripelvic lymphatic cysts of the kidney. A review of the literature on perinephric cysts. Amer. J. clin. Path. **8**, 28 (1938).

Hepler, A.B.: Solitary cysts of the kidney: A report of 7 cases and observations on the pathogenesis of these cysts. Surg. Gynec. Obstet. **50**, 668 (1930).

Hudson, H.C., Hundley, R.R.: Pararenal Pseudocyst. J. Urol. (Baltimore) **97**, 439 (1967).

Hurwitz, S.P., Weisenthal, C.L.: Pararenal Pseudocyst. J. Urol. (Baltimore) **97**, 8 (1967).

Ivemark, B.I., Ljungqvist, A., Barry, A.: Juvenile nephronophthisis. Part II. A histologic and microangiographic study. Acta paediat. (Uppsala) Apps. **49**, 480 (1960).

Jackman, R.J., Stevens, M.: Benign hemorrhagic renal cyst. Radiology **110**, 7 (1974).

Lindvall, N.: Roentgenologic diagnosis of medullary sponge kidney. Acta radiol. (Stockh.) **51**, 193 (1959).

Mena, E., Bookstein, J.J., McDonald, F.D., Gikas, P.W.: Angiographic findings in renal medullary cystic disease. Radiology **110**, 272 (1974).

Meyers, M.A.: Uriniferous Perirenal Pseudocyst: New Observations. Radiology **117**, 539 (1975).

Mongeau, J.G., Worthen, H.G.: Nephronophthisis and medullary cystic disease. Amer. J. Med. **43**, 345 (1967).

Moors, D.E., Futter, N.G.: Chronic urinary pseudocyst. Brit. J. Urol. **44**, 481 (1972).

Osathanondh, V., Potter, E.L.: Pathogenesis of polycystic kidneys. Arch. Path. **77**, 459 (1964).

Palubinskas, A.J.: Medullary sponge kidney. Radiology **76**, 911 (1961).

Siao, N.T., Swingle, J.D., Gosset, F.: Nephronophthisis. Radiology **95**, 649 (1970).

7. Hydronephrose

Adler, O., Rosenberger, A., Kleinhaus, U.: Selective renal venography in the evaluation of a nonfunctioning hydronephrotic kidney. Radiol. clin. (Basel) **44**, 402 (1975).

Ay, R., Georgi, M.: Renovasographie bei Harnstauungsnieren. Aktuelle Urologie **6**, 41 (1975).

Bosniak, M.A., Scheff, S., Kaufman, S.: Localized hydronephrosis masquerading as renal neoplasm. J. Urol. (Baltimore) **99**, 241 (1968).

Brunschwig, A., Berber, H., Roberts, S.: Return of renal function after varying periods of ureteral occlusion. J. Amer. med. Ass. **188**, 5 (1964).

Evison, G., Chant, A.: Abberant vessels in congenital hydronephrosis. Clin. Radiol. (Edinb.) **24**, 453 (1973).

Graham, J.B.: Recovery of kidney after ureteral obstruction. J. Amer. med. Ass. **181**, 993 (1962).

Herdman, J.P., Jaco, N.T.: Renal circulation in experimental hydronephrosis. Brit. J. Urol. **22**, 52 (1950).

Hinman, F., Morison, D.M.: Arterial changes in progressive hydronephrosis of rabbits with complete ureteral obstruction. Surg. Gynec. Obstet. **42**, 209 (1926).

Hornung, G.: Angiographie und Parenchymphase bei erweiterten Nierenbecken. Differentialdiagnostische Diskussion. Radiologe **11**, 222 (1971).

Idbohrn, H.: Renal angiography in experimental hydronephrosis. Acta radiol. (Stockh.) Suppl. **1956**, 136.

Jewett, H.J.: Accessory renal vessels: their influence in certain cases of hydronephrosis. Surg. Gynec. Obstet. **68**, 666 (1939).

Kauffmann, G., Seib, U.C.: Angiographische Differentialdiagnose der Hydronephrose. Radiologe **15**, 457 (1975).

Kreel, L., Pyle, R.: Arterial impressions on the renal pelvis. Brit. J. Radiol. **35**, 609 (1962).

Laubenberger, Th.: Die Einteilung der Harnstauungsniere nach dem angiographischen Bild und ihre klinische Bedeutung. Urologe **6**, 336 (1969).

Leary, D.J., Templeton, A.W., Thomson, J.M., Sibala, J.L.: Preoperative aortography in hydronephrosis. J. Urol. (Baltimore) **107**, 542 (1972).

Siegelman, St.S., Bosniak, M.A.: Renal arteriography in hydronephrosis. Its value in diagnosis and management. Radiology **85**, 609 (1965).

Widén, T.: Renal angiography during and after unilateral ureteric occlusion. A long-term experimental study in dogs. Acta radiol. (Stockh.) suppl. 162 (1958).

8.1. Tumoren des Nierenparenchyms

Abrams, H.L.: The response of neoplastic renal vessels to epinephrine in man. Radiology **82**, 217 (1964).

Abrams, H.L.: Quantitative derivates of renal radiologic studies. Invest. Radiol. **7**, 240 (1972).

Ahlberg, N.E., Bartley, O., Wahlqvist, L.: Angiographic diagnosis of tumor thrombus in the main trunk of the renal vein in renal carcinoma. Acta chir. scand. **132**, 362 (1966).

Andersen, J.B., Rasmussen, Th.: Renal haemangioma diagnosed preoperatevely by selective renal angiography. Acta radiol. (Stockh.) **2**, 201 (1964).

Antoine, J.E., Kopperman, M.: Renal adenoma: Retrospect and prospect. Amer. J. Roentgenol. **119**, 727 (1973).

Apitzsch, D.E.: Technik der Angiographie bei Nierentumoren. Fortschr. Roentgenstr. **122**, 74 (1975).

Apitzsch, D.E., Kalk, J.-F.: Beidseitige Angiomyolipomatose der Nieren. Fortschr. Roentgenstr. **121**, 518 (1974).

Arkless, R.: Cyst-like calcifications in renal cell carcinomas. Clin. Radiol. (Edinb.) **17**, 397 (1966).

Athanasoulis, C., Douglas, E.A., Navani, S., Ferris, E.J., Shapiro, J.H.: Angionephrotomography and substraction. Relative value in renal mass lesions. Amer. J. Radiol. **114**, 108 (1973).

Baltaxe, H.A., Sos, Th., Gray, G.F.: Malignant renal tumors producing cortical retraction: „The dimple sign". Amer. J. Roentgenol. **120**, 648 (1974).

Bargon, G., Yu, D.: Diffuse Hämangiomatose des Skeletts, der Leber, Nieren und Weichteile. Fortschr. Roentgenstr. **109**, 805 (1968).

Barrilero, A.E., Borruel, J.-L.S., Martinez-Piñeiro, J.A.: Lymphome rénal. Valeur de l' artériographie sélective. J. Urol. Néphrol. **80**, 501 (1974).

Barrilero, A.E., Borruel, J-L.S., Martinez-Piñeiro, J.A.: Diagnostic entre l'adénocarcinome rénal et l'angiomyolipome. J. Urol. Néphrol. **80**, 665 (1974).

Bartley, O., Helander, C.G.: Angiography in spontaneously healed hypernephromas. Acta radiol. (Stockh.) **57**, 417 (1962).

Bazaz-Malik, G., Gupta, D.N.: Leiomyosarcoma of kidney: Report of a case and review of the literature. J. Urol. (Baltimore) **95**, 754 (1966).

Becker, J.A., Fleming, R., Kanter, I.E., Melicow, M.: Misleading appearances in renal angiography. Radiology **88**, 691 (1967).

Becker, J.A., Shimkin, P.M., Kanter, I.E.: Renal angiography: Tumor size and invasiveness. J. Urol. (Baltimore) **103**, 272 (1970).

Ben-Menachem, Y., Marcos, J., Wallace, S., Medellin, H.: Angiography of renal metastases. Brit. J. Radiol. **47**, 869 (1974).

Billing, L., Lindgren, A.G.H.: Die pathologisch-anatomische Grundlage der Geschwulstarteriographie; eine Untersuchung der arteriellen Gefäße des Hypernephroms und des Magenkarzinoms. Acta radiol. (Stockh.) **25**, 625 (1944).

Blackard, C.E., Mellinger, G.T.: Cancer in a horseshoe kidney: A report of two cases. Arch. Surg. **97**, 616 (1968).

Boijsen, E., Folin, J.: Angiography in the diagnosis of renal carcinoma. Radiologe **1**, 173 (1960).

Bosniak, M.A.: Radiographic manifestations of massive arteriovenous fistula in renal carcinoma. Radiology **85**, 454 (1965).

Bosniak, M.A., Faegenburg, D.: The thick-wall sign: An important finding in nephrotomography. Radiology **84**, 692 (1965).

Braedel, H.U., Marzen, J., Schindler, E.: Die retrograde (Pharmako)-Phlebographie als Ergänzungsuntersuchung der konventionellen Nierenangiographie. Urologe A **13**, 223 (1974).

Brantley, R.E., Simson, L.R., jr.: Angiography and histopathology of nephroblastomatosis. Radiology **120**, 151 (1976).

Buist, T.A.S.: Parasitic arterial supply to intracapsular renal cell carcinoma. Amer. J. Roentgenol. **120**, 653 (1974).

Buntley, D.: Malignancy associated with horseshoe kidney. Urology **8**, 146 (1976).

Burgener, F., Fuchs, W.A., Bettex, M.: Die angiographische Diagnostik der abdominellen Neuroblastome. Fortschr. Roentgenstr. **114**, 752 (1971).

Cen, M., Rosenbusch, G., Dihlmann, W., Frik, W.: Cavographie, indirekte und direkte Nephrophlebographie nach intraarterieller Adrenalinapplikation und ihre Anwendung beim Nierenkarzinom. Dtsch. med. Wschr. **95**, 1251 (1970).

Chambers, A., Carson, R.: Primary osteogenic sarcoma of the kidney. Brit. J. Urol. **48**, 316 (1975).

Clark, R.E., Palubinskas, A.J.: The angiographic spectrum of renal hamartoma. Amer. J. Roentgenol. **114**, 715 (1972).

Colas, J.M., Paoletti, G., Darcq, E., Bittard, M.: Fistule artério-veineuse rénale d' origine néoplasique. J. Urol. Néphrol. **81**, 423 (1975).

Compton, W.R., Lester, P.D., Kyaw, M.M., Madsen, J.A.: The abdominal angiographic spectrum of tuberous sclerosis. Amer. J. Roentgenol. **126**, 807 (1976).

Cope, C., Isard, H.: Left renal vein entrapment. Radiology **92**, 867 (1969).

Daniel, W.W., Hartman, G.W., Witten, D.M., Farrow, G.M., Kelalis, P.: Calcified renal masses. A review of ten years experience at the Mayo Clinic. Radiology **103**, 503 (1972).

de Veer, J.A., Hamm, F.C.: Tumors of the kidney. I. Adenomas and carcinomas derived from renal parenchyma. Brooklyn Hosp. J. **8**, 53 (1950).

Dingendorf, W.: Über die Wirkung arterio-venöser Fisteln in hypernephroiden Tumoren auf die Strömungsverhältnisse in der Niere und im Gesamtkreislauf. Radiologe **8**, 12 (1968).

Eisenman, J., Finck, E.J., O' Loughlin, B.J.: Collateral vein sign: Angiographic demonstration of renal vein invasion in renal carcinoma. Radiology **92**, 1256 (1969).

Ekelund, L., Göthlin, J.: Renal hemangiomas. An analysis of 13 cases diagnosed by angiography. Amer. J. Roentgenol. **125**, 788 (1975).

Ekelund, L., Göthlin, J., Jönsson, N., Sjögren, H.O.: Pharmacoangiography in experimental tumors. Evaluation of vasoactive drugs. Acta radiol. (Stockh.) **17**, 329 (1976).

Ekelund, L., Jönsson, K.: Growth rate of renal carcinoma as demonstrated by repeated angiography. Acta radiol. (Stockh.) **17**, 786 (1976).

Ekelund, L., Lunderquist, A.: Pharmacoangiography with angiotensin. Radiology **110**, 533 (1974).

Elron, D., Pershy, K. and L.: Selective renal arteriography in the renal lymphoma. J. Urol. (Baltimore) **105**, 773 (1971).

Emmett, J.L., Levine, St.R., Woolner, L.B.: Co-existence of renal cyst and tumour: incidence in 1007 cases. Brit. J. Urol. **35**, 403 (1963).

Evans, J.A.: The accuracy of diagnostic radiology: Arteriography and nephrotomography. J. Amer. med. Ass. **204**, 223 (1968).

Farrow, G.M., Harrison, E.G., Utz, D.C., Jones, D.R.: Renal angiomyolipoma. A clinicopathologic study of 32 cases. Cancer (Philad.) **22**, 564 (1968).

Finkbeiner, A., Moyad, R., Herwig, K.: Bilateral simultaneously occuring adenocarcinoma of the kidney. J. Urol. (Baltimore) **116**, 26 (1976).

Folin, J.: Angiography in renal tumors: Its value in diagnosis and differential diagnosis as a complement of conventional methods. Acta radiol. (Stockh.) Supplement **267** (1967).

Folin, J.: Angiography in Wilms' tumour. Acta radiol. (Stockh.) **8**, 201 (1969).

Folkman, J.: Tumor angiogenesis: Therapeutic implications. New Engl. J. Med. **285**, 1182 (1971).

Freed, S.Z., Caplan, L.H., Bosniak, M.A.: The role of renal arteriography in the management of renal carcinoma. Surg. Gynec. Obstet. **123**, 1303 (1966).

Freed, S.Z., Gliedman, M.L.: The removal of renal carcinoma thrombus extending into the right atrium. J. Urol. (Baltimore) **113**, 163 (1975).

Freitag, G., Müller, G.W., Freitag, J., Rabe, F., Wichert, H.: Angiographische Befunde bei Nierenadenomen. Z. Urol. **68**, 251 (1975).

Fuchs, W.A., Voegeli, E., Burgener, F., Bürki, H., Bettex, M.: Die angiographische Diagnostik der Nephroblastome (Wilms' Tumor). Fortschr. Roentgenstr. **117**, 192 (1972).

Gammill, S.L., Shipkey, F.H., Himmelfarb, E.H., Parvey, L.S., Rabinowitz, J.G.: Roentgenology-Pathology correlative study of neovascularity. Amer. J. Roentgenol. **126**, 376 (1976).

Goethlin, J., Lyrdal, F.: Haemorrhage due to renal angiomatosis. Case report. Scand. J. Urol. Nephrol. **10**, 170 (1976).

Goldman, H.J., Mitty, H.A.: Hypovascular renal neoplasms. Diagnostic considerations. Urology **1**, 214 (1973).

Gordon, R., Rosenmann, E., Barzilay, B., Siew, F.: Correlation of selective angiography and pathology in cavernous hemangioma of the kidney. J. Urol. (Baltimore) **115**, 608 (1976).

Grabstald, H.: Renal cell carcinoma: Parts I, II and III. N.Y. J. Med. **64**, 2539, 2658, 2771 (1964).

Grawitz, P.: Die sogenannten Lipome der Niere. Arch. path. Anat. **93**, 39 (1883).

Gronner, A.T.: „Dimple sign" produced by a benign cystic renal mass. Radiology **119**, 292 (1976).

Haertel, M., Kunz, R.: Mesenteriale Vaskularisation maligner Nierentumoren. Fortschr. Roentgenstr. **123**, 338 (1975).

Haertel, M., Wehlin, L., Liedberg, C.F.: Zur radiologischen Differentialdiagnose hypervaskularisierter Nierentumoren. Fortschr. Roentgenstr. **118**, 498 (1973).

Hajdu, St.J., Foote, F.W.: Angiomyolipoma of the kidney: Report of 27 cases and review of the literature. J. Urol. (Baltimore) **102** (1969).

Hajdu, St.J., Koss, L.G.: Endometriosis of the kidney. Amer. J. Obstet. Gynec. **106**, 314 (1970).

Hartveit, F., Halleraker, B.: A report of three angiolipomyomata and one angiolipomyosarcoma. Acta path. microbiol. scand. **49**, 329 (1960).

Hegedues, V.: Three-dimensional selective angiography in the diagnosis of renal masses. Acta radiol. (Stockh.) **15**, 401 (1974).

Hoffmann, L., Meseg, W.: Zur angiographischen Diagnostik benigner kortikaler Nierentumoren. Z. Urol. **68**, 257 (1975).

Holt, R.G., Neiman, H.L., Korsower, J.M., Newhouse, J.: Angiographic features of benign renal adenoma. Urology **6**, 764 (1975).

Hultquist, G.T.: Über Spontanheilung bei Hypernephromen. Beitr. path. Anat. **109**, 29 (1944).

Hyman, R., Voges, V., Finby, N.: Bilateral hypernephromas. Amer. J. Radiol. **117**, 104 (1973).

Isfort, A., Rinsche, K.G.: Das Hamartom der Niere im Angiogramm. Zugleich ein Beitrag zur postoperativen Organangiographie. Fortschr. Roentgenstr. **112**, 231 (1970).

Jarman, W.D., Spence, I.J.: Preoperative angiographic demonstration of a renal cortical adenoma. J. Urol. (Baltimore) **105**, 24 (1971).

Jörg, H.: Nierenhamartome bei tuberöser Sklerose. Fortschr. Roentgenstr. **114**, 381 (1971).

Kahn, P.C.: The epinephrine effect in selective renal angiography. Radiology **85**, 301 (1965).

Kahn, P.C., Wise, H.M., jr., Robbins, A.H.: Complete angiographic evaluation of renal cancer. J. Amer. med. Ass. **204**, 753 (1968).

Kaplan, C., Sayre, G.P., Greene, L.F.: Bilateral nephrogenic carcinomas in Lindau von Hippel's disease. J. Urol. (Baltimore) **86**, 36 (1961).

Karzen, B.T., Markowitz, M.: Angiographic manifestations of bilateral Wilms' tumor. Amer. J. Roentgenol. **126**, 802 (1976).

Kavaney, P.B., Fielding, J.: Angiomyolipoma and renal cell carcinoma in same kidney. Urology **5**, 643 (1975).

Khilnani, M., Abrams, R.M., Beranbaum, E.R.: Angiographic features of hamartoma of the kidney. Radiology **90**, 999 (1968).

Khorsand, D.: Carcinoma within solitary renal cysts. J. Urol. (Baltimore) **93**, 440 (1965).

Kikkawa, K., Lasser, E.C.: „Ring like" or „rim like" calcification in renal cell carcinoma. Amer. J. Roentgenol. **107**, 737 (1969).

Kin Gay Ma, M., Chan, K.W.: Renal angiomyolipoma-report of 5 cases. Brit. J. Urol. **46**, 481 (1974).

Korting, G.W.: „Talgdrüsenveränderungen" bei „unklaren Nierentumoren". Med. Welt (Stuttg.) **4**, 221 (1967).

Kyaw, M., Koehler, R.P.: Renal and perirenal lymphoma: Arteriographic findings. Radiology **93**, 1055 (1969).

Lang, E.K.: The accuracy of roentgenographic techniques in the diagnosis of renal mass lesions. Radiology **98**, 119 (1971).

Lang, E.K.: Coexistence of cyst and tumor in the same kidney. Radiology **101**, 7 (1971).

Lang, E.K.: Arteriographic assessment and staging of renal cell carcinoma. Radiology **101**, 17 (1971).

Lang, E.K., Johnson, B., Chance, H.L., Enright, J.R., Fontenot, R., Trichel, B.E., Wood, M., Brown, R., Martin, E.C.St.: Assessment of avascular renal mass lesions: The use of nephrotomography, arteriography, cyst puncture, double contrast study, and histochemical and histopathologic examination of the aspirate. Sth med. J. (Bgham, Ala.) **65**, 1 (1972).

Lemaitre, G., Dehaene, J.L., Rémy, J., Maillard, P.: Aspects radiologiques des métastases rénales. A propos de 9 observations. J. Radiol. Électrol. **56**, 505 (1975).

Lemaitre, G., L'Hermine, G., Maillard, J.P., Lignette, M.: Les angiomyolipomes ou hamartomes du rein. J. Radiol. Électrol. **49**, 315 (1968).

Levin, D.C., Gordon, D.H., Kinkhabwala, M., Becker, J.A.: Reticular neovascularity in malignant and inflammatory renal masses. Radiology **120**, 61 (1976).

Levin, D.C., Gordon, D.H., Kinkhabwala, M., Becker, J.A.: Arteriography of retroperitoneal lymphoma. Amer. J. Roentgenol. **126**, 368 (1976).

Loomis, R.C.: Primary leiomyosarcoma of the kidney. Report of a case and review of the literature. J. Urol. (Baltimore) **107**, 557 (1972).

Ludwig, G., Nuri, M., Peters, H.-J., Münzenmeier, R.: Das Hämangiopericytom der Niere. Urologe A **13**, 284 (1974).

Masselot, J., Gayet-Delacroix, M., Toullec, Y., Buzelin, J.M., Herzog, B.: L'artériographie dans les métastases rénales des tumeurs solides (lymphomes exclus). Étude de trois cas et revue de la littérature. J. Radiol. Électrol. **56**, 119 (1975).

Maurer, H.-J.: Arteriographische Untersuchung des Rezidivs eines hypernephroiden Karzinoms. Radiologe **8**, 18 (1968).

Maurer, H.-J., Maurer, B., Hallvang, R.: Endometriosis externa extraperitonealis in einer Niere. Fortschr. Roentgenstr. **124**, 362 (1976).

Mazeman, E., Wemeau, L., Lemaitre, G., Kozyreff, P.: Les tumeurs secondaires du rein. J. Urol. Néphrol. **82**, 10 (1976).

McCullough, D.L., Scott, R., jr., Seybold, H.M.: Renal angiomyolipoma (hamartoma): review of the literature and report of 7 cases. J. Urol. (Baltimore) **105**, 32 (1971).

McCullough, D.L., Talner, L.B.: Inferior vena caval extension of renal carcinoma: A lost cause? Amer. J. Roentgenol. **121**, 819 (1974).

McDonald, P., Hiller, H.G.: Angiography in abdominal tumours in childhood with particular reference to neuroblastoma and Wilms' tumour. Clin. Radiol. **19**, 1 (1968).

McDonald, J.R., Priestley, J.T.: Malignant tumors of the kidney; surgical and prognostic significance of tumor thrombosis of the renal vein. Surg. Gynec. Obstet. **77**, 295 (1943).

McLaughlin, A.P., Talner, L.B., Leopold, G.R., McCullough, D.L.: Avascular primary renal cell carcinoma: Varied pathologic and angiographic features. J. Urol. (Baltimore) **3**, 587 (1974).

Medley, B.E., McLeod, R.A., Houser, O.W.: Tuberous sclerosis. Semin. Roentgenol. **11**, 35 (1976).

Meany, T.F.: Errors in angiographic diagnosis of renal masses. Radiology **93**, 361 (1969).

Meiisel, P.: Seltene angiographische Nierenbefunde und ihre Abgrenzung vom hypernephroiden Karzinom. In: Loose, K.G. (Hrsg.): Angiographie und ihre Leistungen, S. 159. Stuttgart: Thieme 1968.

Meyers, M.A., Friedenberg, R.M., King, M.C., Meng, C.H.: Significance of renal capsular arteries. Brit. J. Radiol. **40**, 949 (1967).

Meyers, M.A., Whalen, J.P., Evans, J.A.: Diagnosis of perirenal and subcapsular masses. Amer. J. Roentgenol. **121**, 533 (1974).

Mitty, H.A., Goldman, H.: Angiography in unilateral bleeding with a negative urogram. Amer. J. Roentgenol. **121**, 508 (1974).

Myers, G.H., jr., Fehrenbaker, L.G., Kelalis, P.P.: Prognostic significance of renal vein invasion by hypernephroma. J. Urol. (Baltimore) **100**, 415 (1968).

Newsam, J.E., Tulloch, W.S.: Metastatic tumours in the kidney. Brit. J. Urol. **38**, 1 (1966).

Ney, F.G., Feist, J.H., Altemus, L.R., Ordinario, V.R.: The characteristic angiographic criteria of malignancy. Radiology **104**, 567 (1972).

Olin, T.B., Reuter, St.R.: A pharmacoangiographic method for improving nephrophlebography. Radiology **85**, 1036 (1965).

Olsson, C.A., Moyer, J.D., Laferte, R.O.: Pulmonary cancer metastatic to the kidney — a common renal neoplasm. J. Urol. (Baltimore) **105**, 492 (1971).

Olsson, O.: Multiple expanding renal lesions. Acta radiol. (Stockh.) **17**, 481 (1976).

Olsson, O., Wholey, M.: Vascular abnormalities in gross anomalies of kidneys. Acta radiol. (Stockh.) **2**, 420 (1964).

Owman, T.: Die Angiographie des renalen Hamartoms. Radiologe **13**, 287 (1973).

Owman, T.: Renal angiomyolipoma versus renal carcinoma. Is an angiographic differential diagnosis possible? Fortschr. Roentgenstr. **121**, 315 (1974).

Palma, L.D., Winterberger, A.R., Kenny, G.M., Murphy, G.P.: Diagnostic angiography in persistent or recurrent renal cell carcinoma. J. Urol. (Baltimore) **106**, 624 (1971).

Palmer, F.J., Tynan, A.: Leiomyoma of the kidney. J. Urol. (Baltimore) **112**, 22 (1974).

Pearlman, C.K.: Coexisting renal carcinoma and cyst. J. int. Coll. Surg. **41**, 620 (1964).

Pearson, D., Duncan, W., Pointon, R.: Wilms' tumors — a review of 96 consecutive cases. Brit. J. Radiol. **37**, 154 (1964).

Peterson, N.E., Thompson, H.T.: Renal hemangioma. J. Urol. (Baltimore) **105**, 27 (1971).

Phillips, T.L., Chin, F.G., Palubinskas, A.J.: Calcification in renal masses. An 11 year survey. Radiology **80**, 786 (1963).

Pick, R., Castellino, R., Seltzer, R.: Arteriographic findings in renal lymphoma. Am. J. Roentgenol. **111**, 530 (1971).

Price, E.B., Mustofi, F.K.: Symptomatic angiomyolipoma of kidney. Cancer (Philad.) **18**, 761 (1965).

Psenner, L., Schönbauer, E.: Das Krankheitsbild der tuberösen Sklerose mit besonderer Berücksichtigung der röntgenologischen Symptomatik. Fortschr. Röntgenstr. **89**, 301 (1958).

Raja Rao, A.K., Silver, T.M.: Normal pancreas and splenic variants simulating suprarenal and renal tumors. Amer. J. Roentgenol. **126**, 530 (1976).

Ranniger, K.: Selective renal arteriographic appearance of necrotic hypernephroma. Radiology **83**, 414 (1964).

Rehm, R.A., Taylor, W.N., Taylor, J.N.: Renal cyst associated with carcinoma. J. Urol. (Baltimore) **86**, 307 (1961).

Richmond, J., Sherman, R.S., Diamond, H.D., Craver, L.F.: Renal lesions associated with malignant lymphomas. Amer. J. Med. **32**, 184 (1962).

Ritter, H., Eger, H., Dieterich, F., Eltahiv, K.: Zum Informationsgehalt der selektiven vertebralen Venographie bei malignen Nierentumoren. Z. Urol. Nephrol. **65**, 1 (1972).

Rösch, J.J., Antonovic, R., Goldman, M.L., Dotter, C.T.: Epinephrine renal venography. Fortschr. Roentgenstr. **123**, 501 (1975).

Romaniuk, P.A.: Zur Struktur des Nierenbeckenangioms im Renovasogramm. Fortschr. Roentgenstr. **110**, 457 (1962).

Rotte, K.-H., Mateev, B., Eichhorn, H.-J.: Zur Differentialdiagnostik gefässarmer Nierenprozesse. Radiol. diagn. (Berl.) **14**, 421 (1973).

Schneeberger, W., Heidenreich, W., Loew, H.: Lymphosarkom der Nieren. Urologe B **14**, 13 (1974).

Seabury, J.C., Ensor, R.D., Wolfe, W.G.: Angiomyolipoma of the kidney: A benign tumor demonstrating neovascularisation by arteriography. Report of 2 cases. J. Urol. (Baltimore) **98**, 562 (1969).

Seltzer, R.A., Wenlund, D.E.: Renal lymphoma. Arteriographic studies. Amer. J. Roentgenol. **101**, 692 (1967).

Shimkin, P.M., Buchignani, J.J., Soloway, M.S.: Blood borne metastases to the kidney. Angiographic investigation of three vascular tumors. Acta radiol. (Stockh.) **12**, 387 (1972).

Shoup, G.D., Pollack, H.W., Don, J.H.: Adenocarcinoma occuring in a horseshoe kidney. Report of a case and review of the literature. Arch. Surg. **84**, 413 (1962).

Siegel, M.E., Giargiana, F.A., jr., Wagner, H.N., jr.: Verification and quantification of anatomic arteriovenous shunting in a hypernephroma. J. Urol. (Baltimore) **112**, 16 (1974).

Silbiger, M.L., Peterson, C.C.: Renal angiomyolipoma: Its distinctive angiographic characteristics. J. Urol. (Baltimore) **108**, 511 (1971).

Silverman, J.F., Kilhenny, C.: Tumor in the wall of a simple renal cyst. Radiology **93**, 95 (1969).

Smith, J.C., Rösch, J.J., Athanasoulis, Chr.A., Baum, St., Waltmann, A., Goldman, M.: Renal venography in the evaluation of poorly vascularized neoplasms of the kidney. Amer. J. Roentgenol. **123**, 552 (1975).

Sondag, T.S., Petasnick, J., Patel, S.K., Alcorn, F.S.: Hypernephromas with parasitic blood supply derived from the superior and inferior mesenteric arteries. Radiology **103**, 509 (1972).

Sondag, T.S., Patel, S.K., Petasnick, J.P., Chambliss, J.: Hypernephromas with massive arteriovenous fistulas. Amer. J. Roentgenol. **117**, 97 (1973).

Sood, S., Mancini, A.A., Kropp, K.: Tuberous sclerosis: Emphasis on the angiographic findings. J. Urol. (Baltimore) **114** (1975).

Soto, P.J., Rader, E.S., Martin, J.M., Grigomicz, A.: Osteogenic sarcoma of the kidney: Report of a case. J. Urol. (Baltimore) **94**, 532 (1965).

Sprayregen, S.: Parasitic blood supply of neoplasms: Mechanisms and significance. Radiology **106**, 529 (1973).

Srimannarayana, A., Kelly, D.G., Duff, F.A.: Renal cell carcinoma in the free wall of a simple renal cyst. J. Urol. (Baltimore) **47**, 152 (1975).

Stössel, H.G., Koch, G.: Angiographisches Bild bei großem Lipom der Niere. Fortschr. Roentgenstr. **109**, 526 (1968).

Strickland, B.: Localisation using physical devices, radioisotopes and radiographic methods. IV. The place of arteriography in tumor localisation. Brit. J. Radiol. **34**, 555 (1961).

Thompson, J.M., Schneider, J., Karvan, L.C.: Bilateral squamous cell carcinoma of kidneys. J. Urol. (Baltimore) **79**, 807 (1958).

Tongio, J., Warter, P., Masson, J.C., Bollack, C.L.: Les cancers hypovascularisés du parenchyme rénale. J. Radiol. Électrol. **54**, 501 (1973).

Trinez, G., Grumbach, Y., Dubreuil, A., Rémond, A., Braibant, J.M.: Étude artériographique des angiomyolipomes du rein. J. Radiol. Électrol. **57**, 251 (1976).

Veillon, B., Bennet, J., Brisset, J.M., Martin, E.: Confrontation anatomo-radiologique des tumeurs du rein. à propos de 226 cas. J. Radiol. Électrol. **54**, 487 (1973).

Vermillion, C.D., Skinner, D.G., Pfister, R.C.: Bilateral renal cell carcinoma. J. Urol. (Baltimore) **108**, 219 (1972).

Viamonte, M., jr., Roen, S., LePage, J.: Nonspecifity of abnormal vascularity in the angiographic diagnosis of malignant neoplasms. Radiology **106**, 59 (1973).

Voegeli, E.: Hypovaskuläre Nierentumoren. Korrelation zwischen Histologie und Angiographie. Fortschr. Röntgenstr. **114**, 373 (1971).

Watson, R.C., Fleming, R.J., Evans, J.A.: Arteriography in the diagnosis of renal carcinoma: Review of 100 cases. Radiology **91**, 888 (1968).

Weiss, R.M., Becker, J.A., Davidson, A.J., Lytton, B.: Angiographic appearance of renal papillary-tubular adenocarcinomas. J. Urol. (Baltimore) **102**, 661 (1969).

Weiss, M., Kröpelin, T., Oechslen, D.: Bilaterale Nierentumoren. Fortschr. Roentgenstr. **115**, 828 (1971).

Whitley, N.O., Kinkhabwala, M., Whitley, J.E.: The collateral vein sign. A faillible sign in the staging of renal cancer. Amer. J. Roentgenol. **120**, 653 (1974).

Wickbom, J.: Angiographic determination of tumor pathology. Acta radiol. (Stockh.) **40**, 529 (1953).

Williams, L.H., Anastopulos, H.P., Presant, C.A.: Selective renal arteriography in Hodgkin's disease of the kidney. Radiology **93**, 1059 (1969).

Wise, G.J., Bosniak, M.A., Hudson, P.B.: Arteriovenous fistula associated with renal cell carcinoma of kidney: Report of three cases with cardiovascular findings. Brit. J. Urol. **39**, 170 (1967).

Wright, F.W.: Adrenal metastases from renal carcinoma diagnosed by selective renal angiography. Brit. J. Urol. **46**, 472 (1974).

Wright, F.W.: Bilateral renal-cell carcinomas. Radiology **115**, 543 (1975).

Wright, F.W., Walker, M.M.: The radiological diagnosis of „avascular" renal tumours. Brit. J. Urol. **47**, 253 (1975).

Zak, F.G.: Self-healing hypernephromas. J. Mt Sinai Hosp. **24**, 1352 (1957).

Ziter, F.M.H., Wiche, D.R., McAndrews, J.F.: Renal leiomyosarcoma: A case report with angiographic findings. J. Urol. (Baltimore) **105**, 776 (1971).

8.2. Nierenbeckenkarzinome

Apitzsch, D.E., Meiisel, P.: Die Angiographie des Nierenbeckenkarzinoms. Fortschr. Roentgenstr. **124**, 350 (1976).

Becker, J.A., Kanter, I.E.: Arterial encasement in transitional cell carcinoma. J. Canad. Ass. Radiol. **19**, 203 (1968).

Boijsen, E., Folin, J.: Angiography in carcinoma of the renal pelvis. Acta radiol. (Stockh.) **56**, 81 (1961).

Brünner, S.: Angiographic and conventional radiographic examination of renal pelvic carcinoma. Scand. J. Urol. Nephrol. **6**, Suppl. 15 (1972).

Catalano, D.: Aspect angiographique des tumeurs du bassinet. J. Radiol. Électrol. **54**, 454 (1973).

Cummings, K.B., Correa, R.J., Gibbons, R.P., Stoll, H.M., Wheelis, R.F., Mason, J.T.: Renal pelvic tumors. J. Urol. (Baltimore) **113**, 158 (1975).

Curtillet, H., Havel, A., Gayet, R.: Tumeurs de la voie excrétrice urinaire supérieure. A propos de 13 cas. Acta urol. belg. **42**, 307 (1974).

de Veer, J.A., Hamm, F.C.: Tumors of the kidney. II. Tumors derived from epithelium of the renal pelvis and compounded tumors derived from epithelium of renal pelvis and parenchyma. Brooklyn Hosp. J. **8**, 187 (1950).

Eie, H., Sander, S.: The diagnosis of tumor in the renal pelvis. Scand. J. Urol. Nephrol. **5**, 45 (1971).

Ekelund, L., Göthlin, J.: Angiography in carcinoma of

the renal pelvis and the ureter. Acta radiol. (Stockh.) **17**, 676 (1976).

Goldstein, H., Reuter, St.R., Wallace, S.: Pseudotumor of renal pelvis caused by arterial impression. J. Urol. (Baltimore) **111**, 735 (1974).

Grace, D.A., Taylor, W.N., Taylor, J.N., Winter, C.C.: Carcinoma of the renal pelvis: A 15-years review. J. Urol. (Baltimore) **98**, 566 (1967).

Harbrough, J.T.: Botryoid sarcoma of the renal pelvis. J. Urol. (Baltimore) **100**, 424 (1968).

Higgins, C.C.: Tumors of the renal pelvis: Review of 17 cases. Ann. Surg. **137**, 195 (1953).

Lagergren, C., Ljungqvist, A.: The arterial vasculature of renal pelvic carcinomas. An angiographic, microangiographic and histologic study. Acta chir. scand. **130**, 321 (1965).

Lang, E.K.: The arteriographic diagnosis of primary and secondary tumors to the ureter or ureter and renal pelvis. Radiology **93**, 799 (1969).

Lindvall, N.: Pharmakoangiographie bei Nierenkarzinom und Nierenbeckenkarzinom. Urologe **6**, 126 (1967).

Mac Lean, J.T., Fowler, V.B.: Pathology of tumors of the renal pelvis and ureter. J. Urol. (Baltimore) **75**, 384 (1956).

Mazeman, E.: Les tumeurs de la voix excrétrice urinaire supérieure (calices, bassinet, urétère). J. Urol. Néphrol. **78**, 1 (1972).

McDonald, J.R., Priestley, J.T.: Carcinoma of the renal pelvis. Histopathologic study of seventy-five cases with special reference to prognosis. J. Urol. (Baltimore) **51**, 245 (1944).

Michel, J.R., Antoine, B., Auvert, J., Masselot, J.: Intérêt de l'artériographie dans l'étude des tumeurs pyélocalicielles. Ann. Radiol. **11**, 711 (1968).

Mitty, H.A., Baron, M.G., Feller, M.: Infiltrating carcinoma of the renal pelvis; angiographic features. Radiology **92**, 994 (1969).

O'Connor, V.J.: The diagnosis of tumors of the renal pelvis and ureter. J. Urol. (Baltimore) **75**, 416 (1956).

Olsson, O.: Renal, pelvic and ureteric tumors. In: Handbuch der Urologie, Bd.V/1, S. 165. Berlin-Göttingen-Heidelberg: Springer 1962.

Pollen, J.J., Levine, E., van Blerk, P.J.P.: The angiographic evaluation of renal pelvic carcinoma. Brit. J. Urol. **47**, 363 (1975).

Pontes, J.E., Christensen, L.C., Pierce, J.M.: Angiographic aspects of tumors of renal pelvis and ureter. Urology **7**, 334 (1976).

Rabinowitz, J.G., Kinkhabwala, M., Himmelfarb, E., Robinson, T., Becker, J.A., Bosniak, M.A., Madayag, M.M.: Renal pelvic carcinoma. Angiographic re-evaluation. Radiology **102**, 551 (1972).

Rafla, S.: Tumors of the upper urothelium. Amer. J. Roentgenol. **123**, 540 (1975).

Renert, W.A., Rudin, L.J., Casarella, W.J.: Renal vein thrombosis in carcinoma of renal pelvis. Amer. J. Roentgenol. **114**, 735 (1972).

Riches, E.W., Griffiths, J.H., Thackray, A.C.: New growths of the kidney and ureter. Brit. J. Urol. **23**, 297 (1951).

Schapira, H.E., Mitty, H.A.: Tumors of the renal pelvis: clinical review with emphasis on selective angiography. J. Urol. (Baltimore) **106**, 642 (1971).

Siegelman, S.S., Hayt, D.B.: Angiography in carcinoma of the proximal ureter. Radiology **91**, 925 (1968).

Taylor, W.N.: Tumors of the kidney pelvis. J. Urol. (Baltimore) **82**, 452 (1959).

Tschubel, K., Helpap, B., Boldt, I., Bastian, P.: Metastasierendes Nierenbecken-Carcinom nach Thorotrast-Pyelographie. Fortschr. Röntgenstr. **122**, 103 (1975).

9. Trauma

Ahoniemi, P.J., Fisher, R.G., Rulfs, D.M.: Delayed multifocal intrarenal bleeding: A complication of high velocity trauma. J. Urol. (Baltimore) **110**, 625 (1973).

Baker, R.J.: Newer techniques in evaluation of injured patients. Surg. Clin. N. Amer. **55**, 31 (1975).

Bookstein, J.J., Goldstein, H.M.: Successful management of postbiopsy arteriovenous fistula with selective arterial embolization. Radiology **109**, 535 (1973).

Braedel, H.U.: Die Nierengefäßdarstellung bei stumpfen Nierenverletzungen. Fortschr. Roentgenstr. **99**, 416 (1963).

Braedel, H.U., Moeller, J.F.: La phlébographie rénale retrograde dans les traumatismes fermés du rein. J. Radiol. Électrol. **55**, 867 (1974).

Caron, J., Danver, A., L'Hoste, Ph., Soret, J.Y., Ronceray, J., Caron-Poitreau, C.: Thromboses artérielles rénales d'origine traumatique. J. Radiol. Électrol. **55**, 617 (1974).

Clegg, B.: Renal disease revealed during investigation of renal trauma. Canad. med. Ass. J. **101**, 264 (1969).

Cockett, A.T.K., Frank, I.N., Davis, R.S., Linke, C.A.: Recent advances in the diagnosis and management of blunt renal trauma. J. Urol. (Baltimore) **113**, 750 (1975).

Cosgrove, M.D., Mendez, R., Morrow, J.W.: Traumatic renal arteriovenous fistula: Report of 12 cases. J. Urol. (Baltimore) **110**, 627 (1973).

Downs, R.A.: Liquefied subcapsular hematomas of kidney. Urology **4**, 519 (1974).

Elkin, M., Meng, C., de Paredes, R.G.: Correlation of intravenous urography and renal angiography in kidney in injury. Radiology **86**, 469 (1966).

Frick, M.H., Mannila, T.O.: Renal hypertension caused by retroperitoneal hematoma. Acta med. scand. **178**, 529 (1965).

Guerriro, W., Carlton, C., Scott, C., Beall, A.: Renal pedicle injuries. J. Trauma **11**, 53 (1971).

Haertel, M.: Verletzungen der Niere. In: Röntgendiagnostik viszeraler Verletzungen nach stumpfem Abdominaltrauma. Stuttgart: Thieme 1975.

Hall, J., Factor, S., Curry, S.: Traumatic renal artery aneurysm in solitary kidney. J. Urol. (Baltimore) **107**, 17 (1972).

Halpern, M.: Angiography in renal trauma. Surg. Clin. N. Amer. **48**, 1221 (1968).

Hodges, C., Gilbert, D.R., Scott, W.M.: Renal trauma, a study of 71 cases. J. Urol. (Baltimore) **66**, 627 (1954).

Kalish, M., Greenbaum, L., Silber, S., Goldstein, H.:

Traumatic renal hemorrhage treatment by arterial embolization. J. Urol. (Baltimore) **112**, 138 (1974).

Kazmin, M.H., Swanson, L.E., Cockett, A.T.K.: Renal scan: The test of choice in renal trauma. J. Urol. (Baltimore) **97**, 189 (1967).

Kinkhabwala, M., Dziadiw, R., Patil, U.: Intrarenal arterial collaterals simulating malignant tumor in traumatic arteriovenous fistula. Urology **4**, 715 (1974).

Kittredge, R.D., Iswariak, J., Draper, J., Finby, N.: Experimental kidney laceration, rupture and amputation. Amer. J. Roentgenol. **93**, 891 (1965).

Koehler, R., Edgren, J.: Angiographic abnormalities following percutaneous needle biopsy of the kidney. Acta radiol. (Stockh.) **15**, 515 (1974).

Koenigsberg, M., Blaufox, M.D., Freeman, I.M.: Traumatic injuries of the renal vasculature and parenchyma. Sem. Nucl. Med. **4**, 117 (1974).

Lamesch, A.: Die Bedeutung der Angiographie bei Nierenruptur. Langenbecks Arch. Chir. **305**, 168 (1964).

Lang, E.K.: Arteriography in the assessment of renal trauma. J. Trauma **15**, 553 (1975).

Lang, E.K.: The role of arteriography in trauma. Radiol. Clin. N. Amer. **14**, 353 (1976).

Lang, E., Trichel, B., Turner, R., Fontenot, R.A., Johnson, B., Martin, St.: Renal arteriography in the assessment of renal trauma. Radiology **98**, 103 (1971).

Lemaitre, G., Villoutreix, H.: Aspects radiologiques des hématomes sous-capsulaires du rein. J. Radiol. Électrol. **56**, 211 (1975).

Lipsky, H., Petritsch, P., Schreyer, H.: The role of angiography in diagnosis and management of blunt renal trauma. Brit. J. Urol. **47**, 711 (1975).

Malchiodi, C., Reggiani, G., Berti-Riboli, E.P., Cerruti, G.B.: L'angiografia nella diagnostica urologica. Torino: Minerva Medica, 1957.

Morse, T.S.: Renal injuries. Pediat. Clin. N. Amer. **22**, 379 (1974).

Mutzenbach, P., Maurer, P.: Angiographische Differenzierung des akuten Nierentrauma. Fortschr. Röntgenstr. **111**, 374 (1969).

O'Brien, Parrott, T.S., Walton, K.N., Lewis, E.L.: Renal arteriovenous fistulas. Surg. Gynec. Obstet. **139**, 739 (1974).

Olsson, O., Lunderquist, A.: Angiography in renal trauma. Acta radiol. (Stockh.) **1**, 1 (1963).

Pinet, A., Lemaitre, G., Mabille, J.P.: Traumatismes du rein. J. Radiol. Électrol. **57**, 655 (1976).

Pollack, H.M., Popky, G.I.: Roentgenographic manifestations of spontaneous renal hemorrhage. Radiology **110**, 1 (1974).

Reid, I.S.: Renal trauma in children: A ten-year review. Aust. N.Z.J. Surg. **42**, 260 (1973).

Reuter, S.R., Chuang, V.P.: Control of abdominal bleeding with autogenous embolized material. Radiologe **14**, 86 (1974).

Richter, M.W., Lytton, B., Myerson, D., Grnja, V.: Radiology of genitourinary trauma. Radiol. Clin. N. Amer. **11**, 593 (1973).

Rous, S.: The value of serial selective renal angiography in the delayed management of renal trauma. J. Urol. (Baltimore) **107**, 345 (1972).

Schönberger, B., Brien, G.: Verletzungen der Niere und des Harnleiters. Z. Urol. Nephrol. **70**, 289 (1975).

Silber, S.J., Collins, E., Clark, R.: Treatment of hemorrhage from renal trauma by angiographic injection of clot. J. Urol. (Baltimore) **116**, 15 (1976).

Valentin, F., Gillet, J.M., Lhoumeau, D., Broussin, J.: Analyse critique de l'angiographie en traumatologie rénale. J. Radiol. Électrol. **56**, 887 (1975).

Vogler, E., Bergmann, M.: Angiographie bei stumpfen Nierentraumen. Fortschr. Röntgenstr. **98**, 675 (1963).

Williams, J.E.: Renal trauma: The place of arteriography. Brit. J. Radiol. **49**, 743 (1976).

Wolf, K.J., Reifferscheid, P., Hagge, W.: Angiographischer Nachweis eines traumatischen Nierenarterienaneurysmas nach perkutaner Nierenbiopsie beim Kind. Fortschr. Roentgenstr. **121**, 781 (1974).

Woodruff, J., Cockett, A., Cannon, R., Swanson, L.: Radiologic aspect of renal trauma with emphasis on arteriography and renal isotope scanning. J. Urol. (Baltimore) **97**, 184 (1967).

10. Transplantation

Alfidi, R.J., Meaney, T.F., Buonocore, E., Nakamoto, S.: Evaluation of renal homotransplantation by selective angiography. Radiology **87**, 1099 (1966).

Beachley, M.C., Pierce, J.C., Boykin, J.V., Lee, H.M.: The angiographic evaluation of human renal allotransplants. Arch. Surg. **111**, 134 (1976).

Boltuch, R.L., Alfidi, R.J.: Selective renal angiography: Its value in renal transplantation. Urol. Clin. N. Amer. **3**, 611 (1976).

Choi, S., Gatzek, H., Kenny, G.M., Murphy, G.P.: Techniques and results with arteriograms in human renal allotransplants. Amer. J. Roentgenol. **109**, 155 (1970).

Davidson, H.D., Loken, M.K., Amplatz, K.: Isotope renography and renal arteriography in the evaluation of renal transplants. Amer. J. Roentgenol. **105**, 682 (1969).

Deodhar, S.D., Benjamin, S.P.: Pathology of human renal allograft rejection. Surg. Clin. N. Amer. **51**, 1141 (1971).

Doyle, T.J., Mc Gregor, W.R., Fox, P.S., Maddison, F.E., Rodgers, R.E., Kauffman, H.M.: Homotransplant renal artery stenosis. Surgery **77**, 53 (1975).

Emanuel, B., Nachman, R., Aronson, N., Weiss, H.: Congenital solitary kidney. Amer. J. Dis. Child. **127**, 194 (1974).

Fletcher, E.W., Lecky, J.W., Gonick, H.C.: Selective phlebography of transplanted kidneys. Clin. Radiol. **21**, 144 (1970).

Foley, W.D., Bookstein, J.J., Tweist, M., Gikas, P.W., Mayor, G.H., Turcotte, J.G.: Arteriography of renal transplants. Radiology **116**, 271 (1975).

Fyhrquist, F., Kock, B., Edgren, J., Wallenius, M., Kuhlbäck, B., Lindfors, O., Lindström, B.: Selective renin determination in hypertensive renal-transplant recipients. New Engl. J. Med. **293**, 1105 (1975).

Gedgaudas, E., White, R.I., jr., Loken, M.K.: Radiology

in renal transplantation. Radiol. Clin. N. Amer. **10**, 529 (1972).

Harrow, B.R., Sloane, J.A.: Dromedary or humped left kidney: Lack of relationship to renal rotation. Amer. J. Roentgenol. **88**, 144 (1962).

Heideman, M., Claes, G., Nilson, A.: The risk of renal allograft rejection following angiography. Scand. J. Urol. Nephrol., Suppl. **29**, 91 (1975).

Hollenberg, N.K., Epstein, M., Rosen, S.M., Basch, R.I., Oken, D.E., Merril, J.P.: Acute oliguric renal failure in man: Evidence for preferential renal cortical ischemia. Medicine (Baltimore) **47**, 455 (1968).

Hollenberg, N.K., Epstein, M., Rosen, S.M., Dammin, E.J., Merrill, J.P.: Vascular lesions of the transplanted human kidney. Morphologic and hemodynamic studies in chronic rejection. Trans. Ass. Amer. Phycns **81**, 274 (1968).

Hollenberg, N.K., Retik, A.B., Rosen, S.M., Murray, J.E., Merrill, J.P.: The role of vasoconstriction in the ischemia of renal allograft rejection. Transplantation **6**, 59 (1968).

Kaude, J.V., Hawkins, I.F., jr.: Angiography in renal transplant. Radiol. Clin. N. Amer. **14**, 295 (1976).

Kaude, J.V., Slusher, D.H., Pfaff, W.W., Hackett, R.L.: Angiographic diagnosis of rejection and tubular necrosis in human kidney allografts. Acta radiol. (Stockh.) **10**, 476 (1970).

Köhler, R., Edgren, J.: Angiographic abnormalities following percutaneous needle biopsy of the kidney. Acta radiol. (Stockh.) **15**, 515 (1974).

Kyaw, M.M.: Ideal radiographic projection for renal transplant angiograms. Radiology **107**, 275 (1973).

Laasonen, L.: Prognostic value of angiography in early failure of renal transplants. Acta radiol. (Stockh.) **18**, 305 (1977)

Laasonen, L., Edgren, J., Mattson, T.: Magnification angiography in the evaluation of transplanted kidney. Acta radiol. (Stockh.) **17**, 100 (1976).

Lecky, J.W., Fletcher, E.W.L.: Renal homotransplant angiography. In: Golden's Diagnostic Radiology, Selection 18 (L.L. Robbins, Ed.). Baltimore: Williams and Wilkins 1972.

Luzsa, G.: Roentgenanatomie des Gefäßsystems. Leipzig: J.A. Barth 1972.

Mueller, J.H.A., Toperl, W.R., Waigand, J.: Indikation, Methodik und Ergebnisse der Nierenangiographie bei menschlicher Nierenhomotransplantation. Z. Urol. Nephrol. **68**, 827 (1975).

Müller-Beissenhirtz, P., Ziegler, M., zum Winkel, K., Beduhn, D., Encke, A., Pöplau, F., Ruland, S.: Die Sequenzszintigraphie und die Angiographie zur Diagnostik der Abstoßungskrisen von experimentellen Nierentransplantaten. Fortschr. Röntgenstr. **113**, 148 (1970).

Navani, S., Athanasoulis, C.A., Monaco, A.P., Cavallo, T., Lewis, E.J., Hipona, F.A.: Renal homotransplantation: Spectrum of angiographic findings of the kidney. Amer. J. Roentgenol. **113**, 433 (1971).

Nilson, A.E., Jacobsson, B., Bergentz, S.-E., Westerberg, G.: Angiography of the transplanted kidney. Scand. J. Urol. Nephrol. **2**, 46 (1968).

O'Connor, J.F., Dealey, J.B., jr., Lindquist, R., Couch, N.P.: Arterial lesions due to rejection in human kidney allografts. Radiology **89**, 614 (1967).

Raphael, M.J., Steiner, R.E., Schackman, R., Ware, R.G.: Post-operative angiography in renal homotransplantation. Brit. J. Radiol. **42**, 873 (1969).

Pokieser, H.: Roentgendiagnostische Angaben im Rahmen der Nierentransplantation (mit besonderer Berücksichtigung angiographischer Untersuchungen). Fortschr. Roentgenstr. **114**, 1 (1971).

Rosenberger, A., Munck, J., Better, O.S., Erlik, D., Barzilai, A.: The angiographic signs of rejection in cadaver kidney transplants. Clin. Radiol. **21**, 135 (1970).

Samuel, E.: Radiology in the diagnosis of renal rejection. Clin. Radiol. **21**, 109 (1970).

Smellie, W.A.B., Vinik, M., Hume, D.M.: Angiographic investigation of hypertension complicating human renal transplantation. Sueg. Gynec. Obstet. **129**, 963 (1969).

Smith, R.B., Cosimi, A.B., Lordon, R., Thompson, A.L., Ehrlich, R.M.: Diagnosis and management of arterial stenosis causing hypertension after successful renal transplantation. J. Urol. (Baltimore) **115**, 639 (1976).

Stables, D.P., Fouche, R.F., de Villiers van Niekerk, J.P., Cremin, B.J., Holt, S.A., Peterson, N.E.: Traumatic renal artery occlusion: 21 cases. J. Urol. (Baltimore) **115**, 229 (1976).

Staple, T.W., Chiang, D.T.C.: Arteriography following renal transplantation. Amer. J. Roentgenol. **101**, 669 (1967).

Vinik, M., Smellie, W.A.B., Freed, T.A., Hume, D.M., Weidner, W.A.: Angiographic evaluation of the human homotransplant kidney. Radiology **92**, 873 (1969).

Vinik, M., Smellie, W.A.B., Freed, T.A., Hume, D.M., Weidner, W.A.: Renal ischemia and homograft rejection. Invest. Radiol. **4**, 252 (1969).

Voegeli, E., Blaser, Ch., Montandon, A.: Die angiographische Abklärung funktionsgestörter Nierentransplantate. Fortschr. Roentgenstr. **120**, 141 (1974).

White, R.I., Najarian, J., Loken, M., Amplatz, K.: Arteriovenous complications associated with renal transplantation. Radiology **102**, 29 (1972).

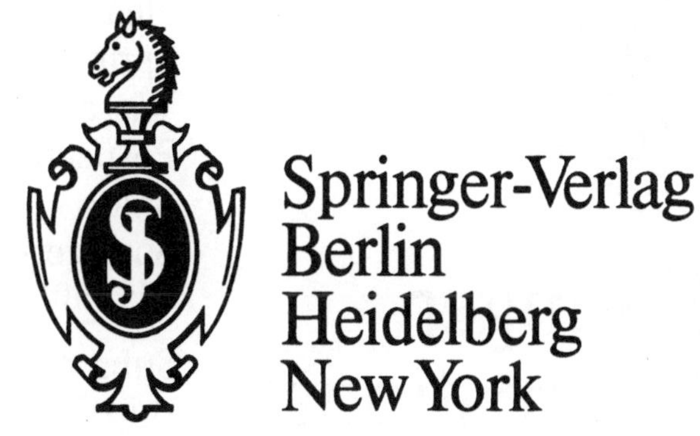

Springer-Verlag
Berlin
Heidelberg
New York

kidney

INTERNATIONAL

Official Journal of
the International Society
of Nephrology

Editor: Roscoe R. Robinson, Durham

Assistant Editors: Claude Amiel, Paris; C. Craig Tisher, Durham

The *Editorial Board* is a staffed by an international group of specialists.

Kidney International serves as the respected spokesman for the broadest possible range of interest within international nephrology. Multidisciplinary in scope, the journal plays an important role as a source of continuing education for the clinician and investigator alike. It collates much of the best kidney-oriented research into a single journal.

The content consists mainly of original laboratory and clinical research derived from various disciplines – physiology, biochemistry, pathology, immunology, and morphology. Symposia proceedings directed toward clinical as well as basic research problems are included, often in special issues or as supplements.

Sample copy available upon request.

Please order through your bookseller or write directly to Springer-Verlag,
Wissenschaftliche Information Zeitschriften
Postfach 105 280, D-6900 Heidelberg, West Germany
or to:
Springer-Verlag New York, Inc.
175 Fifth Avenue, New York, N.Y. 10010 USA

Subscription to the journal is included in the membership dues of the International Society of Nephrology.

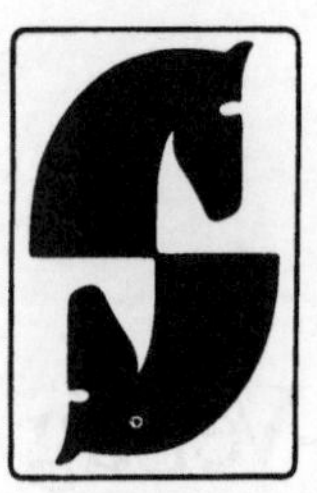

Springer
International